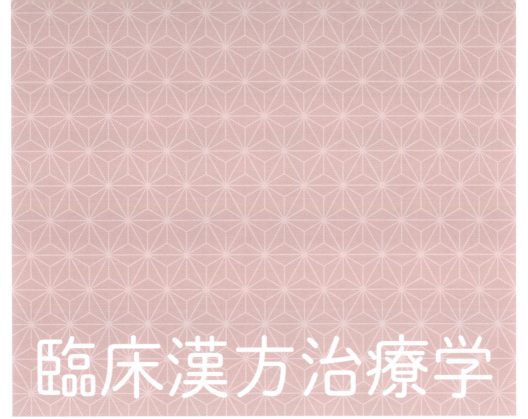

臨床漢方治療学

田中耕一郎・奈良和彦・千葉浩輝［編著］

共立出版

はじめに

　現在，医師の80％以上が漢方薬を処方したことがあり，現在も処方し続けているとされている。一方，医療系の学生に「医師の何％が漢方薬を処方したことがあるか」と質問してみると，「20～30％ではないか？」との答えが返ってくる。実際の医療現場と医薬学教育現場の感覚との間には，このように違いが見られている。

　この80％以上という数字の高さは，東洋医学を専門とする医師以外に，各領域の専門医がその領域でよく用いられる漢方薬を数種類，標準治療以外の選択肢として使用しているためと考えられる。その一方で，東洋医学の病態理論や個々の生薬の運用は，現代医学と体系が異なるため難解に感じられることや，エビデンスが少ないということが教育上の課題となっている。

　現在，明らかになりつつある漢方薬の科学的知見は，「伝統的な病態や治療の考え方を現代医学のフィルターに通せば，どのように説明できるであろうか？」という観点から生まれてきた研究手法であり，その成果である。東洋医学の理論は，現在は経験的な "仮説" であるかもしれない。しかし，単一成分の製剤にはない特有の作用機序を有していることが徐々に明らかになってきている。それを通じて，人間の生理病理のより深い理解と治療学の発展につながれば，日本は他国にはない "高品質" の医療を提供できることになる。

　東洋医学は中国・韓国を始めとした東アジアで実践されているが，多くの国では医師・薬剤師の免許が現代医学と東洋医学とで別になっている。そのため両者の専門領域をつなぐには努力が必要である。それに対して日本では，現代医学を主として学んだ医師・薬剤師が東洋医学を学ぶという体系を取っているために，免許は統一されており，科学的知見を集積していくのに理想的な環境である。

　伝統と現代，東洋と西洋にこだわらず，人間の生理病理の深い理解のために，あらゆるものを貪欲に学んでいくことは，これからの時代に求められる大切な姿勢と考えられる。

本書の読者対象

　本書の執筆陣は，現在，第一線の臨床現場において，現代医学を習得し，かつ東洋医学を駆使している専門家である。基本的事項に加えて，各執筆者の工夫も随所にちりばめられているが，奇をてらったものや偏りもなく，伝統的な使用法を現代医学の中でどのように合わせていくか，各章で論じている。

　本書はもともと医学生・薬学生の講義・実習の教材として作成したものであるが，実際の臨床現場の医療関係者や東洋医学の教育に携わる教員の方，また東洋医学を学びたい一般の方にもお応えできるような構成としている。

各章の前半ではポイントや基本的事項を取り上げて初学者向けに，後半は発展編としてより深く学びたい方向けにしている。とくに産婦人科や皮膚科などは，所見と診断にわたる基本的な考え方を骨太に記載しているので，応用力をつけるための足固め的な書籍としても利用することが可能となっている。

内容面での特色

1）**現場感覚で，実際に使用され，効果のある漢方薬を重点的に掲載した。**

2）**「伝統的な病態や治療の考え方」は，深い理解のために不可欠であると考える。**

現在は"病態仮説"の段階であっても，それを深く知ることで，今後の研究のヒントに生かすことができる。臨床においても「伝統的な病態や治療の考え方」を知ることが適切な漢方薬の選択につながり，効果を判定し，「自分の診断が正しかったのか？」についてフィードバックをかけることができる。それは臨床力を磨くために不可欠な過程である。さらに，医学生，薬学生，研修医，医師，薬剤師に対する教育の中で，そのような芽を育てるためには，根を張る豊かな土壌が必要である。そのため，臨床，研究，教育いずれの場面でも役立つような一定の内容を記載し，できる限りかみ砕いた平易な解説を心がけた。

3）**現代医学的な考え方を各章の最初に挙げた。**

現代医学の知識は，あらゆる診断や治療の前提となる。「患者さんのため」という視点から，現代医学の鑑別診断や標準治療を知ることは必要不可欠であり，その上で東洋医学の有用な部分を提供していくという姿勢が大切と考えるためである。

4）**収載領域**

読者自身の専門領域や関心領域から重点的に読めるように，領域ごとに章を分けている。また各章には発展編という節を設けており，より深く学びたい読者にとっても読み応えのある内容とした。

内科各領域，外科，産婦人科，小児科に加えて心身医学など，東洋医学が頻用されている分野を幅広く解説し，あわせて，悪性腫瘍，皮膚科，睡眠障害など，今後，現代医学と併用することも可能で有用な領域も加えた。

今後は，臓器別の時代から，各専門を横断的につなぐこともまた大切になってくる。その"横断性"の特徴をもつ領域として，リハビリテーション，緩和，メンタルケア，介護福祉，そして漢方はなくてはならないものである。

本書が，これまでの東洋医学の基本的知識と現代医学の知見とを集約し，読者諸兄姉の自己研鑽の一助となること，そして伝統と現代，東洋と西洋を超えたハイブリッドな医療の発展のための土台となることを願っている。

2019年6月

編著者を代表して　田中耕一郎

目　　次

第1章　循環器(動悸) ……………………………………………… 1

ポイント ……………………………………………………………… 1

1 はじめに …………………………………………………………… 1

2 動悸の現代医学的な概念 ………………………………………… 1

3 動悸の東洋医学的な捉え方 ……………………………………… 2

4 動悸に用いられる主な方剤 ……………………………………… 3

5 おわりに …………………………………………………………… 11

　　●参考文献 ………………………………………………………… 11

　　コラム1 ○研究論文を読み込むときの注意 ………………… 3

第2章　呼吸器 …………………………………………………… 13

ポイント ……………………………………………………………… 13

1 はじめに …………………………………………………………… 13

2 咳嗽の現代医学的な概念 ………………………………………… 13

3 咳嗽の東洋医学的な捉え方 ……………………………………… 14

4 咳嗽に用いられる主な方剤 ……………………………………… 15

5 発展編 ……………………………………………………………… 19

　　① 痰飲とその方剤 ………………………………………………… 19

　　② 気滞と痰飲による咳嗽に用いられる方剤 …………………… 21

　　③ 肺の陰虚と虚熱に伴う咳嗽 …………………………………… 22

6 おわりに …………………………………………………………… 23

　　●参考文献 ………………………………………………………… 23

　　コラム1 ○気滞に用いるのは柴胡以外にも香附子も有効 … 21

第3章　消化器(胃腸虚弱,腹部膨満,腹痛) ………………… 25

ポイント ……………………………………………………………… 25

1 はじめに …………………………………………………………… 25

v

2 食欲不振の現代医学的な概念‥‥‥‥‥‥‥‥‥‥‥‥‥‥‥‥‥‥‥ 25

3 腹部膨満の現代医学的な概念‥‥‥‥‥‥‥‥‥‥‥‥‥‥‥‥‥‥‥ 26

4 腹痛の現代医学的な概念‥‥‥‥‥‥‥‥‥‥‥‥‥‥‥‥‥‥‥‥‥ 27

5 腹部症状の東洋医学的な捉え方‥‥‥‥‥‥‥‥‥‥‥‥‥‥‥‥‥‥ 28

6 食欲不振に用いられる主な方剤‥‥‥‥‥‥‥‥‥‥‥‥‥‥‥‥‥‥ 29

7 腹部膨満に用いられる主な方剤‥‥‥‥‥‥‥‥‥‥‥‥‥‥‥‥‥‥ 35

8 腹痛に用いられる主な方剤‥‥‥‥‥‥‥‥‥‥‥‥‥‥‥‥‥‥‥‥ 36

9 発展編‥‥‥‥‥‥‥‥‥‥‥‥‥‥‥‥‥‥‥‥‥‥‥‥‥‥‥‥‥‥ 38

10 おわりに‥‥‥‥‥‥‥‥‥‥‥‥‥‥‥‥‥‥‥‥‥‥‥‥‥‥‥‥‥ 42

● 参考文献‥‥‥‥‥‥‥‥‥‥‥‥‥‥‥‥‥‥‥‥‥‥‥‥‥‥‥ 42

コラム1 ○脾胃の実証・虚証は分けられる？‥‥‥‥‥‥‥‥‥‥ 26

コラム2 ○解剖学的な肝臓と東洋医学的な肝は異なる?!‥‥‥‥ 27

コラム3 ○脾虚と水湿・痰飲の関係‥‥‥‥‥‥‥‥‥‥‥‥‥ 28

コラム4 ○異病同治，同病異治‥‥‥‥‥‥‥‥‥‥‥‥‥‥‥ 30

コラム5 ○六君子湯：江戸時代の考え方‥‥‥‥‥‥‥‥‥‥‥ 33

コラム6 ○「柴胡剤」と精神症状‥‥‥‥‥‥‥‥‥‥‥‥‥‥ 38

第4章　消化器(下痢)‥‥‥‥‥‥‥‥‥‥‥‥‥‥‥‥‥‥‥‥‥‥‥ 43

ポイント‥‥‥‥‥‥‥‥‥‥‥‥‥‥‥‥‥‥‥‥‥‥‥‥‥‥‥‥‥‥‥ 43

1 はじめに‥‥‥‥‥‥‥‥‥‥‥‥‥‥‥‥‥‥‥‥‥‥‥‥‥‥‥‥‥ 43

2 下痢の現代医学的な概念‥‥‥‥‥‥‥‥‥‥‥‥‥‥‥‥‥‥‥‥‥ 44

3 下痢の東洋医学的な捉え方‥‥‥‥‥‥‥‥‥‥‥‥‥‥‥‥‥‥‥‥ 45

4 下痢に用いられる主な方剤‥‥‥‥‥‥‥‥‥‥‥‥‥‥‥‥‥‥‥‥ 46

5 発展編‥‥‥‥‥‥‥‥‥‥‥‥‥‥‥‥‥‥‥‥‥‥‥‥‥‥‥‥‥‥ 51

6 おわりに‥‥‥‥‥‥‥‥‥‥‥‥‥‥‥‥‥‥‥‥‥‥‥‥‥‥‥‥‥ 53

● 参考文献‥‥‥‥‥‥‥‥‥‥‥‥‥‥‥‥‥‥‥‥‥‥‥‥‥‥‥ 53

コラム1 ○熱性の下痢‥‥‥‥‥‥‥‥‥‥‥‥‥‥‥‥‥‥‥ 47

コラム2 ○冷えの下痢：人参湯と真武湯の適応証の違い‥‥‥‥ 49

第5章　腎臓(浮腫)‥‥‥‥‥‥‥‥‥‥‥‥‥‥‥‥‥‥‥‥‥‥‥‥ 55

ポイント‥‥‥‥‥‥‥‥‥‥‥‥‥‥‥‥‥‥‥‥‥‥‥‥‥‥‥‥‥‥‥ 55

1 はじめに‥‥‥‥‥‥‥‥‥‥‥‥‥‥‥‥‥‥‥‥‥‥‥‥‥‥‥‥‥ 55

2 浮腫の現代医学的な概念‥‥‥‥‥‥‥‥‥‥‥‥‥‥‥‥‥‥‥‥‥ 55

3 浮腫の東洋医学的な捉え方 ······································· 56

4 浮腫に用いられる主な方剤 ······································· 57

5 発展編 ··· 61

6 おわりに ··· 68

　●参考文献 ·· 68

　コラム1 ○健脾利水と利水健脾の違い ······················ 60

　コラム2 ○五苓散は利水薬？ー血と水（津液）の違い ··· 64

　コラム3 ○五苓散と安胎効果 ·································· 66

第6章　内分泌代謝 ·· 71

ポイント ·· 71

1 はじめに ··· 71

2 糖尿病の現代医学的な概念 ··· 72

3 糖尿病の東洋医学的な捉え方 ······································ 73

4 糖尿病合併症に用いられる主な方剤 ···························· 73

5 肥満の現代医学的な概念 ·· 79

6 肥満の東洋医学的な捉え方 ··· 81

7 肥満に用いられる主な方剤 ··· 81

8 甲状腺機能亢進症の現代医学的な捉え方 ······················ 84

9 甲状腺機能亢進症の東洋医学的な治療 ························· 85

10 甲状腺機能亢進症に用いられる主な方剤 ····················· 86

11 おわりに ·· 88

　●参考文献 ·· 88

第7章　神経（頭痛） ·· 89

ポイント ·· 89

1 はじめに ··· 89

2 頭痛の現代医学的な概念 ·· 89

3 頭痛の東洋医学的な捉え方 ··· 91

4 頭痛に用いられる主な方剤 ··· 93

5 発展編 ··· 97

6 おわりに ·· 105

　●参考文献 ·· 106

vii

| **コラム1** ○片頭痛の増悪因子へのアプローチ | 90 |
| **コラム2** ○東洋医学的な痛みの機序 | 92 |

第8章 小児科 … 107

ポイント … 107

1 はじめに … 107

2 小児科疾患の東洋医学的な捉え方 … 108

3 小児科疾患の症状や病態に対する主な方剤 … 109

4 小児科疾患に用いられる主な方剤 … 109

5 調剤の量 … 114

6 投与法 … 114

7 小児科に特有の診察法 … 116

8 生活指導 … 116

9 おわりに … 117

●参考文献 … 117

コラム1 ○小児に使用禁忌の漢方薬ってある？ … 112

コラム2 ○てんかんと釣藤鈎 … 113

第9章 産婦人科, 女性医学 … 119

ポイント … 119

1 はじめに … 119

2 産婦人科疾患の現代医学的な概念 … 120

① 月経異常(日本産婦人科学会の定義による) … 120

② 月経周期の異常と無月経 … 120

③ 月経量, 月経持続日数の異常 … 122

④ 月経困難症 … 122

⑤ 月経前症候群, 月経前不快気分症候群 … 123

⑥ 不妊症 … 124

⑦ 妊娠・分娩異常 … 125

⑧ 更年期障害 … 125

⑨ 婦人科良性腫瘍 … 126

⑩ 婦人科がん … 127

⑪ 乳がん … 127

3 産婦人科疾患の東洋医学的な捉え方 ··· 128

　　① 生殖機能 ·· 128

　　② 多く見られる病態 ·· 129

4 産婦人科疾患の症状や病態に対する主な方剤 ··································· 135

　　① 月経異常 ·· 135

　　② 不妊症 ·· 139

　　③ 妊娠・分娩異常 ·· 141

　　④ 更年期障害 ·· 144

　　⑤ 婦人科良性腫瘍 ·· 145

5 産婦人科疾患に用いられる主な方剤 ·· 145

6 発展編 ·· 152

7 おわりに ·· 154

　　●参考文献 ·· 154

　　コラム1　○女性は7年ごとに身体が変わる ·· 120

　　コラム2　○補気による産婦人科疾患の治療 ··· 121

　　コラム3　○腎虚と血虚は違う？ ·· 144

　　コラム4　○腸管膜静脈硬化症 ··· 148

　　コラム5　○難解な産婦人科の病態生理 ·· 152

　　コラム6　○冷え症と産婦人科疾患 ·· 153

第10章　皮膚科 ·· 155

ポイント ··· 155

1 はじめに ·· 155

2 皮膚疾患の東洋医学的な捉え方 ·· 156

3 皮膚疾患の症状や病態に対する主な方剤 ································ 161

4 皮膚疾患に用いられる主な方剤 ·· 167

5 皮膚疾患における漢方治療のヒント ······································ 181

6 おわりに ·· 182

　　●参考文献 ·· 183

ix

第11章　外科(消化器，脳，整形外科) ································· 185

ポイント ·· 185

1 はじめに ·· 185

2 外科疾患の現代医学的な概念 ································· 185

 ① 腸閉塞 ·· 185

 ② 虫垂炎 ·· 186

 ③ 打　撲 ·· 187

 ④ 捻　挫 ·· 187

 ⑤ 創　傷 ·· 188

 ⑥ 脳浮腫，慢性硬膜下血腫 ··································· 188

 ⑦ その他の外科領域 ··· 188

3 外科疾患の東洋医学的な捉え方 ······························ 188

 ① 術後腸閉塞予防 ··· 188

 ② 虫垂炎などの局所化膿性炎症(腸癰) ······················· 189

 ③ 外　傷 ·· 190

 ④ 脳浮腫，慢性硬膜下血腫 ··································· 190

 ⑤ その他の外科領域 ··· 190

4 外科疾患に用いられる主な方剤 ······························ 191

 ① 術後腸閉塞予防 ··· 191

 ② 虫垂炎などの局所化膿性炎症(腸癰) ······················· 192

 ③ 打撲，捻挫，創傷 ··· 194

 ④ 術後せん妄 ··· 195

 ⑤ 術後の体力回復，創傷治癒促進 ··························· 196

5 発展編 ·· 197

6 おわりに ·· 202

 ●参考文献 ··· 203

 コラム1 ○東洋医学の癰(皮膚科，形成外科，消化器・腹部外科領域)とは何か ········· 189

 コラム2 ○生姜と乾姜の違い ······························ 198

 コラム3 ○大建中湯の腹診 ································ 199

 コラム4 ○医療費削減にも漢方薬が貢献している ············· 200

第12章　加齢医学 ･･･ 205

ポイント ･･･ 205

1 はじめに ･･･ 205

2 加齢の現代医学的な概念 ･･･ 205

3 加齢の東洋医学的な捉え方 ･･･ 207

4 加齢医学領域で用いられる主な方剤 ･････････････････････････････････ 207

5 おわりに ･･･ 213

　　●参考文献 ･･･ 213

　コラム1 ○寒冷時に頭痛が増悪するが，葛根湯の効果が出ない ････････････ 206

　コラム2 ○現代の応用例—認知症の周辺症状の改善とADL向上に抑肝散 ･･･････ 212

第13章　悪性腫瘍(がん, 癌) ･･･････････････････････････････････････ 215

ポイント ･･･ 215

1 はじめに ･･･ 215

2 悪性腫瘍の現代医学的な概念 ･･････････････････････････････････････ 216

3 悪性腫瘍の東洋医学的な捉え方 ････････････････････････････････････ 216

4 悪性腫瘍のサポートケアで用いられる主な方剤 ･･･････････････････････ 217

5 発展編 ･･･ 225

6 おわりに ･･･ 226

　　●参考文献 ･･･ 226

第14章　心身医学 ･･･ 227

ポイント ･･･ 227

1 はじめに ･･･ 227

2 精神疾患の現代医学的な概念 ･･････････････････････････････････････ 228

3 精神疾患の東洋医学的な捉え方 ････････････････････････････････････ 228

4 抑圧された感情(とくに怒り)に用いられる主な方剤 ･････････････････ 232

5 心神不安，気逆に用いられる主な方剤 ･･･････････････････････････････ 235

6 身体化症状に用いられる主な方剤 ･･････････････････････････････････ 238

7 発展編 ･･･ 241

8 おわりに ･･･ 246

　　●参考文献 ･･･ 246

コラム1	○「神経症」という言葉は使わない？	230
コラム2	○甘草は悪者か	232
コラム3	○関係性を治療する：高齢社会における母子同服	233
コラム4	○「肝」(精神活動)の高ぶり	235
コラム5	○身体化症状の東洋医学的解釈	240

第15章　睡眠障害 …………247

ポイント	247
1 はじめに	247
2 不眠症の現代医学的な概念	248
3 不眠症の東洋医学的な捉え方	249
① 陰陽バランスの失調	249
② 臓腑機能の失調	250
4 不眠症に用いられる主な方剤	252
5 発展編	258
6 おわりに	260
●参考文献	261
コラム1	○最古の不眠治療薬	252
コラム2	○睡眠と寒熱	257

xii

執筆者一覧

板倉英俊　（神奈川県立がんセンター 東洋医学科，東邦大学医療センター大森病院 東洋医学科）

大平征宏　（東邦大学医療センター佐倉病院 糖尿・内分泌・代謝センター 漢方科）

河野吉成　（つくし診療所，東邦大学医療センター大森病院 東洋医学科）

田中耕一郎（東邦大学医療センター大森病院 東洋医学科）

千葉浩輝　（東邦大学医療センター大森病院 東洋医学科）

奈良和彦　（東邦大学医療センター大森病院 東洋医学科）

橋口　亮　（緑蔭診療所，東邦大学医療センター大森病院 東洋医学科）

喩　　静　（横浜薬科大学 漢方薬学科 漢方薬物学研究室）

（五十音順）

第1章　循環器（動悸）

ポイント

・疲れと息切れを伴う動悸で，粘膜や皮膚の乾燥症状があれば炙甘草湯を用いる。
・抑うつ，不安の動悸には，柴胡加竜骨牡蛎湯，桂枝加竜骨牡蛎湯を用いる。
・パニックの動悸，めまいを伴うときは，苓桂朮甘湯を用いる。

1 はじめに

　　　動悸は心臓の症状であるが，東洋医学的にも現代医学的にも体内の様々な病態に関連して引き起こされる症状であり，東洋医学の心や現代医学の心臓だけを考えればよいわけではない。

　　　この章では動悸がどの様に引き起こされるのかを現代医学的概念から学び，それと比較して古人がどの様に考えて，病態とその方剤を使用してきたかを見ていく。

2 動悸の現代医学的な概念

定　義

　　　動悸は，心拍数またはリズムの変化を知覚することで，起こる症状である。正常な拍動でも，運動，発熱性疾患，不安などで心拍数が増加している場合に動悸として自覚することがある。しかし多くの動悸は不整脈によって引き起こされる。不整脈は放置しても無害なものから生命を脅かすものまで様々である。通常，無害な不整脈に期外収縮が挙げられる。一方で，循環器科での専門治療が必要とされる不整脈に，上室頻拍，心房細動，心房粗動，心室頻拍，徐脈性不整脈などが挙げられる。

機　序

　　　不整脈の原因は，心疾患によるもの，心筋収縮性を増大させるもの（甲状腺機能亢進症，褐色細胞腫，不安），代謝障害（貧血，低酸素症，循環血液量減少，電解質異常）などが挙げられる。

1章執筆：板倉英俊

治　療

　　動悸に対する東洋医学的治療の介入はこれらの現代医学的疾患を充分評価して
から行わなければならない。また，漢方薬の多くは甘草を含み，しばしば電解質（カ
リウム）の異常を引き起こすため，投与後も細心の注意が必要である（薬剤性の不整
脈を引き起こす可能性がある）。

3 動悸の東洋医学的な捉え方

　　東洋医学の心の虚証（心陽虚，心気虚，心血虚），実証（心が属する上焦の瘀血，
心包に痰，心火）で，動悸を認める。これらのときは，いずれも循環器の問題だけ
でなく，不安，イライラなどの精神症状（心は神を主る*）を合併することが多い。
反対に，精神症状をヒントに漢方薬を投与すると，動悸も治ることがしばしば認め
られる（桂枝加竜骨牡蛎湯，柴胡加竜骨牡蛎湯，帰脾湯など）。

　　心の虚証の心陽虚・心気虚では，しばしば津液を推動できないため，水滞を伴う
ことが多い。このため，単に補剤を使うのではなく，水滞の治療を行いながら心を
補う必要がある。例えば，心不全による全身浮腫・動悸は，陽虚のため水を気化で
きず水滞となり心に負担をかけて動悸が出現する（水気凌心）と考える。このため，
補陽しながら水滞を除く真武湯などを考慮する。心気が不足するときの動悸は，胸
をおさえると安心して動悸が軽減することが多く（喜按），やはり水滞を伴うことが
多いため，胃内停水，心下悸や弦脈を伴うことが多い，このときは心気を補いなが
ら水を除去する苓桂朮甘湯などを処方する。また血虚証においても，水滞を伴うこ
とが多く，これは現代医学の貧血でしばしば浮腫を伴うのと同様である。このとき
には，補血しながら水滞を除く当帰芍薬散などを考慮する。一方で津液（水）の不足
する病態も起こりうる。例えば，甲状腺機能亢進症のときの様に，甲状腺ホルモン
亢進のための異化作用により，気と陰（津液）が同時に消耗して気陰両虚となると，
これによって動悸する。こうした病態に対しては，心気と心陰を同時に補う炙甘草
湯などを考慮する[1]。

　　心の実証においては，心火による動悸がしばしば認められる。このときは，動悸
のみならず，精神の興奮症状や，舌の赤み，顔の赤み，数脈などを伴う。このとき
には，心火を清熱する黄連を含む処方を使うことが多く，その代表は黄連解毒湯で
ある。瘀血による動悸では，胸痛や渋脈，瘀斑や舌下静脈の怒張を伴うことが多く，
このときは，血府逐瘀湯などを使うが，狭心症など現代医学的に見落とすと危険な

---

*主（つかさど）るとは，働きを担当しているという意味である。

病気が隠れていることがあるため，まずは循環器科受診を勧めるべきである。痰飲による動悸のときは，めまいや不眠，神経症，滑脈，厚白苔などを伴うことが多く，このときは温胆湯などで治療する[2]。

4 動悸に用いられる主な方剤

炙甘草湯 (しゃかんぞうとう)

要　点
- 疲れて息切れして動悸する。かつ粘膜や皮膚に乾燥症状を伴う。

原　典
- 『傷寒論』(しょうかんろん) 太陽病下篇

  「傷寒脉結代し，心動悸するは，炙甘草湯之を主る」

- 『金匱要略』(きんきようりゃく) 血痺虚労篇

  「〈千金翼〉炙甘草湯は，虚労不足，汗出て悶え，脈結悸するを治す。行動常の如くなれば，百日を出でず，危急なる者は十一日にて死す」

- 『金匱要略』(きんきようりゃく) 肺痿欬嗽篇

  「〈外台〉炙甘草湯は，肺痿涎唾多く，心中温温，液液たるを治す」

症　状
- 甲状腺機能亢進症の動悸，感染症後の動悸，COPDの息切れ，心筋炎，疲労感を伴う期外収縮など

目　標
- 疲れ，息切れ(気虚)(ききょ)，皮膚の乾燥，口渇，便秘，手足の煩熱(陰虚)(いんきょ)
- 腹証：腹部は全体的に軟弱，軽い心下痞鞕，著明な心下悸，ときに臍下不仁
- 脈証：細無力，結代または促(頻脈)
- 舌証：舌質淡，(ときに絳紅)，少苔〜無苔

構　成
- 甘草(かんぞう)：循環血漿量を増やし，動悸を治す。(益気生津)(えききしょうしん)
- 人参(にんじん)，大棗(たいそう)：消化機能を助けて，栄養や体に必要な水の消化吸収を促す。(益気健脾)(えききけんぴ)

コラム 1

○研究論文を読み込むときの注意

基礎実験の結果がそのまま臨床で生かせない場合もある。人の場合は個体差もあり，反応群(responder)と，非反応群(non-responder)が存在する。その仕組みを東洋医学では，東洋医学的な病態生理の違いと考えていた。日常の言葉に落とすと「体質」というものであろうか。一方，現代医学的に落とし込むと遺伝子の多型性と関係があるのかもしれない。　　　(田中耕一郎)

1章 循環器(動悸)

2章 呼吸器

3章 消化器(胃腸虚弱・腹部膨満・腹痛)

4章 消化器(下痢)

5章 腎臓(浮腫)

・地黄，麦門冬，阿膠，麻子仁：血流量を増加し，皮膚・臓腑の乾燥を改善する。
（滋養陰血）
・桂枝，生姜：末梢血管を温めて血流の通りをよくする。（温陽通脈）

症　例　・47歳，女性

・主訴：動悸，疲れ

・3か月前にバセドウ病と診断され，メルカゾールを処方されている。甲状腺機能
は，落ち着いてきたが動悸と倦怠感，息切れが持続する。動悸に対してβブロッ
カーが処方されたが，飲むと疲れやすくなり鬱っぽくなるため内服したくない。
このため漢方外来を受診した。ここ半年で3kgほど体重が減少した。

・脈は細でやや数。舌色は淡紅で無苔。炙甘草湯を内服したところ，その週のうち
に動悸が消失，徐々に倦怠感も軽減した。

解　説　・バセドウ病では甲状腺機能が亢進する為，甲状腺ホルモンの異化作用により，気
と陰が消耗してしまう。気が不足するため，息切れして，疲れやすくなり，心気
が不足するため，動悸がする。異化亢進しているため，酸素の消費量が亢進し，
それに見合った量を供給しようと頻脈になっていることが多い。また代謝亢進し
ているため，皮下脂肪が減少し，痩せて皮膚や粘膜の乾燥が認められる。こうい
った乾燥症状を陰の不足と捉える。

柴胡加竜骨牡蛎湯 ···

要　点　・抑うつ感，不安に加えて動悸するとき。しばしば胸脇苦満を伴う。

原　典　・『傷寒論』太陽病中篇

「傷寒八九日，之を下し，胸満，煩驚，小便不利*，譫語**し，一身ことごとく重く，
転側すべからざる者は，柴胡加竜骨牡蛎湯之を主る」

症　状　・動悸に加えて，抑うつ，不安，いらだち，不眠，全身の重だるさ，パニック発作
など

目　標　・腹証：腹力は中等度，胸脇苦満，心下痞，臍上悸

・脈証：弦長ときに数

・舌証：舌質淡紅，白苔，または白黄苔（大黄が必要なとき）

構　成　・柴胡，黄芩：胸脇部の熱を解し，気持ちを調える。（疏肝清鬱熱）

・竜骨，牡蛎：イライラを沈めて，睡眠を深くする。（鎮心安神）

---

*不利とは出がよくないこと。
**譫語（せんご）：うわごと。

・桂枝：気の上衝を治し，柴胡の疏肝を補助する。動悸，のぼせを減らし，気持ちを調える。（平衡降逆）

・半夏，茯苓：体の余計な水分を利尿して除去し，気持ちも穏やかにする。（利水安神，去痰）

・人参，生姜，大棗：消化機能を助けて，体に必要な栄養や水の消化吸収を促す。（益気健脾）

症 例
・74歳，女性

・主訴：動悸，めまい，体の不調

・梅雨時になると調子が悪くなる。頭が膨張する感じと耳鳴りを自覚する。1か月前から収縮期血圧が180 mmHgぐらいに急激に上がるようになり，そのときに動悸とめまいが出現する。夕方や夜に，ほてりが出る。また，精神的な圧迫感があり，死にたくなるような恐怖感がでてしまう。口が乾き，口が苦い。突然すごく冷えて，その後にほてる。胃が悪く感じる。

・舌色は紅色，白苔。腹証は心下痞鞕，胸脇苦満，臍上悸あり。気滞と水滞による動悸と考え，柴胡加竜骨牡蛎湯を処方したところ，血圧が安定し，動悸とめまいが軽減して，精神状態も落ち着いた。

桂枝加竜骨牡蛎湯

要 点
・上半身は気の上衝（のぼせ，フケ，脱毛，動悸，驚きやすい，ふらつき）して，下半身は虚脱しやすい（疲労感，夢精，陰部の冷え）。

原 典
・『金匱要略』血痺虚労篇

「それ失精家は，小腹拘急，陰頭寒く，目眩し，髪落つ。脈極めて虚にして芤遅は，清穀亡血失精と為す。脈は諸を芤動微緊に得れば男子は失精し，女子は夢交す。桂枝加竜骨牡蛎湯之を主る」

症 状
・動悸，気の上衝（のぼせ，フケ，脱毛，驚きやすい），不眠，夢精，夢交，多夢

・腹証：腹力はやや軟弱，下腹部の腹直筋緊張，臍上悸

・脈証：芤

・舌証：舌質淡，やや湿潤，薄白苔

構 成
・桂枝＋甘草：陽を補う。気の上衝を治す。（辛甘化陽，温陽化気，平衡降逆）

・芍薬＋甘草：陰を補う。（酸甘化陰，養陰斂陰）

・竜骨，牡蛎：補った陰陽を収斂して漏らさない。（鎮驚安神）

・生姜，大棗，甘草：中焦を建て治すことで上焦と下焦の交流を回復して調和する。（健脾，心腎交通）

症　例　・55歳，女性

・主訴：倦怠感，動悸，不眠，倦怠感，周囲の音が過剰に聞こえる。

・乳がん手術後から，倦怠感が非常に強くなり，ちょっとした刺激を強く感じてしまい，すごく疲れる。疲れると動悸が出て，眉間のあたりがモヤモヤとしてくる。これらのため，外に出るとフラフラしてしまうので，なるべく家で静かにしたいと思うのだけれど，一人で家にいるとこれから将来のことに強い不安を感じて，そうすると動悸が出てくる。

・脈は芤，舌はやや羸痩，やや淡白，薄白苔。腹力は軟弱，下腹部の腹直筋緊張あり動悸あり。虚労（過労で虚証）で気の上衝があることから桂枝加竜骨牡蛎湯を処方したところ，動悸と不眠が軽減し，足が温かくなり，頭のもやもやも軽減した。このため内服を継続したところ，数か月して周囲の音が徐々に気にならなくなり，外出が可能となった。

解　説　・桂枝加竜骨牡蛎湯と柴胡加竜骨牡蛎湯はともに精神症状の強い動悸に使用するが，桂枝加竜骨牡蛎湯証では，倦怠感が強く（虚証），一見おっとりとしているように見え（虚証），動悸に対する訴えがそれほど激しくないものが多い。一方，柴胡加竜骨牡蛎湯証では，食欲が減少せず（実証），喜怒哀楽がはっきりとして，不安感の表し方も激しく（実証），しばしば胸脇苦満を伴う。柴胡加竜骨牡蛎湯エキス方剤には大黄含有と去大黄があり，症状が激しいときは大黄含有の方剤がよい。

真武湯（しんぶとう）

要　点　・動悸，倦怠感，冷え，浮腫，ふらつき。食欲不振を伴う右心不全にもよい。

原　典　・『傷寒論』（しょうかんろん）太陽病中篇，少陰病篇

「太陽病，汗を発し，汗出でて解せず，其の人仍発熱し，心下悸し，頭眩して身瞤動し，振振として地に擗たんと欲する者，真武湯之を主る」

「少陰病，二三日已まず。四五日に至りて腹痛し，小便利せず，四肢沈重，疼痛し，自ら下利する者，此れ水気有りと為す。其の人或いは欬し，或いは小便利し，或いは下利し，或いは嘔する者，真武湯之を主る」

症　状　・口乾あり，下肢の冷え，浮腫，めまい，下痢

目　標　・五苓散と異なり循環血漿量は十分にあるが，気の温煦作用が低下しているために，水分貯留傾向を示す。

・腹証：腹力は軟弱，心下悸，臍上悸，下腹部の腹直筋の緊張など

・脈証：微弱，虚（浮無力），遅など

・舌証：淡白または暗紅，湿潤，白滑苔など

構　成
- 附子：腎を補って温め機能を戻すことで，利水ができるようにする。
（温補腎陽，化気行水）
- 白朮，茯苓：脾胃を調えて運化できるようにすることで湿を除去する。
（健脾去湿）
- 生姜：体中を温めて通りをよくすることで，水はけもよくする。（通陽散水）

症　例
- 参考文献4による。
- 88歳，男性
- 主訴：倦怠感，動悸，息切れ，食欲不振，足の浮腫
- 大動脈弁狭窄症のために内科通院中である。冬になってから，体のだるさと動悸，息切れが増大し，とにかく横になってばかりいて，好きなラジオ体操にも行かなくなった。内科より，利尿剤が増量となったが，浮腫は変わらず，かえって食欲が低下して，顔などのしわは乾燥でますます目立つようになった。
- 所見：161 cm，50 kg，舌：淡白，胖大，歯痕あり，脈：沈弦，無力
- 心エコー：重度の大動脈弁狭窄症，左室駆出率48％
- 脾腎の陽虚と水滞と考えて，真武湯を投与したところ，次の週には浮腫はなく，食欲増加，倦怠感も減少し，冬も心不全を悪化することなく春を迎えた。

解　説
- 真武湯は少陰病に使用して，少陰心・少陰腎の心腎に作用して，動悸，尿量の低下を同時によくする。また，白朮・茯苓といった健脾薬を含み消化器の蠕動を促進して，食欲を増加する。このため，浮腫，尿量減少，動悸，食欲減少という症状が出現する右心不全にはとても有効なことが多く，また甘草を含有しないため，電解質バランスも崩すことなく安心して使用できる[3]。心不全はしばしば冬に悪化するが，悪化因子の寒さも真武湯は軽減することができる。

苓桂朮甘湯

要　点
- 感情不安を伴う場合の動悸やめまいに対して用いられ，身体症状のみならず心の鎮静効果も期待できる。

原　典
- 『傷寒論』太陽病中篇
「傷寒，若しくは吐し，若しくは下して後，心下逆満し，気上りて胸に衝き，起くるときは頭眩し，脈沈緊，汗を発するときは経を動じ，身振振と揺らぐを為す者，茯苓桂枝白朮甘草湯之を主る」
- 『金匱要略』痰飲欬嗽病篇
「心下に痰飲有りて，胸脇支満し，目眩するは苓桂朮甘湯之を主る」

症　状
- 起立性調節障害，自律神経失調症，本態性低血圧症，めまい症，動悸など

目　標	・感情不安に加え上半身の症状（頭痛，めまい），比較的突発的な動悸にも有効
	・腹証：腹力は中等度，軽い心下痞，胃内の振水音，臍上悸
	・脈証：弦あるいは弦滑
	・舌証：胖大，白滑苔
構　成	・茯苓：腸管からの吸収を促進する（健脾利水）。
	・桂皮：気の温煦作用を高めて，全身の水の代謝を改善する。（温陽通経）
	・白朮：消化の機能を改善して水の吸収を促す。（健脾運化）
	・甘草：飲みやすく，副作用が出ないように薬効を調整する。 （諸薬調和，薬性緩和）
症　例	・36歳，女性
	・主訴：動悸，めまい，血の気が引く，乗物酔みたいに気持ちが悪くなる。めまいは動悸から始まることが多い。
	・20歳ごろから電車の中や飲酒後に出現し，この1か月から日常的におこるようになった。動悸がしだすと，血の気がひくような感じがする。左胸のあたりで動悸がある。また耳鳴りもたまに自覚する。普段は手先足先の冷えがある。排便はやや軟便。片頭痛もある。これらの症状がまた悪くなるのではと，常に不安に思う。浅眠。朝はあまり食べられない。
	・他院でパニック発作と診断され，SSRIを処方されたが改善なく受診となった。
	・脈は細弦，舌は胖大，白苔，腹力は軟弱で，左に軽度の胸脇苦満あり，心下悸あり，胃内停水あり。
	・胃内停水や心下悸があることから，痰飲による動悸・頭痛と考え，苓桂朮甘湯を処方したところ，めまいと動悸は治まり，症状の軽減とともに不安感も軽減した。
解　説	・パニック発作による動悸に使用する頻用方剤は，この苓桂朮甘湯と柴胡加竜骨牡蛎湯である。苓桂朮甘湯証では，体が細いことが多く，不安感はあるものの抑うつ感はなく，症状に対する訴えに対しても激しさを認めない。柴胡加竜骨牡蛎湯証では抑うつ感や気滞による肩こり・胸脇苦満・腹満や，口苦・口乾などを認め，動悸やその他の症状の訴えが激しい。

当帰芍薬散

要　点	・貧血による動悸に，浮腫と下半身の冷えを伴う。
原　典	・『金匱要略』婦人妊娠病篇 「婦人懐妊，腹中疠痛するは，当帰芍薬散之を主る」 ・『金匱要略』婦人雑病篇

「婦人の腹中の諸疾痛は，当帰芍薬散之を主る」

症　状
・動悸，浮腫，貧血，足の冷えなどするもの。軽度の僧帽弁逸脱症のように心不全は起こさないものの動悸を強く訴える例はとくによい。

目　標
・血虚水滞で寒証
・腹証：腹力は軟弱，下腹部に抵抗圧痛あり，胃内停水あり
・舌証：舌質淡白，湿潤，薄白苔

構　成
・当帰，川芎，芍薬：血虚を改善し，末梢循環をよくして冷えを治す。（補血活血）
・茯苓，白朮，沢瀉：胃腸機能を改善して，体の中の不要な水分を除去する。（健脾利水）

症　例
・参考文献4による。
・53歳，女性
・3年前に腎炎となり，頭痛，肩こり，めまい，耳鳴り，動悸などの症状が現れた。蛋白は強陽性で，血圧は200 mmHgぐらいある。
・顔色蒼く，腹部軟弱で，脈は弦である。当帰芍薬散で持病の喘息もよくなり，頭痛，めまいもよくなった。病気も忘れて，仕事しても疲れなくなった。

解　説
・水滞を治療すると，副交感神経過緊張による諸症状（めまい，動悸，倦怠感）を改善することができる。このため，先述した苓桂朮甘湯や当帰芍薬散は副交感神経過緊張型の自律神経失調症に頻用する。なお血虚のため不眠や不安感はあるが，無気力で，クヨクヨしていて，食欲の低下なども伴うときは，心気のみならず，脾気も改善する帰脾湯が望ましい。一方，交感神経過敏な症状は，気滞や熱証として現れることが多く，柴胡加竜骨牡蛎湯や黄連解毒湯などで対処する。

黄連解毒湯

要　点
・動悸，のぼせ，イライラ，暑くて眠りにくい

原　典
・『肘後方』
「胃中燥屎あれば，人をして錯語せしむ。正熱盛んなるも亦人をして錯語せしむ。若し便秘して錯語する者は，宣しく承気湯を服すべし。通利して錯語する者は，四味黄連除熱湯（＝黄連解毒湯）を服下するに宣し」
・『外台秘要方』巻第一傷寒上崔氏方
「前の軍督護劉なる者，時疫を得て三日，已に汗して解す。因て，酒を飲み。復た劇して，煩悶乾嘔口燥を苦しむ。呻吟錯語臥することを得ず。黄連解毒湯一服を服し，目明かに再服して粥を進む，此に於いて漸く差ゆ。余以て凡そ大熱盛ん

に，煩嘔，呻吟，錯語，眠るを得ざるを療するに，皆佳し。語り伝えて諸人之を用い亦効あり。此れ直ちに熱毒を解し，酷熱を除く，必ずしも酒を飲んで劇しきもの此の湯にて療するにあらず」

目　標　・腹証：腹力は中等度以上，心下痞あり
　　　　　・舌証：紅色舌，黄苔
　　　　　・便秘なし

構　成　・黄連（おうれん）：心火を瀉し中焦の火を瀉す。（清熱瀉火（せいねつしゃか））
　　　　　・黄芩（おうごん）：肺火を瀉し上焦の火を瀉す。（清熱瀉火（せいねつしゃか））
　　　　　・黄柏（おうばく）：腎火を瀉し下焦の火を瀉す。（清退虚熱（せいたいきょねつ））
　　　　　・山梔子（さんしし）：三焦の火を通利して，膀胱より出す。（清熱利湿（せいねつりしつ））

症　例　・参考文献5による。
　　　　　・56歳，男性(工場経営者)
　　　　　・肥満赤ら顔の多血質で，血圧が190/100 mmHgと言われてから，血圧ノイローゼとなり，いつ倒れるかわからぬという恐怖感から毎晩病院に泊まり，朝になると自宅に帰り，仕事をしていた。のぼせて，ときどき鼻血が出ることもあり，血圧のことを考えるとイライラして，不安となり，居ても立ってもいられなくなり，病院へ駆けつけてベッドに横たわり，注射をしてもらっていた。
　　　　　・大柴胡湯や柴胡加竜骨牡蛎湯ではこの不安恐怖は治らなかった。黄連解毒湯に転方したところ，のぼせや不安がなくなり，病院に寝泊まりしなくてもよくなった。血圧はそれほど下降しなかったが，170/90 mmHgぐらいとなり，それを気にしないようになった。

解　説　・黄連解毒湯は心熱を瀉すことで，イライラする興奮症状や，動悸を減少する。冷やす作用で血行量を減らすことでのぼせ，鼻出血を止める。参考症例で記載がなかったものの，この血圧ノイローゼ(血圧が高いことを過剰に恐れて神経症となっている)が起こったときに強い動悸を伴っていたことが推察される。更年期障害で強いホットフラッシュと動悸を伴う症例で患者が実証ならば，黄連解毒湯＋桂枝茯苓丸または黄連解毒湯＋四物湯（しもつとう）(この組み合わせを温清飲と呼ぶ)を使用し，動悸とホットフラッシュを同時に治療する。

5 おわりに

　現代医学的治療が必要ない動悸はしばしば漢方が著効するが，見落としてはいけない致死性の不整脈を見落として専門医への紹介が遅れることがないように気をつけるべきである。

●参考文献
1) 雪村八一郎「甲状腺機能亢進症の漢方薬併用治療」日本東洋医学雑誌，35 (2)，pp.123-130，1984-1985
2) 板倉英俊「動悸の漢方エキス製剤治療」中医臨床，通巻130号 (Vol.33-No.3)
3) 板倉英俊「循環器疾患の漢方治療の可能性 心不全に対する漢方治療」phil漢方，58，pp.3-8，2016
4) 大塚敬節『漢方診療三十年』創元社，1959
5) 矢数道明『臨床応用 漢方処方解説』創元社，1981

第2章　呼吸器

ポイント

・咳や喘鳴の東洋医学的な原因・病態に沿った治療を概説する。
・麻黄湯は，風寒の邪を感受した場合(感冒による咳や気管支喘息の悪化)の治療薬である。悪寒,発熱，関節痛が見られ，無汗であることが使用の条件となる。
・麻杏甘石湯は，肺に熱がこもって激しい咳，黄色痰，口渇，体熱感がみられるときに用いる。
・麦門冬湯は，肺陰が不足して，むせるような咳，少痰，無痰を呈し，口渇が見られるときに適応がある。
・人参養栄湯は，高齢や大病後などで全身の体力が低下し，息切れや力のない咳が見られるときに用いる。適応証では倦怠感や畏寒(寒がり)が見られ，不安や不眠など精神症状を伴ってもよい。

1 はじめに

　　東洋医学においても呼吸を主るのは肺であり，体内の濁気を排出し外界の清気を体内に取り込む重要な役割を担っている。それと同時に，肺は呼吸運動に伴って体内の気・津液・栄養の流通にも重要な役割を果たすとされている。肺は，呼気時には息を吐き出すと同時に，必要なものを全身の末梢に撒布しており，このことを宣発作用という。同様に，吸気時に息を吸い込むと同時に不要なものを下に降ろす働きがあり，これを粛降作用という。

　　咳や喘鳴などの呼吸器症状は，最終的には宣発・粛降作用がスムーズに行われないことによって起こるが，その原因は様々である。治療においては，症状や所見より原因を特定し，原因・病態に応じた生薬や方剤を用いることが重要である。本論では代表的な方剤四つ(麻黄湯，麻杏甘石湯，麦門冬湯，人参養栄湯)を詳述し，発展編では，病態別に本論では採用できなかった方剤を紹介する。

2 咳嗽の現代医学的な概念

　　咳は気道の分泌物や異物を除くための防御反応であり，随意的にも不随意の反射としても起こる。短い吸気，声門の閉鎖，気管支内圧の上昇ののち，声門が突然開いて急激な呼気として現れる。気管には主に機械的受容体，気管支より末梢には化

2章執筆：奈良和彦

学的受容体，肺胞には伸展受容体があって，これからの刺激が咳中枢へ伝達されて引き起こされる。過度の咳嗽は体力の消耗をきたすため，鎮咳薬が使用される。しかし本来，咳嗽は気道の異物を除くための自己防衛反応であるため，不用意に強い中枢性の鎮咳薬を用いることは感染症のリスクを高める懸念もある。

③ 咳嗽の東洋医学的な捉え方

▶風寒の邪を感受したことによる咳嗽

急性感染症の初期で，悪寒・発熱，関節痛，浮脈を呈する場合，東洋医学では体表を風寒の邪が侵襲したと考える。肺もまた外界に接する部分であるとともに皮膚に衛気を巡らせるなど体表と関係が密である。このため体表が風寒の邪の侵襲により閉塞されると，肺気の宣発・粛降も失調して咳嗽や喘鳴をきたす。かぜ症候群による咳嗽や喘息症状の誘発，および急性気管支炎などが相当する。

▶肺熱壅盛による咳嗽

肺に侵入した邪，もしくは邪と正気の反応によって肺に熱が籠った状態である。激しいむせるような咳，黄色喀痰とともに体熱感，口渇，発汗亢進などが見られる。

▶痰飲による咳嗽

飲は希薄で水様のものを，痰は粘稠で濃厚なものを指す。東洋医学では，痰飲は消化器（脾胃）で吸収されなかった水分が変化して生じるとされる。気道から分泌され喀出される喀痰も，この痰飲に含まれる。一見奇異に感じられるが，胃腸虚弱（脾気虚，脾陽虚）や不適切な飲食が存在する場合には喀痰も多くなるという，昔の人の経験によるのだろう。実際に喀出される喀痰は，寒証であれば透明水様もしくは白色であり，熱証であれば黄色で粘稠となる。実際には喀出されないものも痰として扱う場合が少なからず存在するので注意が必要である。

▶気滞による咳嗽

肺気の動きが滞ることによる咳嗽である。肝鬱気滞に直接の影響を受ける場合もあれば，痰飲と結びついて肺の宣発・粛降を妨げることもある。

▶肺気虚による咳嗽

全身倦怠感・易疲労があり，少しの労作で息が切れて咳が出る。話し声は小さい，体表の汗腺の調節が悪く少し動いただけでじわじわと汗がでる（自汗）を伴うことも

肺気虚を示唆する所見である。高齢者やある程度進行した肺気腫や結核後遺症などで見られる病態である。

▶肺陰虚と虚熱に伴う咳嗽

喀痰を伴わない，あるいは粘稠な痰を少量伴う乾燥した咳嗽が特徴的である。口渇・咽乾を伴い，舌は乾燥して紅色を呈する。顔面紅潮や盗汗(寝あせ)が見られることもある。

4 咳嗽に用いられる主な方剤

麻黄湯 ·····

要　点
- 風寒の邪が体表を閉塞して，悪寒・発熱し，汗がなく，関節痛，筋肉痛とともに咳嗽が見られる場合に用いる(普通感冒やインフルエンザの初期に相当する場合が多い)。
- 体表を塞いでいる風寒の邪を発汗させることによって解除すると同時に，呼吸をスムーズにする作用を持つ。
- 無汗が使用の条件であり，基本的には適度な発汗があれば中止する。
- 主薬の麻黄は発汗を亢進させるほか，動悸や胃腸障害などを呈することがある。このため虚弱体質者には慎重に用いる必要がある。

原　典
- 『傷寒論』太陽病中篇
「太陽病，頭痛発熱，身疼腰痛，骨節疼痛，悪風し，汗無くして喘する者，麻黄湯之を主る」

適　応
- 普通感冒やインフルエンザ初期の咳嗽や喘鳴
- 上記に限らず寒冷刺激により誘発される咳嗽や喘鳴

目　標
- 感染症初期で強い悪寒と発熱が見られ，頭痛，関節痛，筋肉痛を呈する。
- 自然な発汗がない。
- 咳嗽や喘鳴は寒冷刺激で誘発される。
- 咳嗽の音が大きくて力強い。
- 喀痰や鼻汁などの分泌物は透明水様か白色である。
- 脈証：浮
- 舌証：淡紅色または淡白，薄白苔

構　成
- 麻黄：温め発汗させ寒邪を追い払う。(発汗解表)
　　　　肺の呼吸をスムーズにして咳を止める。(宣肺平喘)

・桂枝：麻黄の発汗作用を補助する。（発汗解表）

・杏仁：肺の呼吸をスムーズにして咳を止める。（止咳平喘）

・甘草：発汗過多を防止する。諸薬を調和させる。（諸薬調和）

解　説　・風寒の邪が体表を閉塞すると，悪寒，発熱，関節痛が出現する。汗腺も閉塞されるために無汗を呈する。このとき肺気の宣発・粛降も影響されて咳嗽，喘鳴，呼吸困難が出現する。感冒初期の咳，気管支喘息の悪化，または急性気管支炎などに相当する。

・麻黄，桂枝は体表を温めて発汗させることによって風寒の邪を解除する。また麻黄，杏仁は肺気の宣発・粛降を改善して咳，喘鳴，呼吸困難を改善する。

・使用にあたっては，悪寒が強く汗がないことが条件であり，基本的には適度な発汗が認められれば中止する。

麻杏甘石湯

要　点　・呼吸をスムーズにすると同時に肺の熱を冷まして咳や喘鳴を治療する。

・急性気管支炎や気管支喘息で咳や喘鳴を呈し，体熱感，発汗亢進や口渇を伴う場合によい。

原　典　・『傷寒論』太陽病中篇

「発汗後，更に桂枝湯を行う可からず。汗出でて喘し，大熱無き者は，麻黄杏仁甘草石膏湯を与うべし」

・『傷寒論』太陽病下篇

「下して後，更に桂枝湯を行う可からず。若し汗出でて喘し，大熱無き者は，麻黄杏仁甘草石膏湯を与ふ可し」

適　応　急性気管支炎や気管支喘息などで，激しい咳や黄色痰を呈し，体熱感や口渇を伴うもの。

目　標　・呼吸器症状：咳，喘鳴，黄色喀痰

・全身症状：体熱感，口渇，発汗亢進

・舌：紅色，黄色苔など

構　成　・麻黄，杏仁：呼吸をスムーズにして咳や喘鳴を鎮める。（宣肺平喘）

・石膏：肺の熱を冷ます。（清瀉肺熱）

・甘草：諸薬を調和する。（諸薬調和）

解　説　・原典の『傷寒論』では，傷寒（急性熱性疾患）に罹患後，邪が肺に入って熱化し呼吸困難が見られる場合を想定している。実際には，急性気管支炎など急性感染症

による咳だけではなく，気管支喘息の症状などにも応用できる。

・咳は比較的激しい咳で，痰は熱の存在を示す黄色痰であり，全身的には体熱感や発汗の亢進，口渇などが見られるときによい適応がある。

・麻黄は主に肺気の宣発，杏仁は肺の粛降を改善する働きがあり対にして用いられることが多い。肺に熱が籠った状態であるため，石膏は清熱すると同時に麻黄の温性を打ち消す働きをしている。肺熱が強く黄色喀痰が多い場合は，麻杏甘石湯に桑白皮を加えた五虎湯を用いる。

麦門冬湯 （ばくもんどうとう）

要　点
・肺陰虚で痰のない或いは，切れの悪い粘稠な少量の痰を伴う咳に用いる。
・肺陰を補う麦門冬を主薬とする。
・感冒症状後や気管支喘息で，乾いた咳が続く場合に適する。
・鎮咳薬や気管支拡張薬などと併用可能である。

原　典
・『金匱要略』（きんきようりゃく）肺痿肺癰咳嗽上気病脉証治
「大逆上気，咽喉不利す。逆を止め気を下す者は，麦門冬湯之を主る」

適　応
・無痰または少量の粘稠で喀出困難な痰を伴う乾性咳嗽
・咽頭乾燥や口腔内乾燥などを伴うもの
・呼吸器症状：乾性咳嗽(痰はないか，少量で粘稠，喀出困難)，むせるような咳
・呼吸器以外の症状：口腔内乾燥，咽頭乾燥，顔面紅潮

目　標
・舌：紅舌，少苔または無苔

構　成
・麦門冬（ばくもんどう）：肺と胃の陰液を補い熱を冷ます。（清滋肺胃）（せいじはいい）
・人参（にんじん），大棗（たいそう），粳米（こうべい），甘草（かんぞう）：脾胃機能を高め肺胃を滋養する。（益肺胃津）（えきはいいしん）
・半夏（はんげ）：気を降ろし咳を止める。（下気降逆）（かきこうぎゃく）

解　説
・肺陰虚による乾性咳嗽を治療する代表的な漢方薬で，痰はないか粘稠で切れが悪く，量が少ないときに適している。典型的な適応証では，激しいむせるような咳が見られ，咳がひどいと吐きそうになることもある。口渇，顔面紅潮，紅舌・無苔などを伴う。麦門冬が主薬で，不足している肺陰および胃陰を補い，熱を冷ます働きをしている。

人参養栄湯 （にんじんようえいとう）

要　点
・虚弱体質，加齢，病後などで，気血ともに虚しているときに用いられる。

1章 循環器（動悸）

2章 呼吸器

3章 消化器（胃腸虚弱・腹部膨満・腹痛）

4章 消化器（下痢）

5章 腎臓（浮腫）

17

・肺気虚による咳，息切れに用いることができる。

・高齢者，大病後(悪性腫瘍の治療後など)，進行した肺気腫などで用いることが多い。

・脾気虚による食欲不振，心神不安による不安や不眠多夢などの症状にもよい。

原　典　『太平恵民和剤局方』巻五 痼冷門

「積労虚損，四肢沈滞，骨肉酸疼，吸吸として気少く，行動喘啜，暑邪拘急，腰背強痛，心虚驚悸，咽渇き唇燥き，飲食無味く，陰陽衰弱，悲憂惨戚，多臥少起，久しき者は積年，急なる者は百日，漸く痩削に至る。五臓の気竭し，振復すべきこと難きを治す。又肺と大腸と倶に虚し，咳嗽下利喘乏少気，嘔吐痰涎を治す」

適　応　・気血ともに虚して，倦怠感，冷え畏寒，食欲不振，息切れ，咳，不安，不眠多夢などが見られる場合。

目　標　・呼吸器症状：弱々しい力のない咳，息切れ，声が低くて小さい

・全身症状：倦怠感，畏寒(寒がり，冷え症)

・消化器症状：食欲不振

・精神症状：不安，不眠多夢

構　成　・桂皮：陽を補い，気を温め，通りをよくする。(補陽散寒，温陽通脈)

・黄耆：気を補い体表を丈夫にして汗を止める。(補気，固表止汗)

・人参：気を補い消化機能を高める。(補気健脾)

・白朮：湿を乾かし消化機能を高める。(燥湿健脾)

・茯苓：余計な水分を尿に導き消化機能を高める。(利水健脾)

・当帰，芍薬，地黄：血を滋養する。(補血養陰)

・五味子：津液を生む，汗を止める，咳を止める，精神を安らかにする。
　　　　　　(生津，止咳，止汗，安神)

・遠志：精神を安らかにする，痰を解消する。咳を止める。(安神，化痰，止咳)

・陳皮：消化器系を調え，痰を解消し，咳をとめる。(健脾，化痰，止咳)

・甘草：構成生薬を調和させる。(諸薬調和)

解　説　・体力が消耗して気血の衰えが激しい場合に用いる。消化機能を改善(補気健脾)する四君子湯と補血の四物湯に補気の黄耆，補陽の肉桂を加えた十全大補湯に似る。相違点としては，気を消耗させる恐れのある川芎を除いて，補益作用と同時に止咳作用のある五味子，安神作用と化痰作用のある遠志が加えられている。

・倦怠感，畏寒，息切れ，咳，精神不安などに対応する。高齢者，悪性腫瘍の治療後，進行した肺気腫などで体力の消耗が顕著であるときに用いる。

5 発展編

咳嗽の治療は上記に留まらず様々な方剤が用いられる。参考として以下に代表的な方剤を東洋医学的な病態別に列挙する。

① 痰飲とその方剤

本章③「咳嗽の東洋医学的な捉え方」で述べたとおり，飲は希薄で水様のものを，痰は粘稠で濃厚なものを指す。東洋医学では，痰飲は脾胃（消化器）で吸収されなかった水分が変化して生じるとされるため，「脾は生痰の器，肺は貯痰の器」といわれる。痰飲は様々な病気の原因となり，気道より喀痰として排出されるのみならず，悪心嘔吐，めまい，頭痛，てんかん発作などを引き起こす。痰飲を治療する代表的な生薬は半夏や陳皮である。半夏は痰を乾かして解消するとともに上逆する気を降ろして咳を鎮める。陳皮も痰を解消しながら気の滞りを改善する。また熱化した痰に対しては貝母や天花粉などが用いられる。以下に痰飲に関連した咳嗽に用いられる症状に用いる方剤を挙げる。

二陳湯

原 典	・『和剤局方』
構 成	半夏，陳皮，茯苓，甘草，生姜，烏梅（省略される場合が多い）
解 説	・半夏と陳皮は寝かせたものを使ったことから二陳の名がとられている。脾胃から湿痰が生じた場合の方剤であり，原典の『和剤局方』でも悪心嘔吐，めまい，動悸，心窩部不快感などが主治である。
	・気道から排出される喀痰に対しても主薬の半夏や陳皮は広く用いられる。肺熱の咳嗽で喀痰が多いときに用いられる五虎二陳湯の二陳もまた半夏と陳皮である。

小青龍湯

原 典	・『傷寒論』中篇，『金匱要略』痰飲欬嗽病篇
構 成	・麻黄，桂枝，芍薬，半夏，乾姜，細辛，五味子，甘草
解 説	・寒証を呈して，透明な水様または泡沫状の喀痰，鼻汁や咳嗽が見られる場合に用いられる。
	・半夏，乾姜，細辛で痰飲を温め乾かして解消し，五味子で収斂して咳を止めるとともに過剰な乾燥を予防している。

1章 循環器（動悸）

2章 呼吸器

3章 消化器（胃腸虚弱・腹部膨満・腹痛）

4章 消化器（下痢）

5章 腎臓（浮腫）

19

- 麻黄，桂枝，芍薬は体表の風寒の邪を退けるとともに体内の水の代謝を改善して痰飲の解消の一助となっている。

参蘇飲 じんそいん

| 原　典 | ・『和剤局方』巻二 傷寒附中暑 |

原　典　・『和剤局方』巻二 傷寒附中暑

構　成　・蘇葉，葛根，半夏，茯苓，陳皮，前胡，桔梗，木香，枳殻，甘草

解　説　・平素より脾気虚（胃腸虚弱），肺気虚がある虚弱体質者の風寒感冒で白色喀痰を伴う咳嗽が見られる場合に用いられる。

・軽い悪寒や発熱，咳や白色喀痰が見られるときに適応がある。

・蘇葉，葛根で体表の風寒の邪を追うとともに，人参で脾や肺を補益し，半夏，陳皮，茯苓で脾胃を調理して痰を解消し，前胡・桔梗や木香・枳殻で肺気を流暢にして咳を止める。

清肺湯 せいはいとう

原　典　・『万病回春』咳嗽門

構　成　・黄芩，山梔子，桑白皮，貝母，桔梗，杏仁，大棗，竹筎，陳皮，生姜，茯苓，当帰，天門冬，麦門冬，五味子，甘草

解　説　・熱痰による咳嗽に用いられる方剤で，黄色粘稠でやや喀出しにくい痰，熱感，口渇・好冷飲，顔面紅潮，紅舌，黄色膩苔などが見られる咳嗽に適応がある。

・十六味と多くの生薬から構成されているが，中心となるのは清熱の山梔子・黄芩と清熱化痰作用のある貝母・桑白皮・竹筎である。桔梗・杏仁は肺の宣発・粛降を改善して咳を止める。全体として清熱して熱痰を解消し咳を止める作用を持つ。

・さらに肺陰を潤す麦門冬・天門冬，血を補う当帰，脾胃を調え痰の本を断つ陳皮・茯苓・生姜・大棗，収斂止咳作用のある五味子が加えられている。これらは体力の消耗や根底にある虚弱体質に少しく配慮したものといえる。

② 気滞と痰飲による咳嗽に用いられる方剤

肺気の動きが滞ることによる咳嗽である。肝鬱気滞に直接の影響を受ける場合もあれば，痰飲と結びついて肺の宣発・粛降を妨げることもある。

半夏厚朴湯

原 典 ・『金匱要略』婦人雑病

構 成 ・半夏，厚朴，蘇葉，生姜，茯苓

解 説 ・適応症では神経質であったり精神的に不安定であったりする場合が多い。

・痰と気滞が結びついた状態(痰気互結)という状態が主治となる。胸部あるいは，咽頭・喉頭部から心窩部にかけて脹満感や痞塞感があり息苦しさや咳がある場合に用いられる。

・典型的には，舌は胖大で白苔，腹部には心下痞が見られる。

・原典の『金匱要略』や千金方では咽に焼肉が貼りついたような感覚がある場合を主治としているが，現在でも咽頭喉頭異常感覚症の方剤として有名である

柴朴湯

原 典 『本邦経験方』

構 成 ・半夏厚朴湯＋小柴胡湯
(半夏厚朴湯：半夏，厚朴，蘇葉，生姜，茯苓)
(小柴胡湯：柴胡，半夏，黄芩，人参，生姜，大棗，甘草)

解 説 ・半夏厚朴湯に小柴胡湯を組み合わせた方剤である。

・適応となる病態は半夏厚朴湯とほぼ同じであるが，感冒に罹患してやや時間が経ち，交互に出現する悪寒と熱感，口の苦さが出現した場合や季肋部の張満感などがある場合などに選択する。

コラム 1

○気滞に用いるのは柴胡以外にも香附子も有効

気滞に関連した処方はいずれも柴胡，または香附子を含んでいる。柴胡，香附子が気滞に対する生薬であり，それを配合しているものが使用される。基本骨格は四逆散，小柴胡湯である。加味逍遙散，抑肝散はそれに当帰，芍薬，川芎などの補血薬，活血薬を加えたものである。日本では柴胡が主として使用されるが，香附子も同様の病態に非常に有効である。　　　　(田中耕一郎)

神秘湯

原典 ・『浅田家方』(もと『外台秘要』)

構成 ・麻黄, 杏仁, 厚朴, 陳皮, 甘草, 柴胡, 蘇葉

解説 ・肝鬱気滞と痰による咳に用いられる方剤である。

・咳・喘鳴, 心窩部や季肋部の脹満感があり, 神経質な者に用いる。

・上記の柴朴湯に似るが, 麻黄・杏仁を含むため, より咳・喘鳴などが明らかであるときに適する。

・温めて痰や湿気を乾かす生薬を多く含むため, 口渇, 体熱感があったり痰が黄色痰であったりする場合には適さない。

③ 肺陰虚と虚熱に伴う咳嗽

肺の熱による咳嗽では, 黄色痰, 体熱感, 発汗, 口渇, 紅舌などが見られる。本章④「咳嗽に用いられる主な方剤」で取り上げた, 麻杏甘石湯は肺の熱による咳嗽に用いる方剤の代表的なものの一つである。麻杏甘石湯の適応証は, 肺に侵入した邪, もしくは邪と正気の反応によって肺に熱が生じた場合である。このようなときの熱を実邪による熱なので実熱という。

一方で, 高齢者や虚弱体質者で陰が不足しているために余った陽が熱となる場合もある。この場合は, 陰虚が根本原因となっているので, 清熱とともに陰液を補うことが重要となってくる。本論で取り上げた『金匱要略』が出典の麦門冬湯もこのカテゴリーに入れることは可能である。しかし虚熱という考え方が一般化したのは, ずっと時代が下って金元代以降である。以降, 虚熱による症状を主治療とする様々な方剤が考案された。以下に保険エキス製剤が存在する方剤を挙げる。

麦門冬湯

原典 ・『金匱要略』肺痿肺癰咳嗽上気病脉証治

解説 ・大量の麦門冬が主薬である。本章④「咳嗽に用いられる主な方剤」を参照されたい。

滋陰降火湯

原典 ・『万病回春』巻四虚労門

構成 ・白朮, 地黄, 芍薬, 陳皮, 当帰, 麦門冬, 黄柏, 甘草, 知母, 天門冬

| 解 説 | ・肺を滋養して虚熱を冷まして，痰の喀出を助ける構成になっている。 |

・肺陰虚に伴う乾燥した咳，痰が主治で，乾性咳嗽，粘稠で喀出困難の黄色痰，口渇，顔面紅潮，盗汗(寝あせ)を伴うときによい。

・舌は乾燥して紅色，舌苔(ぜったい)は少苔が典型的である。老人，虚弱者に用いることが多い。もともとは肺結核の方剤であり，戦前には痩せて浅黒い感じの青壮年に適するといわれていた。

滋陰至宝湯(じいんしほうとう)………………………………………………………………………………………

原 典	・『万病回春(まんびょうかいしゅん)』巻六婦人虚労門
構 成	・香附子(こうぶし)，柴胡(さいこ)，芍薬(しゃくやく)，知母(ちも)，陳皮(ちんぴ)，当帰(とうき)，麦門冬(ばくもんどう)，白朮(びゃくじゅつ)，茯苓(ぶくりょう)，甘草(かんぞう)，薄荷(はっか)，地骨皮(こっぴ)，貝母(ばいも)
解 説	・滋陰降火湯と同じく，乾性咳嗽，喀出しにくく黄色粘稠痰があり，紅舌や顔面紅潮，盗汗(寝あせ)を伴うときに用いる。

・相違点としては逍遥散に相当する生薬が加えられていて，月経不順，月経困難症，精神不安，食欲不振などを伴うときに適する。

6 おわりに

　咳は気道の分泌物や異物を除くための自己防衛反応であるが，強い咳が続く場合は体力の消耗の原因となる。漢方薬は咳の原因を虚実や寒熱などによって特定し，その原因に沿った治療を行う。対症療法のみならず，原因療法的な側面を併せ持つという長所を持つといえる。一方で，抗菌薬や気管支拡張薬，吸入のステロイド／β2刺激薬合剤などによる治療や管理が必要な症例については，時期を失せずに現代医学的な治療を行うよう配慮する必要がある。

●参考文献
1) 大塚敬節ほか『症候による漢方治療の実際(第5版)』南山堂，2000
2) 矢数道明『臨床応用漢方処方解説』創元社，1966
3) 張伯臾ほか『[標準]中医内科学』東洋学術出版社，2009
4) 三浦於菟『実践東洋医学[第1巻 診断篇]』東洋学術出版社，2018
5) 神戸中医研究会 編著『中医臨床のための方剤学』医歯薬出版，1992
6) 三浦於菟『[新装版]実践漢薬学』東洋学術出版社，2011
7) 長谷川弥人『勿誤薬室「方函」「口訣」釈義』創元社，1985

第3章　消化器（胃腸虚弱，腹部膨満，腹痛）

ポイント

・食欲不振の原因を脾気虚とした場合，六君子湯などが用いられる。

・心因性の食欲不振，腹部膨満，腹痛には四逆散などが用いられる。

・筋けいれんを伴う腹痛に対する筋弛緩作用を有する芍薬甘草湯は対症療法的に使用できる。

1 はじめに

　　東洋医学的な理論と現代科学的知見との関連付けはまだ十分にされていないが，その中では，消化器領域は食欲や消化管運動についての科学的検証が進んでいる分野の一つである。

　　脾気虚とグレリンの分泌低下を関連付けた，六君子湯によるグレリン分泌改善についての報告や，消化管運動低下を改善し消化管の血流を増加させるといった大建中湯についての報告がある。漢方の守備範囲として，機能性の疾患，または心身相関や腸脳相関の分野を目標とするとよい。

　　消化器系の漢方薬は食前内服が望ましい。これは，食欲不振を改善し，消化管運動を促進することで，食後の愁訴を軽減できる可能性があるからである。

2 食欲不振の現代医学的な概念

定　義

　　食欲不振とは食欲の減退・消失した状態を指す。

機　序

　　食欲の中枢は視床下部外側野（摂食中枢），腹内側核（満腹中枢：食欲抑制），室傍核（食欲抑制），背内側核（食欲抑制），乳頭体（食欲抑制）に存在し，これらは大脳によってコントロールされている。食欲の体内時計として視床下部視交叉上核がある。また，胃の進展受容体が刺激されると満腹中枢の刺激，摂食中枢の抑制が起こる。

3章執筆：田中耕一郎

原因疾患として，消化器疾患のみならず全身性疾患，精神・神経疾患にわたる。これは機能性疾患，器質的疾患に分けられる。全身性の疾患には，熱性疾患，消化器(胃，膵，肝)，心，腎，代謝内分泌，代謝異常，血液疾患，ビタミン欠乏，中毒，アレルギーなど多岐にわたる。これらの除外診断を行う必要がある。

治　療

原因となっている疾患に対しての治療となる。漢方の適応となるものは，とくに胃に関係した機能性の食欲不振である。慢性胃炎と診断され，患者本人も「胃が弱い」と自覚している場合がある。機能性の症状であれば，対症的に，胃酸分泌を低下させる H_2 受容体拮抗薬，PPI(プロトンポンプ阻害薬)，胃粘膜保護薬，消化管運動促進薬などが用いられている。

3 腹部膨満の現代医学的な概念

定　義

腹部膨満とは他覚的に腹部が膨隆している状態，腹部膨満感とは自覚的に膨隆している感じを訴える場合を指す。腹部膨満が見られなくても，腹部膨満感を訴えることは少なくない。

コラム 1

○脾胃の実証・虚証は分けられる？

　臨床現場では，慢性的に本人が有している不足を虚証ということが多い。とくに脾気虚では脾の気が虚している。血虚，陰虚(津液不足)も虚証である。実証は，余分な停滞，蓄積(気滞，痰飲，瘀血)や外からの邪(風，寒，暑，湿，燥，火といった自然環境から受ける影響)を指している。虚証ではもともと気血津液が不足している場合と，虚証の傾向のあるものが無理をして病態が生じる。後者は，精神的な負荷の増大や気候変動による悪化とも関係がある。

　虚証と実証は，一つのものさしではなく，臨床現場では両方を伴うことも多い。その場合は，虚実錯雑と呼んでいる。六君子湯を使用する病理の主体は脾気虚であるが，消化不良が慢性化することで，痰飲という実邪を生じてしまっている。そのため，脾気を補う四君子湯に痰飲を処理する二陳湯(半夏，陳皮)も加わっているのである。重点は脾気虚＞＞痰飲なので，六君子湯を使用していて問題はない。

（田中耕一郎）

機　序

　　腹壁の肥厚(脂肪過多)，消化管内における内容物(ガス，消化液，食物，糞便)の増加，消化管外のガス，腹水，腹腔内腫瘤，機能性(発作性腹部膨満)がある。

　　腸内のガスの増加の原因として，発酵・腐敗によるガス発生の増加，腸管運動停滞，腸閉塞，便秘などの腸内ガス排泄障害がある。発酵は糖質，腐敗はタンパク質に対する腸内細菌の作用によるが，消化液の分泌低下に起因することが多い。胃，腸および腸管膜の異常や，門脈うっ血，妊娠などの鑑別診断を行う。

治　療

　　上記の原因疾患に対して治療を行う。機能性の症状であれば，瀉下剤の調整，整腸剤，消化管運動促進薬などが用いられている。

4 腹痛の現代医学的な概念

定　義

　　腹痛とは腹部に感じる痛みとして自覚される症状で，内臓痛と体性痛，関連痛がある。
- 内臓痛：胃，十二指腸，胆道および膵臓など内臓器官自体から内臓神経を介して起こるもの。
- 体性痛：壁側腹膜，腸管膜に分布する感覚神経系(体性神経)を介して起こるもの。
- 関連痛：内臓神経が同じ脊髄部位に入る求心性線維に影響を与えて関連痛を起こすもの。

コラム 2

○解剖学的な肝臓と東洋医学的な肝は異なる?!
　肝というと通常は肝臓が連想される。東洋医学では肝とは肝臓も含むが，感情の調整機能を含んでいる。理解を深めるために，肝の音である「かん」とは別に「きも」という音も念頭に置いておくとよい。「肝っ玉が大きい」といわれるように，肝とは人間の器を指している。感情の調整機能のことを，東洋医学では疏泄作用と呼んでいて，気の流れを円滑にして，気分の調節を行っているとされている。
　　　　　　　　　　　　　　　　　　　　　　　　　　　　　　　　　(田中耕一郎)

機　序

- ・内臓痛：けいれん，伸展のような異常運動，循環障害による虚血ないしうっ血，あるいは炎症による浮腫，充血などによって発生し，C線維によって伝達される。正中線において局所性に乏しく，部位が明確でなく，漠然とした疼痛である。
- ・体性痛：腹膜の機械的，化学的な刺激がA－α線維を介して伝達され，鋭い限局性疼痛を起こす。
- ・関連痛：内臓神経による疼痛刺激が後根より脊髄に達し，他側を上行して脳に向かうが，この際に，同高位の脳脊髄神経に刺激が伝達され，その分節から支配領域への皮膚へ疼痛が投影され，痛覚過敏，感覚過敏を伴う現象である。例として，心疾患では胸部以外にも，関連痛を左右上腹部痛に生じうる。

治　療

急性腹症として緊急性の処理を要するものから，比較的慢性に経過したものと幅広い。また診断によって治療法が確立されているものはそれを用いる。

5 腹部症状の東洋医学的な捉え方

東洋医学的な消化器理論

東洋医学では，消化器とくに，胃，十二指腸，小腸などの機能を支える神経，血管，内分泌系統を「脾」という名で表している。東洋医学の「脾」とは，現代医学の解剖学的な脾臓とは異なる概念であることに注意が必要である。

東洋医学では胃，小腸，大腸と分類しているために，十二指腸という概念はない。

コラム 3

○脾虚と水湿・痰飲の関係

脾虚があると，飲食物の消化を円滑に行うことができず，適切に運化（消化・吸収して体内で気に変化させること）して後天の気が産生できずに気虚状態が続くだけではなく，痰飲が生じやすくなる。

とくに脾陽虚では気の温煦作用の低下により，消化ができず，胃もたれ，下痢が生じ，水湿・痰飲の貯留による下腿浮腫，頭部に貯留した痰飲が及ぶことによるめまい，耳閉，頭重，頭痛などが生じる。補気作用と去痰作用を併せ持つ六君子湯，脾陽虚の定番である人参湯が選択肢となる。

（田中耕一郎）

しかし，臨床的には，伝統的な考え方での運用が可能である。

消化管の消化活動のことを，東洋医学では脾の運化作用と呼んでいる。その低下した状態を脾気虚という。それが進行し，消化管の冷え（熱産生の低下）を呈した状態を脾陽虚としている。詳細は4章「消化器（下痢）」を参照されたい。消化管の冷えとは，腸管血流の低下ではないかという報告がある。

実証と虚証

消化器症状の診断は，大まかに虚証と実証に分けて考える。もともと胃腸が弱い，「胃弱」とは，東洋医学では脾気虚という概念に当てはまる。虚証では，食欲不振，通常の食事摂取により胃もたれ，げっぷ，腹部膨満，下痢などの症状が出やすく，そのために少食であったり，脂ものを避けていたりすることが多い。消化機能が弱いと倦怠感が生じやすいと東洋医学では考えている。そのため，身体のだるさ，疲れやすさを脾気虚と診断し，補気剤（人参，黄耆などの生薬を用いた方剤）を用いる場合がある。

消化器系の実証は，食事の不摂生，食べ過ぎ，飲み過ぎ，睡眠前，夜間の食事などと関連して出現することが多い。不摂生，暴飲暴食，邪（病原となる誘因，寒邪，熱邪，湿邪などの気温，湿度変化，現代医学ではウイルス，細菌も含む）などの原因による実証がある。

感情の調節機能は肝という系統が担当しているが，精神的ストレスもまた，消化器症状（脾）を引き起こす。東洋医学では，この現象を肝脾不和や肝胃不和と呼んでいて，現代医学でいう腸脳相関と関連がある。五臓の中の肝と脾の系統が「不仲」という意味である。

6 食欲不振に用いられる主な方剤

六君子湯
りっくん し とう

要 点 ・六君子湯は脾気虚の代表的方剤で，食欲不振によく用いられる。厳密な意味で，六君子湯は純粋な脾気虚の薬ではない。本来は四君子湯がそれにあたる。

原 典 ・『万病回春』補益門
まんびょうかいしゅん

「脾胃虚弱にて飲食思うこと少なく，或いは瘧痢を患い，若しくは内熱を覚え，或いは飲食化し難く，酸を作し，虚火に属するを治す。須く炮姜*を加うべし。
ほうきょう

---

*炮姜（ほうきょう）：乾姜の表面を黒く炒めたもの。止血作用に優れる。

其の功甚だ速やかなり。即ち前方*に半夏・陳皮を加う」

適　応　・慢性胃炎，食欲不振，機能性ディスペプシア，食後愁訴症候群など

目　標　・腹証：腹力が無力など気虚を示唆する所見を参考にする。

　　　　　・脾気虚と考える病態（疲労，倦怠感，食欲不振，空腹感がない，胃腸虚弱，少食）に，痰飲（食後もたれ，膨満感，嘔気など）が生じているもの。気虚のその他の症状として，ものを言うのが億劫（肺気虚）なども有している場合がある。

構　成　・人参：脾胃（消化器）の気を補い機能を高める。（補気健脾）
　　　　　・白朮：脾胃の気を補い，体内に停滞した痰飲・湿を除く。（健脾燥湿）
　　　　　・大棗：脾胃の気を補う。血を補う作用もある。（補気補血）
　　　　　・生姜：脾胃を温め，嘔気を止める。（温中止嘔）
　　　　　・半夏：去痰と悪心，嘔吐を止める。（止嘔，去痰）
　　　　　・陳皮：気をよく巡らせ胃腸の消化運動を調える。止嘔作用もある。
　　　　　　　　（理気健脾，和胃止嘔）
　　　　　・茯苓：停滞した痰飲，湿を除き，脾の機能を高める。（利水健脾）
　　　　　・甘草：脾胃の気を補い，薬物の薬性を緩和する。（補気，諸薬調和）

解　説　・脾気虚で選択になる方剤は多い。生薬の組み合わせとしてを人参を主として，茯苓，白朮，甘草を合わせた四君子湯が基本的な組み合わせである。

　　　　　・六君子湯は，二陳湯という痰飲（この場合は消化機能を障害する水液状の病理産物が想定されていて，もたれ，悪心，嘔吐，胃の痞えなどを引き起こす）が合わさった生薬構成になっている。純粋な脾気虚の方剤は四君子湯であるが，臨床的には脾気虚の基本方剤として用いられている。

　　　　　・消化機能がさらに低下して，食欲不振が強い場合は，六君子湯よりも，刺激性の

コラム④

○ **異病同治，同病異治**

　食欲不振，腹部膨満に対して，ある場合には六君子湯，またある場合には四逆散が用いられるのはどうしてであろうか。東洋医学は「証」による診断をするために，食欲不振であろうと，腹部膨満であろうと，胃痛であろうと，症状を引き起こしている東洋医学的な病態が共通していれば同じ名前の漢方薬で治療が可能である。この点が非常に東洋医学の学びを難しくしている。単に症状でなく，その症状を引き起こしている東洋医学的診察に注目することが必要である。

　六君子湯のキーワードは胃弱であり，四逆散は胸脇苦満（ストレス反応の所見と東洋医学ではみている）である。

（田中耕一郎）

---

*前方とは四君子湯のことを指す。

強い半夏を抜く方がよく，四君子湯の方が適する場合がある。

症 例
- 21歳，男性
- 主訴：胃部不快感
- 現病歴：1か月前，感冒罹患。市販の感冒薬，解熱剤を飲んで，胃部不快感出現。心窩部(しんかぶ)に力がなく，それでいて痞えている感じがする。下腹部がいつも張っている感じがする。疲れやすくてだるい。食欲はあるが，食べると苦しい。大便は1日1回。もともと胃弱傾向。冷え症ではないと思う。
- 処方：六君子湯
- 経過：内服後3日で食後の腹部膨満感がとれ，1か月継続すると，疲労感を覚えなくなった。
- 解説：腹部膨満感と食欲不振には何を処方するのがよいであろうか。選択肢としては，人参湯，大建中湯，半夏瀉心湯，六君子湯などが考えられる。人参湯と大建中湯は，人参と乾姜を含む類似処方である。適応は脾胃の気の温煦作用の低下(おんく)(脾陽虚)により，消化管運動の停滞や消化機能の低下が生じている。どちらも心窩部の痞えに使用可能である。いずれも冷たいものを摂取すると腹部症状が出現する場合に適する。大建中湯では脾陽虚により腸管運動の停滞が見られ，人参湯では脾陽虚により消化機能低下により下痢が見られる。過敏性腸症候群で下痢と便秘の調整を行う際には，大建中湯と人参湯を共に使用する場合がある。半夏瀉心湯は心下痞という心窩部(しんか)の痞え(つか)が使用目標になっている。これら三つは脾気虚に用いることもできるが，もともと胃弱傾向の場合は，半夏瀉心薬ではない基本的な補気の処方である四君子湯や六君子湯から始めるのがよいであろう。

平胃散(へいいさん)

要 点
- 主に不摂生による消化不良，胃もたれ，げっぷ，食欲不振など。主に胃の実証の薬。

原 典
- 『和剤局方』(わざいきょくほう)

「平胃散　脾胃和せず，飲食思わず，心腹脇肋，脹満刺痛し，口苦くして味無く，胸満短気，嘔噦悪心，噫気呑酸し，面色萎黄，肌体瘦弱，怠惰嗜臥して体重く節痛するを治す。常に多く自利し，或いは霍乱を発し，及び五噎八痞，膈気翻胃するには，並びに之を服すべし」*

適 応
- 慢性胃炎，食欲不振，食べ過ぎ，飲み過ぎなど

目 標
- 食生活の不摂生により，痰飲(食後もたれ，げっぷ，嘔気など)が生じているもの。

---

*噦(えつ)：しゃっくり，噫(あい)：げっぷ，噎(いつ)：飲食物がのどにつまる。

構　成	・蒼朮：強い芳香により脾胃の湿を除いて，機能を回復させる。(芳香化湿)

構　成
・蒼朮：強い芳香により脾胃の湿を除いて，機能を回復させる。(芳香化湿)
・厚朴：脾胃の気を巡らせ，湿，未消化物(食積)を除く。(芳香化湿)
・大棗：脾胃の気を補う。血を補う作用もある。(補気，補血)
・陳皮：気をよく巡らせ脾胃の消化運動を調える。止嘔作用もある。
　　　　(理気健脾，和胃止嘔)
・生姜：脾胃を温め，嘔気を止める。(温中止嘔)
・甘草：脾胃の気を補い，薬物の薬性を緩和する。(補気，諸薬調和)

解　説
・基本的には脾気虚の薬ではないが，補気薬に併用することは可能である。
・芳香を有する生薬(蒼朮，厚朴，陳皮)が薬効の主体となっていて，消化力低下でもたれ感のある状態に，すっきりさせ，胃を目覚めさせる(醒胃といわれる)。類似処方に二陳湯がある。

四逆散

要　点
・精神的ストレスに関係した食欲不振，心窩部痛，腹部膨満感。精神症状(焦燥感，精神不安)を伴うものにもよい。感染症の経過中の，こもった熱，手足の冷感がもともとの使用法に近い。

原　典
・『傷寒論』少陰病篇
「少陰病，四逆し，其の人或いは欬し，或いは悸し，或いは小便利せず，或いは腹中痛み，或いは泄利下重する者，四逆散之を主る」

適　応
・神経性胃炎，腹痛，軽度の不安障害，神経症，過敏性腸症候群，月経前症候群など

目　標
・腹証：胸脇苦満という所見が強く診られると，よりよい適応である。
・脈証：弦。緊張度の高い脈。肝気が高ぶっている兆候となる。
・精神的ストレスに関係した胃腸症状(食欲低下，心窩部痛)など

構　成
・柴胡：肝気を伸びやかにして巡らせ，気滞を除く。(疏肝理気)
・芍薬：肝の陰血を補う(柔肝)ことで気を緩め，気滞を改善する。止痛作用もある。
　　　　(養陰柔肝)
・枳実：強力に気を巡らせ脹満・停滞を除く。(破気消積)
・甘草：脾胃の気を補い，薬物の薬性を緩和する。(補気，諸薬調和)

解　説
・精神的な負荷により，気滞という状況が起こる。身体症状としては，痞え，痛み，張りなどであるが，移動性や間欠的であることが，気滞の特徴である。東洋医学の中でも中医系，後世方で，気滞に基本処方として，よく用いられている。

・生薬構成から気滞に使用する最もシンプルな処方であるために応用されてきたが，原典である『傷寒論』での使用方法と異なっている。

・機能性ディスペプシアにも使用できるが，脾気虚というよりは気滞が関係していると考えられる場合によい。

・適応の中に胆嚢炎，胆石症とも書かれているが，これは伝統的に柴胡と黄芩を含む小柴胡湯，またはその類似処方が肝胆系の消炎作用として用いられてきたことと関係がある。四逆散は黄芩を含まないため，消炎作用薬としては弱い。一方で芍薬と甘草を含んでいるために，攣縮した胆管の弛緩作用を期待して用いられてきたと考えられる。

・臨床的には，芍薬甘草湯に比べ，四逆散の筋弛緩作用は弱く，その目的のみで使用すると効果があまり期待できない。芍薬，甘草の量が少ないこと，伝統的には生薬数は少ない方が効果が強く，生薬数が増えるほど，何らかの機序で相殺されて薬効が減弱してしまうとされてきたことと関係がある。

半夏瀉心湯

| 要　点 | ・嘔吐，下痢，心窩部の痞えを伴う食欲不振。 |

原　典・『傷寒論』太陽病下篇

「但満して痛まざる者，此れ痞と為す。柴胡之を与うるに中たらず。半夏瀉心湯に宜し」

・『金匱要略』嘔吐噦下利病篇*

「嘔して腸鳴し，心下痞する者，半夏瀉心湯之を主る」

コラム 5

○六君子湯：江戸時代の考え方

　江戸時代には，現在のように内視鏡はなかった。しかし，現代の科学的知見結果を類推するような仮説がいわれていた。
　① 胃口の飲を温暖して開き巡らす：人参，生姜
　② 心下胃口を緩める：大棗，甘草
　③ 胃口，胃中の蓄飲を消導する：朮，茯苓
　胃口は解剖学でいう噴門部や胃底部を，胃中は胃体部を指していると考えられる。①②は適応性弛緩，③は胃の収縮運動を促進すると考えられる。　　　　　　　　（田中耕一郎）

---

*噦（えつ）：しゃっくりのこと。

適 応	・胃炎，胃腸症状（胃もたれ，嘔気，下痢），口内炎，口角炎など
目 標	・腹証：心下痞鞕（半夏瀉心湯のみの所見ではないが，有意な所見である）

・舌証：厚白〜黄色苔，白〜黄色腻苔という痰飲の所見が参考となる。

・嘔吐，下痢，心窩部の痞えの3点が使用目標となり，広く消化器疾患に用いることができる。本章7で取り上げる腹部膨満にも使用可能である。

構 成
・黄連：心火（煩躁*，焦燥感など），胃熱（口内炎，嘔気，胃もたれなど）を冷ます。（清熱，鎮静）

・黄芩：熱，とくに肺火・肝火をよく冷ます。（清熱）

・半夏：痰を除去し，悪心・嘔吐を止める。（止嘔，去痰）

・生姜：脾胃を温め，嘔気を止める。（温中止嘔）

・人参：脾胃の気を補い機能を高める。（補気）

・大棗：脾胃の気を補う。血を補う作用もある。（補気補血）

・甘草：脾胃の気を補い，薬物の薬性を緩和する。（補気，諸薬調和）

解 説
・身体症状：主に消化管（とくにみぞおちの痞え）に使用。『傷寒論』では，感染症の治療で下方（下痢をさせる）を誤用して引き起こされた痞満（みぞおちのつかえ，違和感）に用いる。『金匱要略』では，嘔吐をして，腸がごろごろし，心下痞するものを目標としている。

・精神症状：『金匱要略』では，狐惑病という項目があって，動悸，夢が多い，不眠，焦燥感などを伴う精神疾患について書かれている。そこに甘草瀉心湯という漢方薬が紹介されている。これは，半夏瀉心湯に甘草を増量したものである。古来より，精神不安があるときは甘草量を増やした方が効果的とされていた。

症 例
・24歳，男性

・主訴：胃がはって苦しい。

・現病歴：もともと胃腸虚弱。少食で無理に食べると胃が張って苦しい。夢が多く，安眠できない。

・現症：中肉中背，舌：淡紅，厚白苔，腹診：心下部に抵抗，心下痞鞕

・処方：半夏瀉心湯

・経過：1週間内服し，胃のすっきり感が出る。1か月内服し，安眠できるようになる。3か月内服して，食事の量をふやしても，飲酒しても翌日に消化器症状が出現することはなくなった。

・考察：本症例では消化器症状と安眠の両方が改善しているのが重要である。半夏瀉心湯には鎮静作用があり，精神症状，消化器症状のいずれにも有効である。

---

*煩躁（はんそう）：落ち着かない症状。

7 腹部膨満に用いられる主な方剤

大建中湯
だいけんちゅうとう

要　点・腹が冷えて痛み，膨満感のあるもの。術後腸閉塞の予防に頻用されている。詳細は11章「外科」を参照されたい。

解　説・脾陽虚（脾の温煦作用の低下）という病態である。普段より冷えの自覚症状（厚着で寒がり，四肢，腹部の冷え，冬期の体調不良）があって，消化管運動が停滞し，腹部が膨満するものによい。冷たいものを摂取すると増悪し，温めると症状が楽になるというのも特徴である。

・目立った冷えがなくとも，冷蔵庫の発達した現在では，冷たい飲み物がいつでも手に入るため，のどごしを重視して，習慣的に冷たい飲料を取ることで，知らず知らずのうちに脾陽虚を生じている場合もある。

・冷えやすく，便秘傾向で，便秘薬を用いると下痢となってしまうという悩みを抱えている患者によい。大建中湯の生薬は刺激性の瀉下剤は含まれておらず，安全に使用できる。

六君子湯
りっくんしとう

　　　　詳細は本章⑥「食欲不振に用いられる主な方剤」を参照されたい。脾気虚の場合は，食後の膨満感が問題となる。その際には六君子湯を用いるとよい。

その他

　　　　精神的な負荷が関係している腹部膨満や神経性胃炎では，柴胡桂枝湯はよい選択肢である。便通を良好にすることで腹部膨満の改善を期待する場合には，瀉下作用のある大黄が含まれているもの（桂枝加芍薬大黄湯），含まれていないもの（桂枝加芍薬湯）によって分類するとよい。

⑧ 腹痛に用いられる主な方剤

東洋医学が対象となるのは，多くは慢性期の機能性の腹痛である。腹痛は急性，慢性の違いや，重症度も緊急手術を要するものから，対症療法で経過を見る場合と幅広く，原因についても，腹部臓器の器質的疾患の精査などの原因検索など，慎重に対応しなければならない。下痢を伴う痛みについては，4章「消化器（下痢）」を参考にされたい。

芍薬甘草湯

要 点	・消化管の攣縮による痛み全般，腹痛の薬として幅広く使用することができる。
原 典	・『傷寒論』太陽病上篇
	「若し厥愈え足温まる者は，更に芍薬甘草湯を作りて之を与え，其の脚即ち伸ぶ。夜半に陽気還り，両足当に熱くなるべし，脛尚少し拘急するは重ねて芍薬甘草湯与え，爾して乃ち脛伸ぶ」
適 応	・筋収縮による痛みに広く応用可能。腹痛，尿管結石，月経痛，こむら返りなど
目 標	腸管運動を停滞させるなどの作用がないために，急性期短期間であれば，鎮痛剤としての使用も可能である。
構 成	・芍薬*：補血，肝の陰血を補い（柔肝），気を緩め，気滞を改善し，止痛作用する。（鎮痙止痛）
	・甘草：脾胃の気を補い，薬物の薬性を緩和する。（補気，諸薬調和）

四逆散

要 点	・精神的負荷による腹痛，神経性胃炎によりよい適応がある。本章⑥「食欲不振に用いられる主な方剤」を参照されたい。
目 標	・腹証：胸脇苦満が参考となる。
	・脈証：弦
	・精神的ストレスに関係した胃腸症状（食欲低下，心窩部痛）など。腹診で胸脇苦満という所見が強く診られると，よりよい適応である。芍薬と甘草を含み，腹痛に使用可能である。
	・鎮痛のみの効果を期待した場合は，単独で芍薬甘草湯の方が有効なことが多い。

---

*伝統的に芍薬は「攣急（れんきゅう）した筋肉に血を集める作用」があるとされる。

解　説　・精神的負荷による腹痛の場合の痛みは，生活上の精神的な負荷と関係している場合が多く，それに応じて症状にも波がある。生活上の背景を患者本人に尋ねるとよい。腹痛の性状は痛みに伴いお腹が張った感じする場合があり，移動性で間欠的である。げっぷや放屁により痛みは軽減し，怒りの感情により痛みは増悪する。

桂枝茯苓丸……………………………………………………………………………

原　典　・『金匱要略』婦人妊娠病篇

「婦人，宿癥病あり，経断ちて未だ三月に及ばず，而も漏下を得て止まず，胎動きて臍上に在る者は癥痼妊娠を害すと為す*。六月にして動く者は，前三月経水利するの時の胎なり。血下る者は断ちて後三月の胎なり。血止まざる所以の者は，其の癥去らざるが故なり。当に其の癥を下すべし。桂枝茯苓丸之を主る」

・条文上は，婦人科の子宮筋腫の漢方薬であるが，瘀血が引き起こす腹痛に広く応用されてきた。

適　応　・慢性の腹痛症。痛みが比較的強く，疼痛部位は一定している。

目　標　・腹証：臍傍部の圧痛が瘀血の代表的な所見である。

・脈証：渋（瘀血の代表的な脈所見）

・舌証：暗紅色，瘀斑

・慢性に繰り返す瘀血による腹痛。東洋医学的には，眼の下のクマ，口唇の暗紅色，舌の暗紅色，紫色，瘀斑，舌下静脈怒張，腹診で臍傍圧痛などが瘀血の所見である。明らかな器質的疾患はないにもかかわらず，くり返す腹痛で，心因性の可能性が少ないもの，また，腹部の手術歴，虫垂炎，大腸憩室炎などの既往歴があると瘀血の関与がより強いとされ，よりよい適応である。虫垂炎に関しては，11章「外科」を参考にされたい。

構　成　・桂皮：気血を温め，血をよく通じさせる。（温経通脈）

・茯苓：停滞した痰飲，湿を除き，脾の機能を高める。（利水健脾）

・芍薬：肝の陰血を補う（柔肝）ことで気を緩め，気滞を改善する。止痛作用もある。
　　　　（養陰柔肝）

・桃仁：血を巡らせる。瘀血による月経，疼痛，腹痛などを改善する。
　　　　（活血，駆瘀血）

・牡丹皮：血を巡らせ，血熱を冷ます。清熱作用を兼ねる
　　　　　（活血，駆瘀血，清熱涼血）

---

*宿癥病（しゅくちょうびょう）：しこり，経（けい）：月経，漏下（ろげ）：不正出血，癥痼（ちょうこ）：瘀血のこと。

解　説　・婦人科の漢方薬のイメージが強いかもしれないが，古来より瘀血の腹痛によく使用されてきた。瘀血による痛みでは痛む部位が一定している場合が多い。東洋医学的には，瘀血による腸管血流の停滞，低下により腹痛が生じるとされていている。

　　　　　・瘀血の漢方薬には他の選択肢として，桃核承気湯，大黄牡丹皮湯，腸癰湯，芎帰調血飲など種々ある。瀉下作用を有するもの(桃核承気湯，大黄牡丹皮湯)，痰飲も兼ねて治療可能なもの(腸癰湯，大黄牡丹皮湯)などを使い分けるとよい。

9 発展編

東洋医学ではまず食養生

　　食欲低下に対して症状を改善させる漢方薬を処方することは，臨床現場では大切なことである。東洋医学では一歩進んで，慢性的に蓄積された生活上の原因によって，結果的に消化機能低下を招いたと考える。消化酵素の分泌の多寡による消化機能の強弱もまた胃弱と関係があると考えられるが，日常臨床で簡便な検査法は確立していない。

　　消化機能低下の原因となる生活には，以下のようなものがある。

　　・食べ過ぎ，飲み過ぎ

　　・冷たいものの摂取過多

　　・脂っこいものの摂取過多

　　・古いもの，不潔なものの摂取

　　・過度の思い悩み，憂い，怒りの感情

コラム 6

○「柴胡剤」と精神症状

　日本では，柴胡の鎮静作用を期待して，多くの精神症状に用いて来た。そのため，柴胡を含む漢方薬は「柴胡剤」と総称されている。小柴胡湯を原型として，変化したものに柴胡桂枝湯，柴胡桂枝乾姜湯などがあり，柴胡加竜骨牡蛎湯，四逆散も柴胡を有することから柴胡剤ともいえる。補中益気湯は補気薬であるが，柴胡を含むため広義には柴胡剤といえるかもしれない。しかし，補中益気湯の柴胡は気滞の解除目的よりは，気を持ち上げて気力を増すことにあり，使用目的は異なる。

　精神的な負荷による食欲不振という点からは，いずれの柴胡剤も適応となるが，柴胡桂枝湯も腹痛にもよく，選択肢となりうる。　　　　　　　　　　　　　　　　(田中耕一郎)

現代で問題となるのは，冷たい飲食物の摂取が挙げられる。自販機やコンビニでは，季節を問わず冷たい飲食物が容易に手に入る。喉越しがよく，好まれているのも事実だが，東洋医学では胃腸が冷えやすく，消化に余分な気(エネルギー)を必要とするために，慢性化すると脾気虚，脾陽虚となりやすいと考えられている。

脂物，言い換えれば脂質の摂取もまた消化活動に負担をかけるとされている。もともと脾気虚の人は，「胃がもたれる」とのことで，普段より避けている傾向がある。

また「たくさん食べられる」「胃腸が食べられる」というのは，現時点での消化活動が盛んであるということを示している。しかし，「元気である」「あまり寝ないでも頑張れる」といった人が，自身を過信して無理を重ねた場合は，体調を損なうことがある。同様に，胃腸もまた飲食により無理を重ねれば，消化機能の低下を招き，食欲不振となる。加齢に伴い「以前より少食となった」「脂物が苦手になった」というのは，徐々に脾気虚が進行している兆候である。

東洋医学に特徴的な点は，感情生活もまた消化機能を損なうとしていることである。とくに思い悩みは，脾に負担をかけ，消化活動を停滞させる。怒りは肝の疏泄作用を低下させ，筋緊張を強めるため，消化管の平滑筋も影響を受け，腹痛，張りなどの症状を生じやすい。

食べ過ぎ，飲み過ぎが胃腸に悪いことはわかりやすいかもしれない。しかし，感情もある種のものが過度になると，胃腸の消化機能に影響を与える。そのため，感情生活の節度，節制が必要ということである。感情が過度になると自分の身体を傷つけてしまうのである。

現在では，治療的な意味も有した糖質制限など多くの食事・栄養療法の選択肢があるが，東洋医学で従来からいわれていることは大原則であり，個々人の体質，嗜好，生活リズムに合わせて検討される必要がある。

身体と感情の機能の仕組みは同じ

身体と感情が関連し合っているという心身相関という考え方は，現代医学にもある。心身一如というように，患者と接するときには，身体だけではなく，心の問題も関わってくるので，それを念頭に診察することが肝要である。しかし，身体と感情の機能の仕組みは同じという考え方は，現代医学にはない概念である。

東洋医学では，「胃腸(脾胃)は食物を消化する」だけではなく，「胃腸(脾胃)は思い悩みを消化する」と考えられている。脾気虚であれば，食物の消化活動は停滞する。さらに感情生活，とくに思い悩みの感情の「消化」がうまくいかず，くよくよ悩み続けるという結果になる。臨床現場や患者御本人で思い当たることがあるので

はないだろうか。考えが堂々巡りとなり，しばらくしてまた同じ考えが浮かび上がってきて，結局，解決策にはつながらない。これもまた，ある種の感情が「消化」されていないと診るのである。東洋医学に独特の見方であるが，臨床的には，病態理解に加え，患者理解にもつながり，結果的により適切な処方運用にもつながる。

グレリンと六君子湯

　グレリンとは1999年発見された新規成長ホルモン分泌促進ペプチドである。胃体部の胃底腺領域の内分泌細胞Ｘ／A-like細胞から全分泌の2/3〜3/4が産出される（胃＞腸，膵臓，視床下部，胎盤，腎臓）。成長ホルモンの分泌促進作用，摂食促進作用などの機能がある。

　食後腹部膨満などの不快感は，胃の適応性弛緩という機能と関係がある。私たちはテーブルに並んでいる多くの皿の上の食物を取り入れているわけであるが，快適に食事できるのは，胃の入口(噴門部：食道側)側の胃底部が食後に拡張して，食べ物をそこに貯留できるからである。胃底部の拡張が不十分であると，胃に食べたものを貯留できずに，嘔気，もたれ，食べたくないなどの症状が出現する。また，胃の収縮運動は，食物を胃内で攪拌させ，消化酵素で分解し，細かく分解されたものを幽門部から，十二指腸へ誘導する過程を助ける。この低下も「胃弱」と関係がある。

　2000年以上前に著された『黄帝内経』には，人間の身体は100歳以上生きられると書かれている。近年，グレリンが適正に分泌され，健全な食欲のある状態が，sirtuin1(SIRT1)など長寿遺伝子を活性化するという報告がされている[5]。その中で六君子湯はグレリンの分泌促進作用がある。六君子湯によって，脾の機能を高め，気を補うことが，健康レベルを上げ，平均寿命を延ばすことにつながるかもしれない。

　六君子湯は食欲を増進させる以外に，胃の貯留能を増やし，胃の収縮運動を促進することで，食物の攪拌と胃からの排出を適正に促す。構成生薬から考えると，六君子湯以外にも類似の漢方薬があり，他の候補となる可能性がある。例えば，四君子湯，茯苓飲，補中益気湯など，補気の方剤が挙げられる。

六君子湯の主な薬理作用：伝統的な「胃弱」と薬理作用の接点

　胃弱とは，普段より比較的少食で，食後の胃部の不快感が生じるものを広く指している。胃弱が内科的にどのような状態なのかについて，主に次の二点から説明がなされている。

・少食：グレリン分泌の低下により食欲不振が生じる。

・食後の胃部不快感：胃貯留能（適応性弛緩）と運動能の低下により，食後腹部膨満が生じる。

　これらに対して，六君子湯はグレリンの分泌を促進し，消化管運動を適正化することで，食欲低下と食後の胃部不快感を改善する。胃弱という抽象的な概念を食欲と消化管運動の観点から解釈し，六君子湯が働く機序の一端を科学的に解明したものである（現在の医療保険ではグレリンを測定することはできないため，症状から見た判断となる）。

現代的な応用：機能性ディスペプシア

　グレリン分泌促進と胃貯留能，運動能改善の報告と関連して，機能性ディスペプシアに対して六君子湯が用いられている。

▶ FD（Functional Dyspepsia）：機能性ディスペプシア

　消化性潰瘍や悪性腫瘍などの器質的疾患は認めないが，上部消化管症状を訴えるものをいう。

・RomeIII基準：①食後膨満感，②早期飽満感，③心窩部痛，④心窩部灼熱感のうち少なくとも一つを満たし，症状は6か月以上前より，最近3か月持続する必要がある。

・PDS（Postprandial Distress Syndrome：食後愁訴症候群）：食後の難治性膨満感，早期満腹感のために通常の食事を摂取できないことを主症状とする。

・EPS（Epigastric Pain Syndrome）：心窩部痛か灼熱感を主症状とする。日本消化器病学会編 機能性消化管疾患 診療ガイドライン−機能性ディスペプシア（FD）では，二次治療として推奨されている。六君子湯は，主にPDSで用いられるが，EPSにも有効であった報告がある。

報　告　・参考文献6〜8による。

・六君子湯は活性型グレリンの分泌を促進：六君子湯を2週間内服後，健常ボランティア，マウスの血清アシルグレリン濃度（活性型）を上昇させた。六君子湯は，胃のグレリンmRNAの発現を増加させた[6]。

・グレリン分泌に関係する薬効成分の解析：六君子湯中の活性物質heptamethoxy-flavone，Isoliquiritigenin（Aurantii nobilis percarpium）がグレリン分泌に寄与していることが示唆された[7]。

・六君子湯の機能性ディスペプシアへの有効性：六君子湯が機能性ディスペプシア

に有効であった報告(RCT)である。247人対象で8週間の内服。とくに心窩部痛に有効であった[8]。

⑩ おわりに

腹部症状は多岐にわたるが，消化機能を高めるもの(補気：六君子湯など)，消化器を温めるもの(補気温陽：大建中湯など)，精神的ストレスに関係したもの(疏肝，柴胡剤と呼ばれるグループ：四逆散，小柴胡湯，柴胡桂枝湯など)，瘀血に関係したもの(活血，駆瘀血：桂枝茯苓丸など)を，東洋医学的な診断に基づいて使い分けるとよい。

●参考文献
1) 名尾良憲ほか『主要徴候からみた鑑別診断学』金芳堂，2003
2) 張伯臾ほか『標準中医内科学』東洋学術出版社，2009
3) 大塚敬節『症候による漢方治療の実際』21，南山堂，1963
4) 小俣政男，千葉勉 監修『専門医のための消化器病学』医学書院，2016
5) Fujitsuka N., et al.: "Increased ghrelin signaling prolongs survival in mouse models of human aging through activation of sirtuin1", *Mol. Psychiatry*., **21**, pp.1613-1623, 2016
6) Matsumura T., et al.: "The traditional Japanese medicine Rikkunshito increases the plasma level of ghrelin in human and rice", *J. Gastroenterol*., **45**, pp.300-307, 2010
7) Takeda H., et al.: "Rikkunshito, an herbal medicine, suppresses cisplatin-induced anorexia in rats via 5-HT2 receptor antagonist", *J. Gastroenterol*., **134**, pp.2004-2013, 2008
8) Suzuki H., et al.: "Randomized clinical trial: rikkunshito in the treatment of functional dyspepsia--a multicenter, double-blind, randomized, placebo-controlled study", *Neurogastroenterol. Motil*., **26**, pp.950-961, 2014

第4章　消化器(下痢)

ポイント

・東洋医学的な原因は，脾胃(消化器)で水湿の負荷に対応できないことである。

・急性の下痢では，外界からの湿邪の侵襲や不適切な飲食などが原因となる。

・慢性の下痢では，胃腸虚弱(脾気虚，脾陽虚)や腎陽虚を考慮する必要がある。

・五苓散は下痢の代表的な方剤で，脾胃を含む全身の水の代謝を改善して下痢を治療する。急性の下痢にも慢性の下痢にも広く用いられる。

・啓脾湯は食欲不振，心窩部膨満感などを呈する胃腸虚弱者の慢性下痢に用いられる。長期の下痢によって陰が損なわれることに配慮されている。同じように胃腸虚弱者の慢性下痢でも，寒証(寒がり，冷え症，冷飲食での症状の悪化など)があれば，人参湯を選択する。

・真武湯は腎陽虚による水の代謝低下による下痢に用いられる。老人や虚弱体質者で寒がり，冷え症，倦怠感，浮腫などを伴う場合によい。

1 はじめに

　　　下痢の原因は広範であり，その性状も多岐にわたる。東洋医学的には泄瀉と痢証という二つの大きな分類がある。泄瀉は，頻回の軟便，泥状便，水様便を呈するものである。ウイルス性胃腸炎や飲食の不摂生などで起こる通常の下痢は泄瀉に属する。一方で痢証は腹痛，粘血便，テネスムス(渋り腹)を主症状とするもので腸チフス，アメーバ赤痢などの感染症のほか，一部の炎症性腸疾患も含まれる。

　　　泄瀉の東洋医学的な原因は，脾胃(消化器)での水分の吸収不全であり，外界からの湿邪の侵襲や不適切な飲食が引き金となって発症する。代表的な漢方薬である五苓散は脾胃を含む水の吸収・代謝を改善する漢方薬である。

　　　慢性下痢の場合には，根底に脾気虚，脾陽虚(消化機能の低下)または腎陽虚が存在する。脾気虚は，胃腸虚弱で消化吸収機能が低下している状態である。四君子湯や六君子湯などが代表的な漢方薬であるが，啓脾湯は四君子湯を基礎として慢性下痢に特化した方剤である。脾気虚に似るが，腹部さらに全身の冷えが問題となる場合は脾陽虚という。人参湯は脾陽虚の慢性下痢に用いられる代表的な漢方薬である。腎陽虚は，老化や虚弱体質で全身を温める力が低下した状態であり，寒がり，冷え症，全身倦怠感を呈する。水の代謝も低下するため下痢や浮腫などが現れる。

4 章執筆：奈良和彦

ここでは五苓散，啓脾湯，人参湯，真武湯を中心に解説するが，本章⑤「発展編」ではこの4方剤に限らずに，下痢のタイプ別に様々な方剤を紹介する。

② 下痢の現代医学的な概念

定　義

下痢は，便の性状や排便回数によって判断されることが多いが，水分量に基づく定義もある。おおよそ通常便の含水量である60～70％を越えた非有形便が1日3回以上みられるときに下痢と判断されることが多い。急激に発症して腹痛を伴うことが多い急性下痢と，軟便や水様便が3週間以上（乳幼児では4週間以上）持続する慢性下痢に分類される。

機　序

下痢の原因としては，腸管粘膜の透化性の亢進に伴う腸管腔への浸出液の増加，小腸および大腸での分泌の亢進，腸管運動亢進，腸管内に吸収されない高浸透圧性の水溶性物質などがあげられる。浸出性の下痢は，感染や炎症性腸疾患などが原因となる。その他にも過剰な胆汁酸の分泌や非吸収性食物脂肪の存在も原因となる。

甲状腺機能亢進症や過敏性腸症候群は腸管運動亢進による下痢を，胃切除後症候群，乳糖不耐症，ラクツロースや塩化マグネシウムは浸透圧性の下痢を引き起こす。

治　療

急性下痢の治療は，低脂肪食，低残渣食とし，収斂薬またはロペラミドと乳酸菌製剤を投与する。食中毒や感染性腸炎が疑われる場合は，原因の検索が行われ，抗菌薬の投与など原疾患の治療を行う。感染性の下痢であれば止痢剤は用いない。必要に応じて脱水，電解質異常やアシドーシスの補正が必須となる。

慢性下痢では，原因疾患による治療が行われる。過敏性腸症候群では，下痢止め，整腸薬，腸運動機能調整薬のほか，ラモセトロン塩酸塩も用いられる。

③ 下痢の東洋医学的な捉え方

　　下痢は，水分を消化器(脾胃)で吸収できないことによると考えるので，その原因は水湿が中心となる。

▶外界からの湿の感受

　　水あたり，胃腸かぜなどに相当するもので，湿気の多い環境が引き起こすとされるが，今日の感染性の胃腸炎もこれに相当することが多い。

▶不適切な飲食

　　過食，冷たい物の取り過ぎなどによって，脾の運化(消化・吸収)能力を超えてしまうと下痢が起きる。また，このような状況が続くと脾が損なわれて，脾気虚，脾陽虚となり，下記の胃腸虚弱の原因ともなる。

▶胃腸虚弱(脾気虚，脾陽虚)

　　東洋医学では消化器系の消化・吸収を主るものを脾と呼んでいる。先天的な虚弱体質，不適切な飲食や大病などが原因となって脾の機能が低下したものが脾気虚証である。このとき脾(つまり消化器系)の消化・吸収機能が低下して軟便・下痢傾向となる。それと共に心部膨満感や慢性的な倦怠感を伴いやすい。このような病態で特に腹部を温める力が低下した状態を脾陽虚という。脾陽虚では，腹部の冷え，全身の寒がり傾向がみられる。腹部を冷やしたり，冷飲食をしたりすると腹痛や下痢を誘発する傾向が顕著である。

▶老化，虚弱体質(腎陽虚)

　　東洋医学では「腎は水を主る」といい，尿の生成にとどまらず，全身の水の代謝を底支えする存在である。加齢や虚弱体質，大病などによって全身を温める根本である腎陽が低下すると全身の水液の代謝も低下して下痢や浮腫を起こすようになる。

▶精神的なストレス

　　肝の疏泄作用によって，脾胃の働きは調節されている。精神的なストレスによって肝の疏泄作用が失調すると，脾の働きにも異常が生じて肝脾不和となり食欲不振や腹痛，排便異常が生じる。

4 下痢に用いられる主な方剤

五苓散（ごれいさん）

要　点
- 脾胃（消化器）を含む水の代謝を改善して下痢を改善する。
- 急性・慢性の下痢に広く用いられている。
- 薄い泥状便や水様便によい。悪心嘔吐を伴う，いわゆる吐き下しにもよい。
- 粘血便やテネスムスがある場合には適さない。

原　典
- 『傷寒論』太陽病中篇

　「太陽病，発汗後，大いに汗出で，胃中乾き，煩躁して眠ることを得ず。水を飲まんと欲する者は，少少与えて之を飲ましめ，胃気を和せしむれば則ち愈ゆ。若し脈浮，小便不利，微熱消渇する者，五苓散之を主る」

- 『傷寒論』霍乱病篇

　「霍乱，頭痛，発熱，身疼痛，熱多く水を飲まんと欲す者，五苓散之を主る。」

適　応
- 急性下痢症，慢性下痢症で比較的臭いが少ない，泥状便，水様便を呈するもの。
- 粘血便やテネスムスを呈するものには適さない。

目　標
- 消化器症状：下痢，心窩部膨満，悪心，嘔吐
- その他の症状：尿量低下，頭痛，眩暈，浮腫
- 腹証：心下部振水音
- 脈証：滑脈
- 舌証：舌質胖大（はんだい），滑苔

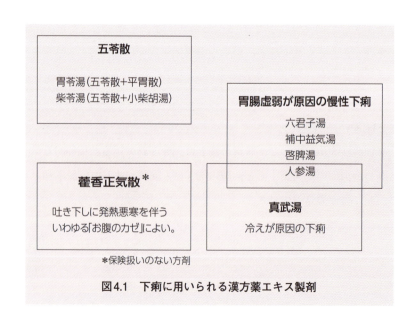

図4.1　下痢に用いられる漢方薬エキス製剤

構　成　・白朮(または蒼朮)：消化器機能を改善して水の吸収を促す。(健脾，燥湿)
　　　　　・茯苓：水の吸収を助けて，消化機能を改善するとともに利尿する。
　　　　　　　　(利水滲湿，健脾利湿)
　　　　　・猪苓：不要な水液を下に導いて利尿する。(利水滲湿)
　　　　　・沢瀉：不要な水分を利尿する。(利水滲湿)
　　　　　・桂枝：温めて全身の水の代謝を改善する。(温陽化気，利水)

解　説　・五苓散は下痢に対する代表的な方剤で，急性・慢性の下痢に広く用いられる。
　　　　　・泥状便，水様便で便の出渋り(テネスムス)を伴わないものが適応となる。
　　　　　・悪心，嘔吐や心窩部膨満感を伴う場合にもよく，いわゆる吐き下しに用いること
　　　　　　ができる。
　　　　　・脾胃(消化器)のみならず，全身の水分の代謝の停滞を改善するので，消化器症状
　　　　　　以外にも浮腫，眩暈，動悸，雨天前の頭痛などにも用いられる。これらの症状は，
　　　　　　いずれも脾胃を含んだ水の代謝の失調によって水が本来のルートを外れることに
　　　　　　よって起こるものである。したがって，利用できない過剰な水分が存在する一方
　　　　　　で，尿量の低下や口渇など有効な体液の低下による症状を伴う。
　　　　　・ウイルス性の胃腸炎などの急性下痢症，体質的な原因による慢性下痢症のいずれ
　　　　　　にも用いることができるが，泥状便や水様便に適応があり，臭いが非常にきつい
　　　　　　ものや，血便やテネスムスを呈するものには使うことができない。本章⑤「発展
　　　　　　編」を参照されたい。
　　　　　・近年，五苓散の効能の一部がアクアポリンによって説明されるようになった。詳
　　　　　　しくは5章「腎臓(浮腫)」を参照されたい。

コラム ①

○熱性の下痢

　通常は下痢の治療には，朮や茯苓，沢瀉など，水の吸収・排出を促し，水湿に侵された脾胃の機能を回復させる生薬が共通して用いられる。ほとんどの胃腸虚弱者の慢性下痢は，これに属する。またウイルス性の急性胃腸炎も，比較的に臭いが少ない泥状便や水様便であれば，その原則は変わらない。

　しかし，感染性胃腸炎のあるものは，強烈な臭気を放つ勢いのある下痢を呈する。肛門の灼熱感を伴い全身的にも悪寒は目立たず熱感，発熱，口渇が顕著となる。これは東洋医学的には熱性下痢と判断される。この場合は，黄連や黄芩などの清熱・解毒薬が用いられる。方剤としては葛根芩連湯(葛根，黄連，黄芩)が代表的である。また，特に血便，下腹痛，テネスムスなどを呈するものは，痢疾と呼ばれて，泄瀉と呼ばれる通常の下痢とは別の扱いとなる。この場合は黄連，黄芩，白頭翁，大黄などの清熱解毒薬や瀉下薬が主体となり，芍薬，当帰のような補血薬なども用いられる。痢疾には腸チフスやサルモネラなどの細菌感染症や炎症性腸疾患の一部が含まれる。現代医学的な管理が必要とされるものが多いことに留意すべきである。　　　　　(奈良和彦)

啓脾湯
けいひとう

要　点　・胃腸虚弱による慢性的な軟便・下痢が続く場合に用いられる。

　　　　　・胃腸虚弱(脾気虚)による食欲不振，胃もたれなどに用いられる四君子湯を基本として，収斂・養陰作用のある山薬や蓮肉などの生薬が加えられている。

原　典　・『万病回春』巻之七・小児科・泄瀉「消食，止瀉，止吐，疳を消し，消黄し，脹を消し，腹痛を定め，脾を益し，健胃す」

適　応　・胃腸虚弱で慢性下痢を呈するもの。食欲不振，腹部膨満を呈し下痢，軟便が長期にわたって続く場合に用いられる。

目　標　・消化器症状：下痢，心窩部膨満，食欲不振

　　　　　・腹証：腹部軟弱，心下痞

　　　　　・脈証：細滑脈

　　　　　・舌証：舌質胖大または乾燥，白苔

構　成　・人参：脾胃および全身を温め元気にして機能を回復させる。(補気健脾)

　　　　　・白朮(蒼朮)：脾胃の水湿を乾かし機能を回復させる。(燥湿健脾)

　　　　　・茯苓：水の吸収を助けて，消化機能を改善するとともに利尿する。(利水滲湿)

　　　　　・沢瀉：不要な水分を利尿する。(利水滲湿)

　　　　　・蓮肉：収斂して下痢を止め，陰を守る。(健脾止瀉)

　　　　　・山薬：収斂して下痢を止める。慢性的な下痢によって損傷した陰を補う。
　　　　　　　　　(補気健脾，養陰)

　　　　　・陳皮：気滞を除き胃腸の機能を調える。(理気化湿)

　　　　　・山査子：消化不良を除く。(消食止瀉)

　　　　　・大棗：脾胃を補う。(補気補脾)

　　　　　・炙甘草：脾胃を補う。諸薬を調和させる。(補気補脾，諸薬調和)

解　説　・もともとは小児の疳症を治療する方剤であった。疳症とは胃腸虚弱に偏食などの生活習慣が加わって発症するもので食欲不振や下痢が続いて羸痩をきたす。現在では啓脾湯の使用にあたっては年齢や羸痩の有無を問わない。

　　　　　・胃腸虚弱症つまり脾気虚証では，消化管が十分に水分を吸収することができず，軟便傾向・易下痢を呈する。このようなときには，四君子湯や六君子湯などの脾気虚証の漢方薬を用いることができる。啓脾湯は，このような状態が進んで慢性的に下痢が続く場合に対応しており，四君子湯を基礎に収斂・養陰作用を持つ蓮肉と山薬などの生薬を加えた構成となっている。蓮肉や山薬は，収斂して下痢を止めるとともに，失われがちな津液を補う働きがあるとされている。

・鑑別すべき方剤処方としては，同じように胃腸虚弱による食欲不振や慢性下痢を適応とする人参湯がある。人参湯の適応となる病態は腹部・消化器の冷え（脾陽虚）である。したがって，腹部の著明な冷え，寒がり，温めることによる症状の軽減などが認められる場合には人参湯との鑑別に留意する必要がある。

人参湯
にんじんとう

要 点
・胃腸虚弱で，腹部を温める力が不足した状態（脾陽虚証）の下痢に用いる。
・食欲不振，心窩部の膨満感，寒がりがあり，冷えや冷飲食で誘発，悪化する下痢に用いる。

原 典
・『傷寒論』霍乱病篇
しょうかんろん

「霍乱，頭痛，発熱，身疼痛し，熱多く水を飲まんと欲する者は五苓散之を主る，寒多く水を用いざる者は理中丸之を主る，人参湯もまた之を主る」

・『傷寒論』陰陽易差後労復病篇
しょうかんろん

「大病差えて後，喜ば唾し，久しく了了たらざる者，胸上に寒有り。当に丸薬を以て之を温むべし，理中丸に宜し」

・『金匱要略』胸痺篇
きんきようりゃく

「胸痺，心中痞気，気結んで胸に在り，胸満ち，脇下より心を逆槍するは，枳実薤白桂枝湯之を主る」

適 応
・寒がり，冷え症の慢性下痢，食欲不振，心窩部膨満など

目 標
・腹部：心下痞，腹部軟弱（表層に軽い抵抗を示す場合がある）
・脈証：沈弱
・舌証：胖大，淡白，白苔
・心窩部の冷痛や，生唾の多いことも参考になる。

構 成
・人参：脾胃および全身を温め元気にして機能を回復させる。（健脾益気，温裏）
にんじん　　　　　　　　　　　　　　　　　　　　　　　　　　　　　　　　　　　けんびえきき　おんり

コラム 2

○冷えの下痢：人参湯と真武湯の適応証の違い

人参湯も真武湯もともに，寒がり，冷え症の人の下痢に適応があり，冷飲食や冷えによって悪化することも同じである。共通点が多いので以下の点に着目して鑑別する。前者の人参湯の適応は脾陽虚証であり，『脾』つまり消化器症状が重要となる。したがって，食欲低下，心窩部の膨満感などの消化器症状が前景に立つ。一方で真武湯の適応は腎陽虚に伴う水の代謝の低下が原因である。全身のフワフワとした感じ，めまい感，浮腫などの随伴症状が参考になる。両方の症状が顕著な場合には併用することもできる。　　　　　　　　　　　　　　　　　　　（奈良和彦）

1章 循環器（動悸）

2章 呼吸器

3章 消化器（胃腸虚弱・腹部膨満・腹痛）

4章 消化器（下痢）

5章 腎臓（浮腫）

49

・乾姜：脾胃を温める。（散寒温陽）

・白朮：脾胃の水湿を乾かし機能を回復させる。（燥湿健脾）

・甘草：脾胃を補い元気にする。諸薬を調和させる。（補気健脾，諸薬調和）

解 説　・人参湯は脾陽虚による，慢性下痢に用いられる。食欲低下，心窩部膨満，冷たい
飲食物や腹部の冷えで悪化する下痢に適応がある。

・その他に適応証では，生唾が多くなる，表層のみ硬さがあり，強く押すと軟弱な
腹部(ベニヤ腹)などが特徴とされるが，必発ではない。

真武湯 ....

要 点　・寒がり，冷え，倦怠感を呈する泥状便や水様便に用いられる。

・老化，虚弱体質，病後などで全身を温める腎の陽気が損なわれたため，全身の水
の代謝が低下することが原因となる。

・随伴症状としては，ふわふわした眩暈感や浮腫，動悸などがある。

原 典　・『傷寒論』太陽病中篇

「太陽病，汗を発し，汗出でて解せず，其の人なお発熱し，心下悸，頭眩，身潤動，
振振として地に擗れんと欲する者は，真武湯之を主る」

・『傷寒論』少陰病篇

「少陰病，二三日已まず，四五日に至って腹痛，小便不利，四肢沈重疼痛し，自
下利する者は，此れ水気有りと為す，其の人或いは欬し，或いは小便利し，或い
は利せず，或いは嘔する者は，真武湯之を主る」

適 応　・冷えによって悪化する慢性的な水様下痢。寒がり，倦怠感などを伴うとき。

目 標　・腹証：腹壁全体が軟弱無力で，大動脈傍部に拍動を触知するのが典型的である。

・脈証：浮弱，沈微で遅(徐脈)の場合が多い。

・舌証：淡白，胖大，白苔

構 成　・附子：陽を補い温めて，水の代謝を促す。（温壮腎陽，化気行水）

・白朮（または蒼朮）：消化器機能を改善して水の吸収を促す。（燥湿健脾）

・茯苓：水の吸収を助けて，消化機能を改善するとともに利尿する。（滲湿利水）

・生姜：温めて水の代謝を改善する。（温中散水）

・芍薬：間接的に水の代謝を改善して利尿する。痛みを止める。（利水，止痛）

解 説　・真武湯は，虚弱体質や老化などを原因とした全身を温める力の低下(腎陽虚)によ
る水の代謝の低下に対して用いられる。寒がり・冷え症が顕著で，冷えると悪化
する水様下痢によい。

・適応証の病態の中心は，陽虚による水分代謝の失調であり，下痢以外にも浮腫や動悸，眩暈などの水の停滞による症状に用いられる。附子で陽を補い温めながら，利水薬で水を吸収し尿に導くことによって，これらの症状を解消する。

・附子を含むため，陽虚がない場合には処方すべきではない。医療用エキス方剤では，附子の含有する有毒成分であるアコニチンはそのほとんどが分解されているが，陽虚がない状態で用いれば，のぼせ，ほてり，発汗，動悸などが起こる可能性がある。

5 発展編

急性胃腸炎の治療 ……………………………………………………………………

▶薄い泥状便，水様便

利水滲湿薬により，脾胃での水の吸収と，体内の余剰な水分の排出を行う。代表的な方剤は五苓散である。また五苓散の関連方剤である柴苓湯と胃苓湯も用いられる。柴苓湯は，五苓散と小柴胡湯の合方であり，嘔気が強く，悪寒と熱感の繰り返し(寒熱往来)，季肋部の緊張(胸脇苦満)があるときによい。胃苓湯は，五苓散と平胃散の合方である。水湿の脾胃への負荷が強く心窩部の膨満感，胃もたれなどが強いときに用いられる。

また藿香正気散は，解表と芳香化湿作用のある藿香を主薬とした方剤であり，軽い表証(悪寒，発熱，関節痛)を伴う，急性胃腸炎の吐き下しに昔から用いられてきた(保険エキス製剤なし)。

▶濃い臭いの強い下痢

濃い下痢で，強い臭気を伴う，熱感や口渇が強い，排便の勢いが強い場合は，湿熱による下痢である。代表的な方剤は葛根芩連湯である(保険エキス製剤なし)。

また，下腹痛やテネスムスが見られる場合は，痢証であり黄芩湯や大黄牡丹皮湯などを用いるが，現代医学的な検査・診断が重要と考えられる。

慢性下痢の治療

▶脾気虚証

脾気虚証では，食欲不振，倦怠感，腹部膨満などを呈するが，飲食物を十分に消化・吸収できないために軟便・下痢傾向もみられる。脾気虚症の代表的な漢方薬は四君子湯や六君子湯であり，このような時に用いることができる。啓脾湯は四君子湯を基礎として止痢作用や，下痢によって損なわれた陰を補う作用を持つ蓮肉や山薬などを加えられ，慢性下痢証向きに特化した方剤である。

▶脾陽虚証

脾陽虚証では，脾を温める力が低下している。脾気虚証の症状に加えて，畏寒，腹部の冷えを伴う。また下痢は冷飲食や腹部を冷やすことで誘発，悪化する。代表的な漢方薬は人参湯である。人参，乾姜，白朮，甘草から構成され，乾姜が強力に脾胃を温める。

▶腎陽虚

腎陽虚証による水の代謝の低下によって下痢が続く場合である。下痢のほか，畏寒，冷え，倦怠感などがみられる。冷えや冷飲食は下痢を誘発，悪化させる。真武湯が代表的な方剤である。附子が腎陽を補い温めて，白朮，茯苓，生姜，芍薬とともに水の代謝を回復させる。

精神的なストレスによって起こる下痢

過敏性腸症候群に類した下痢であり，精神的な負荷によって腹痛・下痢を発症する。東洋医学的には，肝は気を巡らして脾胃の働きを調節している。精神的なストレスによって肝の気の巡りが低下すると，脾胃の働きも影響を受けて失調する。また，もともと胃腸虚弱(脾気虚証)のときは，ストレス耐性が低下して上記の症状を起こしやすくなる。

治療には緊張や急迫症状を緩和する芍薬の入った漢方薬を用い，必要に応じて，肝気の巡りを改善する柴胡の入った方剤や，脾気虚症を改善する方剤を用いる。

桂枝加芍薬湯は，桂枝湯と同じ桂枝，芍薬，生姜，大棗，甘草から構成されるが，芍薬が桂枝湯の倍量となっている。生姜，大棗，甘草で脾胃を補いながら桂枝で陽気を通し，芍薬で緊張を緩和して痛みや下痢の急迫を防ぐ。

季肋部の緊張が強く，イライラが強い場合には，四逆散の適応となる。四逆散は

柴胡，枳実，芍薬，甘草から構成される。柴胡が肝気を巡らせ，枳実が季肋部の気の滞りを解消して気の滞りを解消するとともに，芍薬と甘草で緊張を緩和して痛みや下痢の急迫を防ぐ。脾気虚を伴うときには，六君子湯や四君子湯と併用することもできる。

6 おわりに

　下痢の主な原因は，脾胃が水湿の負荷に対処できないことによる。外界からの湿邪の感受，不適切な飲食が原因や誘因となる。慢性下痢であれば胃腸虚弱（脾気虚，脾陽虚）や腎陽虚など体質的な要素が重要である。

　治療は，脾胃の水湿の負荷を除いて機能を回復するとともに，不要な水を利尿することが中心となる。代表的な方剤は五苓散である。一方で，慢性下痢の原因には，胃腸虚弱や腎陽虚などの虚弱体質があるため，啓脾湯，人参湯，真武湯などを選択する。

　現代医学的な治療は，脱水時の水電解質の補正や重症感染症などで威力を発揮するが，通常のウイルス性胃腸炎や胃腸虚弱者の慢性下痢などには切り札に欠けることも否めない。このような下痢に対して東洋医学は今後も補完的役割を担うものと考えられる。

●参考文献
1) 大塚敬節ほか『症候による漢方治療の実際（第5版）』南山堂，2000
2) 矢数道明『臨床応用漢方処方解説』創元社，1966
3) 張伯臾ほか『[標準]中医内科学』東洋学術出版社，2009
4) 三浦於菟『実践東洋医学[第1巻診断篇]』東洋学術出版社，2018
5) 神戸中医研究会 編著『中医臨床のための方剤学』医歯薬出版，1992
6) 三浦於菟『[新装版]実践漢薬学』東洋学術出版社，2011
7) 長谷川弥人『勿誤薬室「方函」「口訣」釈義』創元社，1985

第5章　腎臓（浮腫）

ポイント

・五苓散（ごれいさん）は浮腫にも，嘔吐，下痢にも用いることができる。

・低気圧時に悪化する症状（頭痛，めまい，胃腸症状）に五苓散は有効である。

・苓桂朮甘湯（りょうけいじゅつかんとう）は精神症状に，真武湯（しんぶとう）は冷えを伴う浮腫に有効である。

1 はじめに

　　東洋医学における腎は，現代医学の腎臓とは異なった概念である。東洋医学の腎は主に三つの働きを有している。

　①　水を主る→体液の代謝に関係（現代医学の腎臓の働きに近い概念）

　②　精を蔵す→加齢，生殖器系の分野に関係

　③　納気を主る→肺に関係（精とも関係する）

　　この章では，①を中心に，現代医学における全身または局所の浮腫という現象を見ていく。とくに東洋医学の利水という概念を理解するために，五苓散という方剤を例にとって説明する。五苓散という「方剤」を中心に紹介しながら，東洋医学の水滞の治療方法としての利水について紹介する。

2 浮腫の現代医学的な概念

定　義

　　浮腫は「人体の組織間隙に，多量の水分が貯留した状態」[1]であり，全身の浮腫，局所の浮腫に分けられる。全身性の場合，心臓，腎臓，肝臓，内分泌，栄養などの原因がある。局所性の場合，血管神経性浮腫，静脈性，リンパ性浮腫などによるものがある。CTやMRIなどの画像診断によって診断される脳浮腫もある。詳細は成書を参照されたい。

5章執筆：田中耕一郎

機　序

　　全身性の因子としては，心臓，腎臓，肝臓，甲状腺の機能低下，栄養障害，薬物性，卵巣過剰刺激症候群などによる浮腫がある。

　　局所因子としては，その部分の毛細血管レベルでの水分の出入りのバランスの異常[1]であり，毛細血管の壁から血管外への流出がリンパ管からの回収よりも多くなるために生じる。

治　療

　　全身性か局所性か，どの臓器の疾患によるものかを精査鑑別し，治療を行う。詳細は成書を参照されたい。

３ 浮腫の東洋医学的な捉え方

　　東洋医学では浮腫は水腫と呼ばれ，現代医学のいう浮腫とほぼ同じ概念である。しかし臨床現場では，患者自身は「浮腫む」と感じても，病的とまで診断のつかない浮腫がある。東洋医学では前者にも後者にもアプローチが可能である。

　　また，東洋医学独特の概念として，外観からは見えない体内の浮腫も対象としている。湿度により悪化するなど，症状から体液の局在としての浮腫を考察する。東洋医学では痰飲，水滞という病態分野である。

肺による浮腫の病態生理

　　東洋医学において痰飲，水滞の病態形成に主に関係するのは，五臓の肺，脾，腎と考えられている。腎は腎臓を含む概念であり，現代医学的にも相関があるが，呼吸器系統の肺や消化器系統の脾の異常で浮腫が生じるというのは東洋医学的な理論の特徴である。

　　この理論は，東洋医学の自然観からきている。植物は葉から大量の水分を蒸散させている。それは根から水を汲み上げる駆動力となっている。人もまた肺臓から呼吸器によって，水蒸気の出し入れを行っているため，植物と同様，肺が水分代謝機能を担っていると考えられてきた。肺の異常では，上半身や顔面の浮腫が多く見られる。

4 浮腫に用いられる主な方剤

五苓散（ごれいさん）

要　点
- 五苓散は「利水剤」に分類される。
- 東洋医学の「利水」は利尿と異なる。
- 下痢にも浮腫にも使える。

原　典
- 『傷寒論』太陽病中篇

「太陽病，発汗後，大いに汗出で，胃中乾き，煩躁して眠ることを得ず。水を飲まんと欲するものは，少少与えて之を飲ましめ，胃気を和せしむれば則ち癒ゆ。若し脈浮，小便不利，微熱消渇する者五苓散之を主る」

- 『傷寒論』霍乱病篇

「霍乱，頭痛，発熱，身疼痛，熱多く水を飲まんと欲す者，五苓散之を主る」

適　応
- 五苓散の利水作用は下痢にも浮腫にも用いられる。五苓散の添付文書には，口渇，尿量減少するもの，諸症状として，浮腫，腎炎，ネフローゼ，二日酔い，急性胃腸カタル，下痢，悪心，嘔吐，めまい，胃内停水，頭痛，頭重，尿毒症，暑気あたり，糖尿病，膀胱炎のような多彩な症状・病名が挙げられている。
- とくに悪心・嘔吐・下痢と浮腫という症状に注目してみる。悪心・嘔吐・下痢は消化管から水分を吸収できないために体内は脱水に向かい，浮腫は体内に余分な体液が貯留した状態を意味している。これは一見，脱水と浮腫のような相対する病態を五苓散が治療していることになる。心不全や腎不全などの浮腫の治療には利尿薬が必要である。一方，嘔吐・下痢がひどく体液が失われている場合は脱水であり，利尿剤は禁忌であり，むしろ補液が必要である。なぜ五苓散はどちらでも用いることができるのかというと，浮腫と嘔吐・下痢には共通点があるからである。嘔吐・下痢では，消化管から水分を引き込めない状態となっており，循環血漿量が不足する。浮腫では体内に水分はあるものの，組織間隙に存在しているために利用できる有効な水分が不足しがちである。循環血漿量が不足していれば，口渇を生じ，腎血流が減少することで尿量は減り，尿路から余分な水分を排泄することができない。
- 五苓散は二日酔いにも用いることができる。食欲不振，嘔気，口渇，身体が重だるい，小便不利のような症状が現れる。消化吸収不良と循環血漿量の不足であり，大量の飲酒後により形成される五苓散の病態である。

目　標
- 浮腫があり，口渇や尿量減少を伴う。
- 頭部：めまい，立ちくらみ，頭重感，頭痛

- 消化管（脾）：悪心，嘔吐，下痢，車酔い，食欲不振
- 四肢：重だるさ，脱力感，しびれ
- 関節：疼痛，腫脹，手のこわばり感
- 皮下：浮腫，湿疹
- 腹証：心下水振音
- 脈証：滑など
- 舌証：胖大（はんだい），滑苔（かつたい）など

構　成
- 桂枝（けいし）：気血を温め，全身の水の代謝を改善する。（温経通脈（おんけいつうみゃく））
- 沢瀉（たくしゃ）：体内の水湿や痰飲を強力な利水作用により取り除く。（利水滲湿（りすいしんしつ））
- 猪苓（ちょれい）：体内の水湿や痰飲を利水作用により取り除く。（利水滲湿（りすいしんしつ））
- 茯苓（ぶくりょう）：停滞した痰飲・湿を除き，脾の機能を高める。（利水健脾（りすいけんぴ））
- 蒼朮（白朮）（そうじゅつ（びゃくじゅつ））：脾胃の気を補い，体内に停滞した痰飲・湿を除く。（健脾燥湿（けんぴそうしつ））

解　説
- 東洋医学の「利水」は利尿と異なる。五苓散は利尿剤と違い，水分の吸収・排出の双方に関連し体液量の調節を行っている。そのため，循環血漿量が多ければ利尿する。しかし，利尿が進み過ぎて脱水になることはない。利水は，吸収→利用→排出の一連の流れを調整している概念である。五苓散は湿度上昇による種々の症状増悪に用いられてきた。雨天，雨の降る前の曇天，気圧変化，水分摂取過多によって悪化する諸症状を目標とする。
- アクアポリンとの関与，慢性硬膜下血腫の治療に頻用されるようになっている。本章⑤「発展編」を参照されたい。

猪苓湯（ちょれいとう）

要　点
- 泌尿器系の疾患，膀胱炎などによい選択である。

原　典
- 『傷寒論（しょうかんろん）』陽明病篇

「若し浮にして発熱し，渇して水を飲まんと欲して，小便利せざる者，猪苓湯之を主る」
- 『金匱要略（きんきようりゃく）』消渇小便利淋病脈篇，嘔吐噦（えっ）下利病篇

「陽明病，汗出づること多くして渇する者，猪苓湯を与ふべからず。汗多くて胃中燥き，猪苓湯復た其の小便を利するを以っての故也」

適　応
- 膀胱炎，尿道炎，前立腺肥大症，前立腺炎，腎炎，腎盂腎炎，尿管結石，腎結石，血尿，カテーテル留置による尿路炎症，頻尿など

目　標
- 泌尿器系の諸症状に用いる，消炎作用があり，抗生剤数日使用後の後療法として

構　成	・阿膠：優れた補血・補陰作用と止血作用を有する。(補血，止血)

構　成
- 阿膠（あきょう）：優れた補血・補陰作用と止血作用を有する。(補血，止血)
- 沢瀉（たくしゃ）：体内の水湿や痰飲を強力な利水作用により取り除く。(利水滲湿)
- 猪苓（ちょれい）：体内の水湿や痰飲を利水により取り除く。(利水滲湿)
- 滑石（かっせき）：清熱(抗炎症)作用があり，下焦(下半身)の湿熱を尿より排泄し除く。(清熱利湿)
- 茯苓（ぶくりょう）：停滞した痰飲，湿を除き，脾の機能を高める。(利水健脾)

解　説
- 五苓散と猪苓湯は，茯苓，沢瀉，猪苓の生薬を共有している。猪苓湯は滑石が入ることで利尿作用，清熱作用による抗炎症作用が増し，阿膠は尿路感染症の際の血尿に対しての止血効果がある。そのため，泌尿器系の疾患，膀胱炎などによりよい選択となる。
- 猪苓湯は身体の炎症をとり，熱産生を抑える清熱作用がある。そのため，冷え症の患者の慢性期や冬季は，猪苓湯が向かないことから五苓散に変更するのがよい。
- 利水は利尿の作用も含んでおり，猪苓，沢瀉は利水でも尿路からの水(体液)の排泄が主となる。

苓桂朮甘湯
（りょうけいじゅつかんとう）

要　点
- 感情不安を伴う場合の動悸，めまいに対して用いられ，即効性の鎮静効果が期待できる。

原　典
- 『傷寒論』（しょうかんろん）太陽病中篇

　「傷寒，若しくは吐し，若しくは下して後，心下逆満し，気上りて胸に衝き，起くるときは頭眩し，脈沈緊，汗を発するときは経を動じ，身振振と揺らぐを為す者，茯苓桂枝白朮甘草湯之を主る」

- 『金匱要略』（きんきようりゃく）痰飲咳嗽病篇

　「心下に痰飲有りて，胸脇支満し，目眩するは苓桂朮甘湯之を主る」

適　応
- 浮腫，起立性調節障害，自律神経失調症，本態性低血圧症，めまい症，動悸など

目　標
- 感情不安に上半身の症状(頭痛，めまい)，比較的突発的なものにも有効である。
- 腹証：心下水振音
- 脈証：滑など
- 舌証：胖大，滑苔など

構　成
- 茯苓（ぶくりょう）：停滞した痰飲，湿を除き，脾の機能を高める。(利水健脾)
- 桂皮（けいひ）：気の温煦（おんく）作用を高めて，全身の水の代謝を改善する。(温陽化気)

1章　循環器(動悸)

2章　呼吸器

3章　消化器(胃腸虚弱・腹部膨満・腹痛)

4章　消化器(下痢)

5章　腎臓(浮腫)

・白朮：消化の機能を改善して水の代謝を促す。(利水健脾)
・甘草：脾胃の気を補い，心神を安定させ，薬性を緩和して副作用防止する。
　　　(補気，諸薬調和)

| 解　説 | ・抗不安薬もよいが，最近の発症で日常生活に問題なければ，苓桂朮甘湯は浮腫を伴う感情不安に鎮静効果があり，よい適応である。生薬数も少なく，気滞の生薬は含まれていないものの，優れた鎮静作用を発揮する。 |

症　例
・60歳，女性
・主訴：動悸と不安感
・現病歴：夫とのいざこざの後から，急にくる動悸と不安感を自覚。車の運転中にも同様な症状が起きる。食事・睡眠はとくに問題なし。もともと浮腫しやすい。
・処方：苓桂朮甘湯
・経過：動悸，不安は軽減。車の運転は近い距離に限定しているが経過よい。

真武湯（しんぶとう）

要　点
・下肢の冷え，浮腫，動悸に対して用いられる。身体を温める(温裏)作用がある。

原　典
・『傷寒論』太陽病中篇，少陰病篇
「太陽病，汗を発し，汗出でて解せず，其の人仍発熱し，心下悸し，頭眩して身瞤動し，振振として地に擗たんと欲する者，真武湯之を主る」
「少陰病，二三日已まず。四五日に至りて腹痛し，小便利せず，四肢沈重・疼痛し，自ら下利する者，此れ水気有りと為す。其の人或いは欬し，或いは小便利し，或いは下利し，或いは嘔する者，真武湯之を主る」

適　応
・口乾あり，下肢の冷え，浮腫，めまい，下痢，高血圧(とくに冬期)など

目　標
・五苓散と異なり循環血漿量は十分にあるが，気の温煦作用が低下しているために，水分貯留傾向を示す。
・腹証：小腹不仁（しょうふくふじん）

コラム 1

○健脾利水と利水健脾の違い

　最初は，四字熟語は非常に難しく感じるかもしれない。しかし，理解した後にはコンパクトな記号の方が暗記には適し，便利である。そのうえで，基本的な法則性は知っておいた方がよい。例えば，健脾利水と利水健脾はほぼ同じ意味であるが，最初に来る効能の方が重要で，主要である。健脾利水では，健脾＞利水であり，利水健脾では利水＞健脾である。
　　　　　　　　　　　　　　　　　　　　　　　　　　　　　　　　　　　　(田中耕一郎)

・脈証：滑など

・舌証：胖大，滑苔など

構　成
・附子：陽を補い温めて，水の代謝を促す。(温壮腎陽，化気行水)
・白朮(または蒼朮)：消化器機能を改善して水の代謝を促す。(燥湿健脾)
・茯苓：水の吸収を助けて，消化機能を改善するとともに利尿する。(滲湿利水)
・生姜：温めて水の代謝を改善する。(温中散水)
・芍薬：間接的に水の代謝を改善して利尿する。痛みと止める。(利水，止痛)

解　説
・口乾あり，下肢の冷え，浮腫，動悸に対して用いられる。身体を温める(温裏)作用がある。循環血漿量が少ない場合に用いられる五苓散を用いる病態に比べて，真武湯が適する病態は腎陽虚といって，冷えの自覚症状とともに，身体の体液(津液)の代謝が大幅に低下することで，余剰な体液が停滞して浮腫を生じている病態によい。

症　例
・30歳，女性
・主訴：冷え，浮腫
・現病歴：もともと浮腫がちで冷え症，とくに月経前に冷える。当帰芍薬散で身体が温まり，浮腫もよかったが，冬季になって，悪化した。
・現症：色白く浮腫傾向，頻尿
・処方：真武湯合当帰芍薬散
・経過：真武湯と当帰芍薬散で冬も温まり，調子がよい。
・真武湯で利水と温裏を強化。附子末を加える方法もある。当帰芍薬散は利水作用と補血作用がある。9章「産婦人科，女性医学」を参照されたい。真武湯は腎陽虚という病態で用いられ，冷えが強く，口渇がないタイプの浮腫である。浮腫に比べて，循環血漿量も増加している病態である。身体を温めることで，膀胱の気化(尿をつくる作用，体液を再利用する作用)を高める。

5 発展編

五苓散の伝統的な用いられ方

　　東洋医学では，自然環境と身体はお互いに影響を受けると考えている。湿気の多い環境と身体内での水分貯留傾向はお互いに症状を助長する。大気の湿度上昇と症状増悪に着目した報告として以下がある。

▶慢性頭痛（主に緊張型頭痛に対して）

あまり痛みの強いタイプには効かないと考えられる。性状が頭重感，鈍痛の慢性的な頭痛が目標である。

報　告
- 参考文献3による。
- 雨前日に症状が悪化する患者21例中19例に五苓散が有効であったという報告がある。
- 五苓散は，1週間に1〜2回の頭痛で雨の前に発症するものに90％の確率で有効であり，毎日起こるものには無効であった。
- 五苓散が効きにくい因子として，強い立ちくらみ，毎日のめまい，手足が冷える，動悸，心因性が強い場合などが挙げられている。水湿，痰飲があり，雨天前に増悪という相関関係があれば，五苓散のよい適応である。

症　例
- 52歳，男性
- 主訴：慢性頭痛
- 現病歴：頭痛を日常的に自覚しているが，すっきりしない。仕事に支障はない。雨天前や梅雨の増悪も明らかではない。疲労もとくにない。肩や首のこりあり。ストレスは多少ある。
- 既往歴：胆嚢摘出の後，慢性的に下痢が続いている。
- 生活歴：北海道からの単身赴任。食生活は惣菜などスーパーで購入。
- 仕事：研究職，デスクワーク主体
- 経過：葛根湯では頭痛は多少緩和したが，ぼんやりとした頭痛と胃腸症状に用いられる竹茹温胆湯は無効，精神的負荷による頸肩の筋緊張による頭痛に用いられる抑肝散も無効であった。五苓散内服にて頭痛はほぼ消失した。梅雨時に悪化するために，五苓散の生薬成分を増やすように胃苓湯を併用した。

▶飛行機搭乗による耳閉感（航空性中耳炎）

五苓散の適応範囲が広がった領域である。飛行機内は飛行高度によって気圧変化が生じ，それに伴い局所の浮腫が生じる。文明の利器により新しく生まれた五苓散証である。

症　例
- 参考文献4による。
- 35歳，女性
- 主訴：飛行機搭乗による耳閉感。
- 現病歴：いつも飛行機の上昇下降時に耳が閉塞し，痛みが生じる。来月家族で旅行するが，何かよい方法がないかとの相談。

・既往：慢性鼻炎

・処方：搭乗15〜30分前に五苓散一包の内服，到着15〜30分前に五苓散の内服

・症状が出現せずに旅行できたとのことであった。

・考察：上空1万メートルは低気圧のため，気圧低下に伴い耳管にわずかな浮腫が生じて閉塞し，鼓膜の内外の気圧が不均衡となり，鼓膜が気圧の低い方に引っ張られることによって生じるとされている。高山での頭痛予防にも応用可能と考えられる。

▶夏バテ，食欲不振

身体は，夏と冬という異なる気候に合わせて循環血漿量を調節させている。夏は冬に比べてADH（抗利尿ホルモン），アルドステロンともに上昇，血漿浸透圧は低下しやすく，水分貯留がしやすいように調整されている。発汗，口渇，多飲のサイクルで，水分代謝異常は助長されやすい。五苓散は季節性の体液バランスを調整することで，夏場の症状を緩和する。

症 例
・参考文献5による。

・47歳，女性

・主訴：心窩部痛

・現病歴：冷え，月経痛に対して当帰芍薬散，当帰四逆加呉茱萸生姜湯を内服して経過良好。X年7月中旬頃より上記症状。冷房をかけて，アイスや冷たい飲料を飲むようになって，心窩部にきりきりとした痛みを自覚。口渇，多飲，軟便，下肢の浮腫を認めるが，発汗，尿量減少はなし。

・腹診：心下痞鞕

・経過：五苓散にて数日で症状消失。

・考察：外因性の水分摂取過多と冷飲食による消化機能低下である。この病態を五苓散で是正し体内の水分の代謝を促したものである。夏場は冷たい水分を多く摂取することで，体内の水分停滞環境をつくりやすい。冷食による心窩部痛，夏場の食欲不振，寝冷え，さらに夏に湿度が高いというのも水分代謝異常を助長する。

五苓散の利水の機序に関する科学的知見

　　五苓散の機序を科学的に説明可能とするのにアクアポリン（AQP: Aquaporin）がある。現代の科学的検証における五苓散の詳細は生薬学書を参照されたい。ここでは臨床応用を拡げたアクアポリンについて簡単に触れる。
　　アクアポリンは，2002年に発見された新たな細胞膜の水透過性を調節する水分代謝チャネルであり，ナトリウムやカリウムなど電解質を変化させないことが特徴である。現在までに13種類のアイソフォームが発見されている。
- AQP1-3：腎臓に存在し，欠損により尿量減少
- AQP4：脳血管関門(BBB)に存在。脳浮腫の場合，AQP4を抑制すると浮腫を改善
- AQP5：分泌腺に存在

　　とくに現代医学で有効な薬剤のない，脳浮腫に関係したAQP4阻害作用が注目され，後述するように脳外科の分野で使用されるようになった。

五苓散の現代医学的な用いられ方

　　もともとは現代医学での病名投与ではないが，五苓散の特徴を現代の具体的病態に生かす試みがある。以下に例を挙げてみる。

▶脳外科分野：脳浮腫

　　基礎疾患(脳梗塞，脳腫瘍など)を背景に生じる脳浮腫に対して用いられている。

報　告　・参考文献6による。

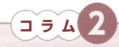

○五苓散は利水薬？─血と水（津液）の違い

　五苓散は，硬膜下血腫周囲の再生血管に対しての有効性も報告されている。脆弱な血管が再生されると，それは微小な出血の原因となり，血腫が徐々に大きくなる。一方，東洋医学では，五苓散は利水薬である。もともと水，津液とは，「赤くない体液」をもとに作られた概念であり，不良な血管再生を阻害し，出血を防止するというのは伝統的な瘀血に対する治療という概念に近い。伝統的な東洋医学の概念が，科学的知見によってアップデートを求められているのである。血と水は明確な分類できず，実際には，五苓散は水を中心に血にも働きかけているということなのかもしれない。
　代表的な瘀血の方剤である桂枝茯苓丸と五苓散は，桂枝，茯苓という生薬を共有している。柔軟に科学的知見を取り入れながら，伝統的な概念もまた柔軟に深めていく必要がある時期に来ている。

（田中耕一郎）

・脳梗塞の病変部位には浮腫が形成される。五苓散によって，脳梗塞急性期における脳浮腫改善効果と脳細胞の壊死から保護を期待した報告である。

・対象：アテローム血栓性9例，ラクナ4例，未確認1例での報告14例（既存治療と五苓散併用群：68〜99歳，男性7名，女性7名）。

・結果：入院期間の短縮と退院時の症状に改善が見られた。有害事象なし。

▶脳外科分野：慢性硬膜下血腫

軽微な外傷後，3週間以上を経て，徐々に硬膜下に血液が貯留した状態をいう。外科的手術が確立されているが，血腫があっても無症状な場合，手術を希望されない場合，合併症や出血傾向で手術ができない場合には漢方も選択肢となる。

軽微な場合は自然治癒することもある。

症 例
・参考文献7による。

・79歳，女性

・主訴：歩行困難

・現病歴：X年11月19日に転倒により頭部打撲。翌年1月に軽度の歩行困難を自覚し受診。頭部CTにてisodensity（8 mm×5 mm）の硬膜下血腫を認めた。カルバゾクロムスルホン酸ナトリウム水和物，トラネキサム酸内服にて2月に再検すると血腫は増大（10 mm×20 mm）した。五苓散を併用したところ，血腫は7週後より縮小，投与14週で消失した。

・考察：宮田によれば，他の22例の慢性硬膜下血腫患者に五苓散を4週間用い，85％有効であったと報告している。有害事象は認めていない。

▶腎臓内科領域

血液透析における五苓散の適応である。

報 告
・参考文献8による。

・透析低血圧の予防に対して，五苓散が用いられた報告である。

・非糖尿病性透析患者10例対象で，五苓散内服時の4例で透析中の血圧変動に改善。血漿量の回復が早まり，循環血液量変化も少ない傾向があった。

・透析患者20名（41〜76歳）の頭痛，肩こり，下肢しびれなど透析時の症状に対して，五苓散を用いた。頭痛16例（消失4例，7〜9割改善7例，3〜4割改善4例），嘔気2例（9割の改善），下肢攣れ5例（消失1例，7割改善1例，5割改善2例）

・高カリウム血症の是正：高カリウム群＞6mEq，平均6.6から5.6と低下させたが，比較的高カリウム群では5〜6 mEqで変化は認めなかった。

・透析時に出現する症状は不均衡症候群と呼ばれ，尿素窒素の除去を除去すること

で，血液浸透圧の変化し，脳浮腫が起こるためという機序が考えられている。

▶慢性腎不全合併慢性心不全

　　　　甘草を含まない五苓散は，循環血漿量が多い場合でも安全に使用することができ，かつ有効であるという報告が出されている。

報　告　・参考文献9による。
　　　　・過去2年間での標準治療の効果が不十分であり，五苓散を追加投与したstage 3以上のCKD合併心不全患者20名を後ろ向きに検討した。
　　　　・心不全の自覚症状や胸部レントゲン，血清BNP，血清電解質，腎機能，血漿浸透圧について11名で心不全の改善を認め，血清電解質，腎機能，血漿浸透圧の悪化を認めなかった。CKD合併心不全患者に対する標準治療に加えた五苓散投与は安全かつ有用である可能性が示唆された。

循環器疾患と甘草を含まない五苓散と真武湯 ……………………………………

　　　　甘草に含まれるグリチルリチンによる代謝への影響により，アルドステロン類似作用が発揮され，ナトリウムの再吸収とカリウムの排出が促進される。甘草には循環血漿量を増加させる働きがある。そのため，循環器領域，とくに慢性心不全には，甘草を含む漢方薬を避けるほうがよい。五苓散と真武湯は甘草を含まず，かつ利水作用（循環血漿量の調整作用）を有するために使用しやすい。標準治療を行っても不十分なときの選択肢となる。将来は五苓散や真武湯も標準治療の一角を占めるようになるかもしれない。

　　　　グリチルリチンの作用により正常域を脱したものが偽アルドステロン症であり，浮腫，血圧上昇，不整脈，筋力低下などの症状が現れる。

コラム❸

○五苓散と安胎効果

　東洋医学には伝統的に「安胎効果」という考えがあり，妊娠中でも使用してよい生薬群が存在する。紫蘇葉，黄芩，縮砂，桑寄生などが挙げられる。これらを妊娠中の胎動不安の東洋医学的な病態生理に基づいて処方する。しかし，安胎効果の詳細な機序や実際の効果についてはわかっていない。

　五苓散は母体の浮腫を改善するとともに，胎児の羊水の減少を抑制した。この報告により五苓散の安胎作用が示唆された。五苓散と小柴胡湯を合わせた柴苓湯という漢方薬は切迫早産で用いられている。アクアポリンの関与が示唆され，今後の研究が課題である。伝統的にも現代においても，切迫早産（周期が満たないのに胎児が降りてこようとする病態）では軽症のものであれば，当帰芍薬散，芎帰膠艾湯を処方し，自宅安静で経過を見ることもある。

（田中耕一郎）

▶妊娠中の浮腫

　　妊娠中にはできる限り，絶対に必要な薬剤以外は処方しないことが望ましい。しかし。妊娠中は循環血漿量も増え，胎児が成長するとともに妊婦の体重も増加する。母体の妊娠維持が困難になる病態の一つに，高血圧，浮腫を呈する妊娠高血圧症候群というものがある。そのため，浮腫については早期から介入するのも大切であり，五苓散は妊娠中にも安全で，治療選択肢となりうる。

報　告　・参考文献10による。
　　　　・コントロール群：15例，五苓散投与群：18例
　　　　・結果：浮腫に伴う体重増加を有意に抑制。以後，維持投薬しても体重増加は有意
　　　　　差なし。浮腫に伴う羊水量の減少を抑制した。
　　　　・結論：妊婦に対しての安全性と安胎効果が示唆された。

苓桂朮甘湯と胸部への体液偏在と不安

　　苓桂朮甘湯の抗不安作用は茯苓と桂枝がある。茯苓は六君子湯などの補気薬にも含まれているが，六君子湯に抗不安作用は臨床使用ではあまり感じられない。一方，実臨床的には，苓桂朮甘湯は非常に即効性があり，切れ味のよい抗不安薬である。生薬個々というよりはこの組み合わせによる薬効と考えられる。

　　東洋医学は意外に唯物論である。人間の感情も物理的な気血津液のバランスで生じ，変化すると考えられている。東洋医学では，心陽虚（心の熱エネルギーの低下）による，体液バランスの胸部への過剰に偏在することで，感情不安（心神不安）を引き起こすと考えられている。

　　パニック症状は通常，感情不安→動悸という自律神経の乱れと考えられるが，東洋医学の仮説では，胸部への過剰な水分の停滞→心拍出を促進→動悸→不安と考えているのである。胸部の血管系の循環血漿量が一時的に増加するという東洋医学の概念だが，現代医学では証明されていない概念である。しかし，パニック障害の病理仮説としては興味深い。微細な血行動態が経時的に検査できる時代になれば明らかになるかもしれない。

五苓散はもともとどういう薬なのか

　　『傷寒論』は約2000年前の感染症治療マニュアル的存在である。五苓散は以下のような状態に用いるように指示されている。

・傷寒*にかかり，発汗または大汗をかいた後に口渇，煩躁，小便不利な場合

・傷寒*にかかり，発汗が不十分で口渇，煩躁，小便不利な場合

・心窩部が痞えるような感じがあり，半夏瀉心湯が無効な場合

・口渇，小便不利があるが，飲むと吐いてしまう場合

　また『金匱要略』によれば，一種の浮腫，体液の偏在に対して五苓散を用いている。小便不利で排泄されない体液が下腹部に貯留すると，下腹部で動悸を感じ，体液と気が上逆（水気上逆）するために，消化管を侵せば口から涎，頭部に至ればめまいが生じるとしている。

　水気の上逆という病態は現代医学では想定されていない。一方，東洋医学には，体液の偏在が身体の上中下の間で生じるという病態仮説がある。上中下とは，上焦（頭部），中焦（胸部），下焦（腹部）の三つである。この場合は腎から排泄させるべき体液が排泄されず，下焦に水滞が生じ，身体は病態を是正しようとして，体液を上中焦に送ろうとするが，かえって水気上逆という病態を引き起こしてしまう。これが涎，めまいという症状になる。

　『傷寒論』と『金匱要略』ともに，五苓散が目標としているのは，体液の偏在に関係した病態が考えられる。

症　例　・参考文献11による。

・3歳の男児の発熱に葛根湯を内服させたところ，「布団から転がって，じっとしていない」状態となり，さらに追加投与したところ，嘔吐し，以後飲水しても嘔吐し続ける。発熱は38度台に上昇し，尿は一滴も出ない。五苓散を与えたところ，口渇も嘔吐も1服で止み，40分ほどたつと，全身が汗ばみ，尿が多量に出て，解熱したというものである。

・葛根湯は非常によく知られた感冒薬である。感冒の初期（太陽病）の症状の悪寒，発熱，首や肩のこりに対して体表部を温め発汗させ，症状を緩和させる。風邪に葛根湯といわれるが，悪寒がない場合や発汗しない場合に使用すると，上記のような口渇，煩躁，小便不利など副作用が出る場合がある。その救済処方が『傷寒論』では五苓散であった。

6 おわりに

　東洋医学の「腎の水を主る」という働きを，利水という独特の概念や類似処方を含めて，浮腫の治療の選択肢として概説した。また今後の科学的検証が期待される分野である。五苓散の利水は「水分の偏在の是正」，つまり局在性の浮腫によい。

---

*この場合の「傷寒」とは感染症の一型であり，悪寒を伴うものを指す。

・水滞：脈管外を循環する無色の液体（水または津液）が停滞，偏在した病態である。

・水分の吸収→貯留→排出の流れの調整を行う。

・口渇，悪心，嘔吐，下痢，尿量減少が，五苓散の病態（証）を示唆する症状である。

●参考文献
1) 名尾良憲ほか『主要徴候からみた鑑別診断学』金芳堂，2003
2) 張伯臾ほか『標準中医内科学』東洋学術出版社，2009
3) 灰本元「慢性頭痛の臨床疫学研究と移動性低気圧に関する考察」フィト 1(3)，pp.8-15，1999
4) 井齋偉矢「飛行機搭乗に伴う耳痛に対する五苓散の効果（降下時の耳痛）の報告」ISOM・Japan 五苓散シンポジウム，東京，2010
5) 木村容子ほか「五苓散が有効であった夏季の冷飲食後に生じた心窩部痛の検討」日本東洋医学雑誌，**61**，pp.722-726，2010
6) 木元博史「急性期脳梗塞における五苓散を主とした漢方併用療による臓器保護の可能性」漢方の臨床，**50**，pp.1233-1238，2003
7) 宮田光祐「慢性硬膜下血腫に対する五苓散の効果」ISOM・Japan 五苓散シンポジウム，東京，2010
8) 室賀一宏「透析患者の主訴に対する五苓散の運用」ISOM・Japan 五苓散シンポジウム，東京，2010
9) 川原隆道ほか「慢性腎臓病合併慢性心不全患者における五苓散の有用性と安全性の臨床的検討」日本東洋医学雑誌，**70**，pp.57-64，2019
10) 槇本深「五苓散(TJ-17)の妊娠浮腫治療効果と羊水に与える影響」ISOM・Japan 五苓散シンポジウム，東京，2010
11) 大塚敬節『症候による漢方治療の実際』21，南山堂，1963

第6章　内分泌代謝

ポイント

・内分泌代謝領域における東洋医学的な治療は，通常は現代医学治療と並行して行う。

・糖尿病に対する漢方治療は主に糖尿病性末梢神経障害で効果を発揮し，八味地黄丸，牛車腎気丸，桂枝加朮附湯などがよく用いられる。

・肥満に対する漢方治療は，固太りタイプには大柴胡湯または防風通聖散，水肥りタイプには防已黄耆湯がよく用いられる。

・バセドウ病には炙甘草湯がよく用いられるが，柴胡加竜骨牡蛎湯も用いられる。

1 はじめに

　　内分泌代謝領域の漢方治療は，病気そのものの治療よりは疾患に付随する症状や合併症の治療を現代医学治療と並行して行うことが多い。本稿では内分泌代謝領域のなかでも糖尿病，肥満，甲状腺機能亢進症に対しての漢方治療について概説する。

　　糖尿病に関しては血糖降下作用が示されている生薬はいくつか存在するが，実際の臨床では血糖降下作用はそれほど期待できず，また生薬のみならず漢方薬そのものとしても充分な血糖降下作用を発揮するのは困難である。したがって，現時点で糖尿病領域において漢方治療を行う場合には，主に合併症に対して使用することが多い。

　　肥満に関しては古くから肥満体質に用いられている漢方薬がいくつか存在する。これらの漢方薬を食事，運動療法と併用することで肥満に対しての治療効果を高めることが可能である。

　　甲状腺機能亢進症のうち最も頻度の多いバセドウ病は，甲状腺に対する自己抗体である抗甲状腺抗体を血液中に有する自己免疫性甲状腺疾患である。バセドウ病の治療には薬物治療，アイソトープ治療，外科治療があるが，一般的にはまず抗甲状腺薬を用いた薬物治療を行う。しかし，抗甲状腺薬には無顆粒球症，薬疹，肝機能障害などの副作用がありしばしば薬物治療を行えないときがある。また，抗甲状腺剤自体は甲状腺の自己抗体を確実に消失させることはできないため，薬物治療に難渋したときなどに漢方治療を併用することが可能である。しかし，バセドウ病は甲状腺クリーゼを発症すると患者の生命に関わる疾患であり，漢方薬単独の治療が奏

6章執筆：大平征宏

効しない場合に危険な状態になることがあるため，現代医学治療と並行して行うことが望ましい。

以上のように内分泌代謝領域の漢方治療は，基本的には現代医学治療をしっかりと行い，それを補完するような形で行う。

② 糖尿病の現代医学的な概念

定　義……………………………………………………………………………………………

糖尿病は，インスリン作用の不足により生じる慢性の高血糖を主徴とする代謝疾患群である。

機　序……………………………………………………………………………………………

インスリン作用の不足は，膵 β 細胞からのインスリン分泌の低下によっても，骨格筋，肝臓，脂肪などの末梢組織におけるインスリン感受性の低下によっても，両者が種々の程度加わっても生じる。インスリン感受性の低下は，インスリン抵抗性とも呼ばれている。糖尿病は全身の各種細胞におけるインスリン作用不足に基づく代謝異常であり，この状態の程度を鋭敏に反映する指標が血糖値である。

軽度の高血糖では自覚症状はほとんどないが，著しい高血糖では口渇，多飲，多尿，体重減少が見られ，さらに代謝異常が高度になるとケトアシドーシスや意識障害，昏睡などが見られる。また，糖尿病では慢性的に高血糖が持続することにより，糖尿病に特有な細小血管障害が網膜，腎臓，神経に生じ，各種の合併症が引き起こされる。これら各種合併症は，失明，腎不全，しびれや疼痛，下肢の壊疽の原因となる。さらに，糖尿病は全身の動脈硬化を促進し，心筋梗塞，脳梗塞，下肢の閉塞性動脈硬化症を引き起こす原因でもある。

治　療……………………………………………………………………………………………

糖尿病患者の多くは，膵 β 細胞の破壊的病変でインスリン欠乏が生じることにより発症する 1 型糖尿病，もしくは，過食や運動不足などの環境因子と遺伝因子が関係して発症する 2 型糖尿病に分けられる。患者数としては 2 型糖尿病が圧倒的に多い。

2 型糖尿病の治療は食事，運動療法が基本であるが，それでも血糖コントロールが不十分である場合に病態に応じて経口血糖降下薬あるいはインスリンなどの注

射製剤を使用する。1型糖尿病の治療は基本的にはインスリン注射による治療を行うが，当然ながら食事療法も重要な治療である。

そして糖尿病治療の焦点は，1型2型問わず良好な血糖コントロールを維持することにより細小血管症の予防，進展阻止，遅延につなげ，生活の質(Quality of Life)を高めることである。

糖尿病性末梢神経障害の現代医学的な機序

糖尿病性末梢神経障害の発症進展に関しては，ポリオール経路の亢進，Protein kinase C(PKC)経路の活性化，後期糖化反応生成物(AGEs)，酸化ストレスなど種々の因子が提唱されている。ポリオール経路の亢進について，高血糖状態が持続するとアルドース還元酵素の働きにより神経細胞内のソルビトールが増加する。細胞内ソルビトールの増加により細胞内の浸透圧が上昇し，細胞浮腫が発生することにより神経障害を来すと考えられている。

糖尿病性末梢神経障害では，しびれ，疼痛，知覚低下，異常知覚などの感覚障害や自発痛(穿刺痛，電撃痛，灼熱痛)を生じる。現代医学治療として，糖尿病性末梢神経障害に対してアルドース還元酵素阻害薬が用いられている。

❸ 糖尿病の東洋医学的な捉え方

東洋医学において糖尿病は，身体が消耗し口が渇く状態である消渇に相当するといわれている。その理由として，『外台秘要』では消渇は多飲，多尿，尿甘を特徴とする病証を指すとされており，尿甘から消渇が糖尿病に該当することがわかる。糖尿病で高血糖になった場合に，口渇，多飲，多尿をきたし消渇の状態になることがあるが，インスリンを治療に使用できる現在ではこの消渇の状態を漢方薬単独で治療することはまずない。現代では糖尿病に対する漢方治療は，主に糖尿病性末梢神経障害などの合併症に用いられることが多い。

❹ 糖尿病合併症に用いられる主な方剤

八味地黄丸

要　点　・頻尿，夜間頻尿，浮腫，下肢の冷えなどがあるものに用いる。

・ソルビトールを低下させる作用が示されている。

・地黄を含有するため，胃腸の弱い患者への投与には注意が必要である。

・動物実験では糖尿病性腎症を改善させることが示されている。

原 典　以下の下線はいずれも八味地黄丸のことである。

・『金匱要略』中風歴節病篇

「崔氏八味丸，脚気上って小腹に入り，不仁するを治す」

・『金匱要略』血痺虚労病篇

「虚労の腰痛，少腹拘急し，小便利せざる者，八味腎気丸之を主る」

・『金匱要略』痰飲咳嗽病篇

「夫れ短気微飲あり，當に小便より之を去らしむべし，苓桂朮甘湯之を主る，腎気丸亦之を主る」

・『金匱要略』消渇小便利淋病篇

「男子の消渇，小便反って多く，飲一斗を以て，小便一斗なる者，腎気丸之を主る」

・『金匱要略』婦人雑病篇

「此を転胞*と名く，溺することを得ざる也，胞系了戻すると以ての故に此の病を到す。但小便を利すれば則ち癒ゆ，腎気丸之を主るを宜しとす」

適 応　・腰痛，坐骨神経痛，陰萎，前立腺肥大症など

・主に糖尿病では末梢神経障害に使用するが，動物実験では糖尿病性腎症への効果が示されている。

目 標　・腰痛，疲労感，胃腸は丈夫など

・腹証：小腹不仁，ときに腹直筋の攣急

・脈証：沈

・舌証：舌質は淡白，湿潤，舌苔は白滑

構 成　・地黄：潤して腎を補う。（滋陰補腎）

・山薬，山茱萸：脾と肝，腎を補う。（補気健脾，補益肝腎）

・茯苓，沢瀉：停滞した余分な水を流し除く。（利水滲湿）

・牡丹皮：不要な血を取り除き，血の流れをよくする。（活血化瘀）

・桂皮：温め，気の通りをよくする。（温陽通脈）

・附子：腎を温め補う。（温補腎陽）

解 説　・八味地黄丸は，東洋医学的には五臓中の「腎」の機能低下である腎虚の状態に用いられる。腎虚の一般症状としては，精神疲労，頭暈耳鳴，健忘，腰痠（腰のだるさなど），遺精，陰萎などがある。その他に口渇，手足の冷え，しびれ，倦怠感なども「腎」の機能低下の結果とみなされる。糖尿病性末梢神経障害で頻尿，夜間頻尿，浮腫，下肢の冷えなどがあるものが適応となる。構成生薬中の地黄，

---

*転胞（てんぽう）：一種の小便不通

山薬，山茱萸の組み合わせに腎を補う作用があるが，地黄により胃腸障害を生じることがあるため投与の際には注意が必要である。

・八味地黄丸には糖尿病性末梢神経障害患者でソルビトール脱水素酵素を上昇させ，症状改善に伴う赤血球ソルビトールを低下させる作用が認められている[1]。また，八味地黄丸には1型糖尿病腎症ラット，2型糖尿病腎症ラットにおいて，クレアチニンクリアランスの上昇，尿蛋白排泄量の低下，糖尿病腎症の組織学的な改善が認められている[2]。

牛車腎気丸
（ご しゃじん き がん）

要 点
・八味地黄丸に牛膝と車前子が加わった方剤である。
・八味地黄丸よりも下肢の浮腫，冷えなどが強い状態に用いる。
・地黄を含有するため，胃腸の弱い患者への投与は注意が必要である。
・アルドース還元酵素阻害剤作用がある。

原 典
・『済生方』巻之五，水腫論治
「腎虚して腰重く，脚腫し，小便利せざるを治す」

適 応
・下肢痛，腰痛，しびれ，排尿困難，かゆみ，むくみなど
・主に糖尿病では末梢神経障害に使用する。

目 標
・下肢の冷え・しびれ，腰痛，疲労感，胃腸は丈夫など
・腹証：小腹不仁，ときに腹直筋の攣急
・脈証：沈
・舌証：舌質は淡白，湿潤

構 成
・八味地黄丸の八つの生薬に以下の二つの生薬を加える。
・牛膝：血の流れを改善し，通りをよくする。腎を補う。（活血通経，補腎）
・車前子：水のながれを改善する。（利水）

解 説
・牛車腎気丸は，前述の八味地黄丸に牛膝と車前子が加わった方剤である。牛膝は活血し，車前子は利尿する。追加生薬の一つである牛膝には，鎮痛効果がある。また，牛膝は他の薬物の薬効を下方に導いて下半身に到達させるため，下半身の疾患の治療効果を高くする。もう一つの追加生薬である車前子には，利尿，滋養，鎮咳去痰の作用がある。これらのことから，牛車腎気丸の糖尿病性末梢神経障害に対する作用として八味地黄丸との違いは，牛膝による鎮痛効果ならびに下肢への作用増強，車前子による利尿効果が考えられる。したがって，臨床症状において下肢に強いしびれ，疼痛，浮腫，冷えなどを認めた場合には八味地黄丸よりも

牛車腎気丸の方が有効である。

・糖尿病性末梢神経障害患者に牛車腎気丸を投与しメコバラミンと比較した試験では，しびれに対する改善率は牛車腎気丸が69.8％であり，メコバラミンの37.1％と比較して有意に高かった[3]。牛車腎気丸にはアルドース還元酵素阻害作用，NO（一酸化窒素）増加や血流増加作用があることが示されており[4,5,6]，東洋医学的な面からも現代医学的な面からも糖尿病性末梢神経障害に有効であることがわかる。

桂枝加朮附湯 けいし か じゅつ ぶ とう ···

要　点　　・日常的に冷え症で，寒さによりしびれ，疼痛などが悪化する状態に用いる。
　　　　　　・アルドース還元酵素阻害剤作用がある。

原　典　　・『方機 ほうき』桂枝湯
　　　　　　「湿家で骨節疼痛する者，あるいは半身不遂，口眼喎斜する者，あるいは頭疼み重き者，あるいは身体が麻痺する者，あるいは頭痛激しき者は，桂枝加朮附湯之を主る」

適　応　　・関節痛，神経痛。糖尿病では主に疼痛が主体の末梢神経障害に使用する。

目　標　　・冷え，刺痛，固定痛，寒さで悪化するなど
　　　　　　・腹証：胃内停水を認めることがある
　　　　　　・脈証：沈弱
　　　　　　・舌証：淡白舌，微白苔 び はくたい

構　成　　・桂皮 けい ひ：温めながら補い，寒を追い出す。（通陽散寒 つうようさんかん）
　　　　　　・芍薬 しゃくやく：筋緊張を緩和しながら痛みを止める。（緩急止痛 かんきゅう し つう）
　　　　　　・甘草 かんぞう，大棗 たいそう，生姜 しょうきょう：消化器系（中焦）を補い調える。（補脾和中 ほ ひ わ ちゅう）
　　　　　　・蒼朮 そうじゅつ：余分な湿気を除く。（祛湿 きょしつ）
　　　　　　・附子 ぶ し：温め，痛みを止める。（温陽止痛 おんようし つう）

解　説　　・桂枝加朮附湯は桂枝加附子湯に朮を加味した方剤である。冷え症，手足の疼痛，しびれのあるものに適応がある。附子には鎮痛・消炎作用があり，また温める作用が強い。したがって，日常的に冷え症の人や疼痛・しびれが寒さで悪化する人にはよい適応である。
　　　　　　・桂枝加朮附湯にアルドース還元酵素阻害作用があることが示されている[7]。

疎経活血湯

要 点	・血虚や瘀血の症状がある症例に用いる。
	・アルドース還元酵素阻害剤作用がある。

原 典	・『万病回春』痛風門
	「遍身痛み走り刺すが如く，左足痛むこと尤も甚だしきを治す。左は血に属す。多く酒色に因りて損傷し，宜しく以て経を疎し，血を活し，湿を行らすべし。此れ白虎歴節風に非ざる也。筋脈虚空し，風寒を被り，湿熱内に感じ，熱寒に包まれ，即ち痛み，筋絡を傷る。是を以て昼は軽く夜は重し」

適 応	・関節痛，神経痛，腰痛，筋肉痛。
	・糖尿病では主に疼痛が主体の末梢神経障害に使用する。

目 標	・下肢疼痛・しびれ，浮腫，鬱血，皮膚はやや褐色で，ときに乾燥傾向を示すなど
	・腹証：腹力中等度よりやや軟
	・脈証：細
	・舌証：舌質は淡紅，舌苔は白

構 成	・防已，防風，威霊仙，白芷，羌活：風湿の邪を除く。（祛風湿）
	・蒼朮，茯苓：湿を除く。（祛湿）
	・当帰，芍薬，地黄：血を補う。（補血）
	・川芎，桃仁，牛膝：血の流れをよくし，不要な血を除く。（活血化瘀）
	・陳皮，生姜，甘草：消化器系(中焦)を調える。（和中）
	・竜胆：余分な熱や湿を除く。（清熱燥湿）

解 説	・疎経活血湯には当帰，川芎，芍薬，地黄の組み合わせがあり，これは補血作用のある四物湯に相当する。また，桃仁，牛膝には血を巡らせる駆瘀血作用がある。したがって，血虚の症状である皮膚乾燥や瘀血の症状である皮膚のしみ，下肢の鬱血などがあるものが適応である。威霊仙，羌活，防風，白芷の組み合わせには皮膚の知覚麻痺，疼痛を治す効果があり糖尿病性末梢神経障害の症状と一致する。
	・疎経活血湯にもアルドース還元酵素阻害作用があることが示されている[7]。

芍薬甘草湯

要 点	・こむら返りに用いる。
	・含まれる甘草の量が多いため，頓服での使用が望ましい。

原 典	・『傷寒論』太陽病上篇

「傷寒脈浮，自汗出で，小便数，心煩し，微悪寒し，脚攣急するに，反って桂枝を与え，その表を攻めんと欲するは，これ誤りなり。之を得てすなわち厥し，咽中乾き，煩躁吐逆する者は，甘草乾姜湯を作りて之を与え，以てその陽を復す。もし厥いえて足温なる者は，さらに芍薬甘草湯を作りて之を与うれば，その脚即ち伸ぶ」

適　応　急激におこる筋肉のけいれんを伴う疼痛。糖尿病性末梢神経障害により起きるこむら返りに使用する。

目　標
- こむら返り
- 腹証：腹直筋の拘攣している場合が多い
- 脈証：弦
- 舌証：一定しない

構　成　次の二つの生薬の組み合わせで陰を補う。(酸甘化陰)
- 芍薬：血を補う。筋緊張を緩和しながら緊張をとる。(補血柔肝，緩急止痙)
- 甘草：胃腸を補い，潤す。緩和しながら痛みをとる。(益脾生津，緩急止痙)

解　説
- 芍薬甘草湯はこむら返りによく用いられる。糖尿病性末梢神経障害もこむら返りの要因となることがある。芍薬，甘草ともに筋肉のけいれんを緩める作用がある。本剤の投与の際には東洋医学的理論はあまり必要なく，こむら返りの症状があれば適応である。
- 芍薬甘草湯に含まれる甘草は量が多い。甘草を多く服用した場合に偽性アルドステロン症を発症することがあるため，甘草は1日3gまでの服用に抑えることが推奨されている。芍薬甘草湯を漢方エキス剤で1日3包内服した場合，甘草の量は6gとなる。したがって，芍薬甘草湯は基本的には頓服での服用が望ましい。
- 2型糖尿病患者のこむら返りに対し，芍薬甘草湯は塩酸エペゾリンよりも効果があることが報告されている[8]。

苓桂朮甘湯

要　点
- 起立性低血圧(立ちくらみ)に用いる。
- 心悸亢進，頭痛，のぼせ，感情不安定などに対しての効果もある。

原　典
- 『傷寒論』太陽病中篇

「傷寒，若しくは吐し若しくは下して後，心下逆満，気上りて胸を衝き，起きれば則ち頭眩し，脈沈緊，汗を発すれば則ち經を動かし，身振振として揺らぐを為す者，茯苓桂枝白朮甘草湯之を主る」

・『金匱要略』痰飲欬嗽病篇

「心下痰飲あり，胸脇支満，目眩す，苓桂朮甘湯之を主る」

「夫れ短気微飲あり，當に小便より之を去らしむべし，苓桂朮甘湯之を主る，腎気丸亦之を主る」

適　応
・めまい，動悸，息切れ，頭痛，神経質など
・糖尿病性自律神経障害により起こる立ちくらみ（起立性低血圧）に使用する。

目　標
・立ちくらみ（起立性低血圧）
・腹証：胃内停水，臍上悸
・脈証：沈（沈緊）
・舌証：舌質は淡紅で胖大，舌苔は白〜白滑

構　成
・茯苓，白朮：余分な水を除き，消化器機能を改善させる。（健脾利水）
・桂皮（桂枝）：温めることで水の代謝を調える。（温陽化気）
・甘草：気を補い消化器系（中焦）を調え，諸薬を調和する。（益気和中，諸薬調和）

解　説
・苓桂朮甘湯は，糖尿病性末梢神経障害においては自律神経障害の一つである起立性低血圧（立ちくらみ）に用いられる。構成生薬四つのうち，茯苓と白朮の二つは利水に関係している。桂枝と甘草の組み合わせは気の上衝を抑える働きがあり，心悸亢進，頭痛，のぼせ，感情不安定などに効果がある。立ちくらみに加え，これらの症状があるものはよい適応である。

・糖尿病性末梢神経障害に最も用いられる牛車腎気丸と本剤に共通している作用は「利水」であると考えられる。糖尿病性神経障害のメカニズムの一つに，神経細胞内のソルビトール蓄積による細胞の浮腫がある。利水効果の強い方剤が糖尿病性神経障害に効果が高いことの理由の一つとして，細胞浮腫を利水作用により改善している可能性がある。

5 肥満の現代医学的な概念

定　義

　　肥満は脂肪組織が過剰に蓄積した状態で，BMI（Body Mass Index）*が25 kg/m²以上のものである。その中でもBMIが35 kg/m²以上の肥満者は高度肥満と定義される。また，肥満症とは肥満に起因ないし関連する健康障害を合併するか，その合併が予測される場合で，医学的に減量を必要とする病態をいう。肥満症は疾患単位と

---

*BMIは身長と体重から計算される：BMI＝体重（kg）÷身長（m）²

して取り扱われる。

機　序

　肥満の多くは過食や運動不足に起因した原発性肥満であるが，内分泌疾患，遺伝，視床下部の異常，薬物，食行動異常などにより引き起こされる二次性肥満もあり，これらを鑑別する必要がある。ここでは原発性肥満の機序のみを述べる。過食や運動不足などを背景に，摂取エネルギーが消費エネルギーを上回りエネルギーバランスが正になることで脂肪蓄積が生じる。この状態が長期間続くことにより肥満となる。

　とくに内臓脂肪蓄積が起きると脂肪細胞機能異常として，アディポカインの分泌調節異常や脂肪組織の慢性炎症が起きる。その結果，ただ単に過重量によるものだけではない肥満に伴う合併症を生じるようになる。

　肥満関連合併症の代表的なものとして，耐糖能障害(2型糖尿病・耐糖能異常など)，脂質異常症，高血圧，高尿酸血症，痛風，冠動脈疾患，脳梗塞，脂肪肝，月経異常，妊娠合併症，睡眠時無呼吸症候群，肥満低換気症候群，整形外科的疾患(腰椎症，膝関節症など)，肥満関連腎臓病(蛋白尿などの腎機能障害)が挙げられる。

治　療

　肥満治療の原理はエネルギーバランスを負にすることであり，具体的には摂取エネルギーを減らし運動などによる消費エネルギーを増やすことである。しかし，現代社会は「楽」をすること，あるいは快楽を目的に発展してきている。例えば，車社会などにより運動不足が助長され，美食，大食が商業主義にあおられ氾濫することによる食物摂取過剰といった状況が作り出されている。したがって，日常生活において肥満患者のエネルギーバランスを負にすることは決して容易ではない。

　日本において肥満に保険適応のある薬剤はマジンドールただ1種類だけであり，さらにその適応はBMIが35 kg/m^{2}以上の患者であり処方は3か月に限られている。このような状況で，近年肥満外科治療が我が国でも数多く行われるようになってきている。そして，施行できる施設は限定されBMI 35 kg/m^{2}以上の患者が適応ではあるが，スリーブ状胃切除術が2014年4月に保険適応となった。

6 肥満の東洋医学的な捉え方

東洋医学的には肥満の主な原因として，過食により食物が体内に蓄積する「食毒」，または水分代謝が低下した「水毒」であると考える。

7 肥満に用いられる主な方剤

大柴胡湯 だいさいことう

要 点
- 筋肉質で，便秘傾向の肥満に用いる。
- 腹診では胸脇苦満（きょうきょうくまん）を認めることが多い。
- とくに女性で体重の減少，体脂肪量の減少が見られる。
- 黄芩が含まれており，肝機能障害および間質性肺炎の出現に注意する。

原 典
- 『傷寒論』太陽病中篇

「太陽病，過経十余日，反て二三之を下し，後ち四五日，柴胡の証仍在る者には，先ず小柴胡湯を与う，嘔止まず，心下急，鬱々微煩する者は，未だ解せずと為すなり，大柴胡湯を与えて，之を下せば，則ち癒ゆ」

- 『傷寒論』太陽病下篇

「傷寒，十余日，熱結裏に在り，復た，往来寒熱する者には，大柴胡湯を与う。但だ，結胸し，大熱無き者は，此れ水結，胸脇に在りと為す也。但だ頭に微汗出ずる者は，大陥胸湯之を主る」

「傷寒発熱汗出でて解せず，心中痞鞕嘔吐して下痢する者は，大柴胡湯之を主る」

- 『傷寒論』弁可下病篇

「傷寒の後，脈沈，沈なる者は，内実なり，下して之を解せ，大柴胡湯に宜し」

- 『金匱要略』腹満寒疝宿食病篇

「これを按んじ，心下満痛する者，此れを実と為す也，当に之を下すべし，大柴胡湯に宜し」

適 応
- 肝機能障害，高血圧，脳溢血，不眠症，胆石症など
- 腹診で胸脇苦満（腹部の肋骨弓下の抵抗）を認める患者はよい適応である。

目 標
- がっちりした体格，便秘傾向，皮膚は褐色傾向など
- 腹証：心下痞鞕（しんかひこう），胸脇苦満。ときに腹直筋の緊張
- 脈証：弦数あるいは沈弦，有力
- 舌証：紅，乾燥黄苔，白黄苔

構 成
- 柴胡（さいこ）：気を巡らせて鬱熱を取り除く。（疏肝解鬱（そかんげうつ），退熱（たいねつ））

・黄芩：鬱熱を冷ます。（清熱瀉火）

・半夏，生姜：気を巡らせ，吐き気を止める。（降逆止嘔）

・枳実，芍薬：柴胡と合わせて，鬱結を解除し，通りをよくする。（散結疎通）

・大棗：芍薬と合わせて，熱により消耗する陰を補う。（酸甘化陰，生津）

・大黄：熱結を便から除去する。（瀉下泄熱）

解　説　・大柴胡湯は，筋肉質で肌の色が浅黒く，便秘傾向であり腹診で胸脇苦満を認める
ものがよい適応である。本方の中に含まれている黄芩は肝機能障害や間質性肺炎
の原因になることがあるため，投与後はこれらの出現に注意する必要がある。

・ヒトへの大柴胡湯の投与により，体重，体脂肪量，血液中の中性脂肪のいずれも
低下し，とくに女性で減少することが示されている[9]。

防風通聖散 ···

要　点　・太鼓腹で便秘傾向の肥満に用いられる。

・黄芩が含まれているため，肝機能障害や間質性肺炎の出現に注意が必要である。

・体重減少効果，皮下脂肪面積および内臓脂肪面積の減少効果がある。

原　典　・『宣明論方』巻之三，風論

「諸熱証を為し，腹満，渋痛，煩渇，喘悶，譫語，驚狂，或は熱極まりて風を生じ，
悪物下らず腹満撮痛して昏する者を治す」

適　応　・肥満症，むくみ，便秘など

・肥満患者で便秘傾向があり，太鼓腹の患者に使用する。

目　標　・太鼓腹，固太りの肥満，便秘傾向など

・腹証：腹部膨満ありかつ充実

・脈証：滑数から弦数

・舌証：舌質は紅，舌苔は黄厚膩から垢濁

構　成　・防風，荊芥，麻黄，薄荷：風邪を発汗させ除く。（祛風解表）

・当帰，芍薬，川芎：血を補い巡らせる。（養血活血）

・石膏，黄芩，連翹，桔梗：肺と胃の熱を冷ます。（清熱瀉火）

・山梔子，滑石：熱邪を小便から排除する。（清熱利湿）

・白朮，生姜：消化器系(中焦)を補い温め，調える。（健脾燥湿，温中）

・大黄，芒硝：熱邪を通便により取り除く。（瀉下泄熱）

・甘草：諸薬を調和する。（諸薬調和）

解　説　・防風通聖散は，本来は顔面の皮膚病と気管支喘息，中風による運動麻痺などに用

いられていた。一貫堂，森道伯が本方を体質改善の目的で広く応用し，その患者の多くが肥満者であったため，後に肥満そのものに適応になった可能性がある。太鼓腹で便秘のあるものがよい適応である。また，大黄，芒硝，石膏など寒涼薬が多く配剤されているため，冷え症の患者には適さない。本方にも黄芩が含まれているため，肝機能障害や間質性肺炎の出現に注意する必要がある。

・肥満女性を対象にした検討では，防風通聖散投与により体重減少，体重あたりの基礎代謝量の上昇，全体脂肪面積の減少，皮下脂肪面積の減少，内臓脂肪面積の減少，血液中の中性脂肪の減少も認めている[10]。

防已黄耆湯 ぼう い おう ぎ とう

要 点　・筋肉のしまりがない，水肥りタイプの肥満に用いる。

　　　　　・色白，疲れやすい，多汗，浮腫，膝などの関節腫脹や疼痛を認める肥満患者がよい適応である。

原 典　・『金匱要略』痙湿暍病篇 きん き ようりゃく

　　　　　「風湿，脈浮，身重く，汗出でて悪風する者，防已黄耆湯之を主る」

　　　　　・『金匱要略』水気病篇附方 きん き ようりゃく

　　　　　「風水，脈浮なるは表に在りと為す，其人或は頭汗出で，表に他病なく，病者但 ただ 下重し，腰より以上は和を為し，腰以下当に腫れて陰に及び，以て屈伸し難きを まさ 治す」

適 応　・肥満症，浮腫，多汗症，関節炎，月経不順など

　　　　　・肥満患者でむくみっぽい，多汗傾向，色白，膝関節痛のあるものに使用する。

目 標　・水肥り，浮腫，尿不利，色白，自汗，皮膚筋肉軟弱など

　　　　　・腹証：ときに腹部膨満を認める

　　　　　・脈証：浮軟，あるいは浮数

　　　　　・舌証：舌質は淡白，舌苔は白

構 成　・防已：風邪を取り除き，水の流れをよくする。（祛風利水） ぼう い きょふうりすい

　　　　　・黄耆：体表の気を補い，水の流れを改善させ，むくみを除く。 おうぎ
　　　　　　（益気固表，行水消腫） えき き こ ひょう こうすいしょうしゅ

　　　　　・白朮：脾を補い，水の流れをよくする。（健脾利湿） びゃくじゅつ けん ぴ り しつ

　　　　　・甘草，大棗，生姜：体表の気や胃腸を調える。（営衛調和，和中） かんぞう たいそう しょうきょう えい え ちょう わ わ ちゅう

解 説　・防已黄耆湯は，防已，黄耆，朮に利水作用があり水肥りタイプの肥満が適応である。色白で，疲れやすい，多汗，浮腫，膝などの関節腫脹や疼痛を認めるものが

よい適応となる。

・防已黄耆湯は肥満ラットおよび肥満糖尿病ラットで体重増加を抑制し，脂肪重量を減少させることが示されている[11]。また，非インスリン依存性糖尿病患者において，防已黄耆湯は内臓脂肪の割合(V／S比；内臓脂肪面積／皮下脂肪面積)を減少させる[12]。

その他

上記の漢方薬のほか，イライラなどの精神的ストレスから過食する場合や，月経前症候群 (PMS)に伴う食欲亢進により過食となる場合もあり，患者の状態に応じて精神面に作用する漢方薬およびPMSに対し桃核承気湯，桂枝茯苓丸などの駆瘀血剤を投与することもある。

8 甲状腺機能亢進症の現代医学的な捉え方

定　義

甲状腺機能亢進症は，甲状腺ホルモン合成が過剰な状態を指す。バセドウ病，下垂体性TSH(甲状腺刺激ホルモン)産生腫瘍，亜急性甲状腺炎，無痛性甲状腺炎，甲状腺ホルモン産生甲状腺腺腫(Plummer病)，甲状腺ホルモン産生甲状腺癌などが原因で発症する。

機　序

甲状腺機能亢進症の機序はそれぞれの疾患により異なるが，ここでは最も頻度の多いバセドウ病の機序について説明する。視床下部で合成される甲状腺刺激ホルモン放出ホルモン(TRH)の作用によりTSHが下垂体で合成され，血液中に分泌される。TSHは甲状腺刺激ホルモン受容体(TSH受容体)を介して甲状腺に作用し，甲状腺の濾胞細胞を刺激して甲状腺ホルモンの合成・分泌を促す。甲状腺ホルモンは視床下部や下垂体でのTRHやTSHの発現を抑制する。通常はTSHの血中濃度は血中の甲状腺ホルモン濃度を鋭敏に反映して変化し，甲状腺ホルモンの血中濃度は一定に保たれている。しかし，バセドウ病では免疫寛容の破綻によりTSH受容体に対する自己抗体が産生され，これがTSH受容体を刺激することにより甲状腺ホルモンが過剰に合成・分泌される。その結果，血液中の甲状腺ホルモンは上昇し，TSHは著明に抑制される。甲状腺ホルモンは発達・分化や代謝，ホメオスタシスの維持

など多彩で重要な効果をもたらす。

　バセドウ病では倦怠感，易疲労，体重減少，動悸，息切れ，手指振戦，発汗過多，イライラ，不安感，落ち着きのなさなど様々な症状が見られる。また，バセドウ病は，心房細動の原因となることもある。

治　療

　バセドウ病の治療には，薬物治療，アイソトープ治療，外科治療がある。通常はまず薬物治療から開始する。第一選択はチアマゾール(MMI)である。ただし，催奇形性の問題から妊娠初期はプロピオチオウラシル(PTU)を使用する。抗甲状腺薬は乳汁へ移行するが，その率はMMIよりPTUの方が有意に低い。授乳については PTU 300 mg/日以下，MMI 10 mg/日以下なら問題はない。

　アイソトープ治療は，放射性ヨードI-131を甲状腺に取り込ませ，β線により甲状腺細胞を破壊する治療である。甲状腺がヨード代謝を行っていることを利用している。この治療は，発癌の可能性を考慮し19歳以上が対象である。重篤な副作用のため抗甲状腺薬が服用できない場合，抗甲状腺薬による治療でコントロール不良や寛解が望めない場合，手術後の再発などが適応である。妊婦，6か月以内に妊娠する可能性がある女性，授乳婦には禁忌である。

　外科治療は，甲状腺ホルモン産生部位である甲状腺を小さくすることで機能亢進を是正する治療である。甲状腺亜全摘術，甲状腺超亜全摘術，甲状腺全摘術がある。甲状腺癌などの腫瘍を合併した場合，副作用のために抗甲状腺薬が使用できずアイソトープ治療を希望しない場合，妊娠中に副作用のため抗甲状腺薬を使用できなくなった場合が適応である。

⑨ 甲状腺機能亢進症の東洋医学的な治療

　甲状腺機能亢進症の漢方治療は，易疲労，倦怠感，息切れ，動悸，不整脈(心房細動)，精神症状などの随伴する症状に対して行われることが多い。頻用される漢方薬として炙甘草湯と柴胡加竜骨牡蛎湯がある。甲状腺機能亢進症の症状と，炙甘草湯または柴胡加竜骨牡蛎湯の使用目標には共通するものが多い[13]。

⑩ 甲状腺機能亢進症に用いられる主な方剤

炙甘草湯

要　点
・皮膚が乾燥傾向で，疲れやすく，手足のほてり，口乾などのあるものに用いる。
・地黄が含まれており，胃腸の弱い患者への投与は注意が必要である。
・バセドウ病の自覚症状の改善および甲状腺ホルモン値の正常化が報告されている。

原　典
・『傷寒論』太陽病下篇
　「傷寒解して後，脈結代，心動悸するは，炙甘草湯之を主る」
・『金匱要略』血痺虚労病篇
　「＜千金翼＞炙甘草湯は，虚労不足，汗出でて悶し，脈結，心悸するを治す，行動常の如きは，百日を出でずして，危急なる者は十一日にして死す」
・『金匱要略』肺痿肺癰咳嗽上気病篇
　「＜外台＞炙甘草湯は，肺痿涎唾多く，心中温温液液たる者を治す」

適　応　動悸，息切れなど

目　標
・皮膚は乾燥気味，易疲労，栄養状態不良，口腔乾燥など
・腹証：臍上悸，あるいは臍下悸があり，ときに軽度の腹直筋拘攣を認める。
・脈証：結代あるいは細弱。
・舌証：やや紅，乾燥しやせて，舌苔は少ない。

構　成
・炙甘草：心の気を補い，潤す。（益気，養心，生津）
・大棗，人参：気を補い炙甘草の作用を助ける。（益気，健脾，養心）
・桂皮，生姜：温め，気の通りをよくする。（温陽通脈）
・阿膠，麦門冬，地黄：血を補い，潤す。（養血滋陰）
・麻子仁：潤し通便を促す。（潤腸通便）

解　説
・炙甘草湯の条文にある「虚労不足」「汗出で悶し」「脈結（不整脈）」「心悸する」はいずれも甲状腺機能亢進症の症状に一致すると考えられる。炙甘草湯は，皮膚が乾燥傾向で，疲れやすく，手足のほてり，口乾などのあるものがよい適応である。本方は地黄を含むため，胃腸の弱い患者へ投与するときには注意が必要である。
・抗甲状腺剤と炙甘草湯との併用により甲状腺機能亢進症の自覚症状が改善することが示されている[14]。また，バセドウ病に対して炙甘草湯単独で甲状腺ホルモンがほぼ正常化した症例が報告されている[15]。

柴胡加竜骨牡蛎湯 ···

要 点	・精神不安，不眠，神経症的で抑うつ傾向のあるものに用いる。
	・腹部で大動脈の拍動を感じるものもよい適応である。
	・腹診で胸脇苦満を認めることが多い。
原 典	・『傷寒論』太陽病中篇
	「傷寒八九日，之を下し，胸満，煩驚，小便不利，譫語し，一身尽く重く，転側すべからざる者は柴胡加竜骨牡蛎湯之を主る」
適 応	・心悸亢進，高血圧症，動脈硬化症，不眠，てんかんなど
目 標	・不安，不眠，神経症的で抑うつ傾向
	・腹証：胸脇苦満，臍上悸を認め，心下痞鞕を伴う
	・脈証：実，弦やや緊
	・舌証：乾燥白苔
構 成	・柴胡：気を巡らせて鬱熱を取り除く。（疏肝解欝，退熱）
	・黄芩：鬱熱を冷ます。（清欝熱）
	・半夏，生姜：気を巡らせ，吐き気を止める。（降逆止嘔）
	・人参，大棗：気を補い去邪を補助する。（益気扶正）
	・桂皮(桂枝)：体表の邪を追い出す。温め，気の通りをよくする。 （解表，温陽通脈）
	・茯苓：余分な水を流す。心を落ち着ける。（利水安神）
	・竜骨，牡蛎：心を落ちつけ安定させる。（鎮心安神）
	・大黄＊：熱邪を通便により取り除く。（瀉下泄熱）
解 説	・柴胡加竜骨牡蛎湯も炙甘草湯と同様に，条文中にいくつかバセドウ病の症状に合致するものがある。例えば，「胸満，煩驚」は不安感や落ち着きのなさに，「一身尽く重く，転側すべからざる者」は倦怠感や疲労に相当するものと考えられる。柴胡加竜骨牡蛎湯は，不安，不眠，神経症的で抑うつ傾向，腹部で大動脈の拍動を感じるものによい適応である。また，腹診では胸脇苦満を認めることが多い。
	・バセドウ病の治療に柴胡加竜骨牡蛎湯を用い自覚症状が改善した症例，甲状腺機能亢進症の心不全に柴胡加竜骨牡蛎湯が有効であったことが報告されている[16,17]。

＊製剤元により入っていないものもある。

11 おわりに

　糖尿病，肥満，甲状腺機能亢進症に対する漢方薬治療について概説した。しかし，これらの漢方薬以外にも内分泌代謝領域の疾患に有効なものがある。患者を東洋医学的な面から診断し，証に従い漢方薬を処方することでより治療効果を発揮することができる。ただし，内分泌代謝領域の疾患は現代医学治療がしっかり確立されていること，状態によっては生命の危険になることもあり，現代医学治療に並行して漢方治療を行うことが望ましい。

● 参考文献

1) 赤澤好温「糖尿病性神経障害の漢方療法」日経メディカル，**200**，pp.19-20，1986

2) Yokozawa T., et al.: "A study on the effects to diabetes nephropathy of Hachimi-jio-gan in rats", *Nephron. Exp. Nephrol.*, **97**, e38-e48, 2004

3) 坂本信夫ほか「「しびれ」に対する牛車腎気丸の効果」神経治療学，**12**，pp.525-528，1995

4) 石田俊彦ほか「牛車腎気丸の臨床効果」薬事新報，**1830**，pp.35-38，1995

5) Suzuki Y., et al.: "Antinociceptive mechanism of Gosha-jinki-gan in streptozotocin-induced diabetic animals: role of nitric oxide in the periphery", *Jpn. J. Pharmacol.*, **79**, pp. 387-391, 1999

6) Suzuki Y., et al.: "Effect of Gosha-jinki-gan, a Kampo medicine, on peripheral tissue blood flow in streptozotocin-induced diabetic rats", *Methods Find Exp Clin*, **20**, pp.321-323, 1998

7) Aida K., et al.: "Inhibition of aldose reductase activities by kampo medicines", *Planta Medica*, **53**, pp.131-135, 1987

8) 吉田麻美ほか「糖尿病患者における有痛性筋けいれん（こむら返り）に対する芍薬甘草湯の効果の検討」神経治療学，**12**，pp.529-534，1995

9) 李康彦ほか「一般用大柴胡湯の抗肥満効果」医学と薬学，**61**，pp.499-509，2009

10) 新谷卓弘ほか「肥満症患者に対する防風通聖散の臨床効果」新薬と臨牀，**56**，pp.1624-1638，2007

11) Shimada T., et al.: "Preventive effect of boiogito on metabolic disorders in the TSOD mouse, a model of spontaneous obese type II diabetes mellitus", *Evid. Based Complement. Alternat. Med.*, ID 931073, 2011

12) 吉田麻美ほか「内臓肥満型糖尿病患者に対する防已黄耆湯の効果」日本東洋医学雑誌，**49**，pp.249-256，1998

13) 菊谷豊彦「甲状腺機能亢進症の臨床的研究」漢方の臨床，**18**，pp.875-887，1971

14) 雪村八一郎「甲状腺機能亢進症の漢方薬併用治療」日本東洋医学雑誌，**35**，pp.123-130，1984

15) 稲木一元ほか「原発性甲状腺機能亢進症に炙甘草湯が有効であった一例 甲状腺ホルモン値の改善について」日本東洋医学雑誌，**33**，pp.217-221，1983

16) 田原英一ほか「漢方治療が有効であったバセドウ病の2症例」日本東洋医学雑誌，**48**，pp.341-348，1997

17) 雪村八一郎「甲状腺機能亢進症の心不全に柴胡加竜骨牡蛎湯が有効であった8症例」日本東洋医学雑誌，**36**，pp.197-204，1986

第7章　神経(頭痛)

ポイント

・呉茱萸湯は片頭痛の処方として一定の効果がある。
・筋緊張型頭痛には，抑肝散，葛根湯などが用いられる。
・頭痛の場所によって，後頭部は葛根湯，側頭部は抑肝散，前頭部は辛夷清肺湯などを使い分ける。

1 はじめに

　　東洋医学において，頭痛に用いる漢方薬は多岐に及ぶ。頭痛の漢方治療には，二通りの方法があり，一つは現代の病名処方によるもの，二つ目は伝統的な診断に基づくものでは頭痛の部位，増悪因子，本人の東洋医学的な体質(寒熱，虚実)からの診断アプローチを行う。東洋医学的な介入が必要なのは，

・片頭痛において標準治療でコントロール不良な場合
・発症して数か月と経過が比較的短い場合
・発症エピソードに共通点(雨天前，疲労時，ストレス時，月経前，寒冷刺激)が見られる場合
・日頃の体質的に東洋医学的な所見(胃腸虚弱，冷えなど)がある場合

である。体質的な問題点を改善することで，頭痛の緩和も得られることがある。

　　緊張型頭痛は，東洋医学のよい適応であり，漢方薬や鍼灸治療で後頚部の筋緊張を緩和することで，頻度・症状の軽減を期待することができる。

　　日本人の過去1年の頭痛有病率は39.4％で，片頭痛6.0％，疑い2.4％(男性3.6％，女性12.9％)，緊張型頭痛15.6％，疑い6.8％，その他9.0％となっている[1]。緊張型頭痛が機能性頭痛では最も多い要因である。

2 頭痛の現代医学的な概念

定　義

　　頭部に感じる深部痛の総称。基礎疾患のない一次性頭痛(機能性頭痛)，別の原因疾患による二次性頭痛(症候性頭痛)に分けられる。機能性頭痛の代表的なものが片

7章執筆：田中耕一郎

頭痛，緊張型頭痛である（図7.1）。

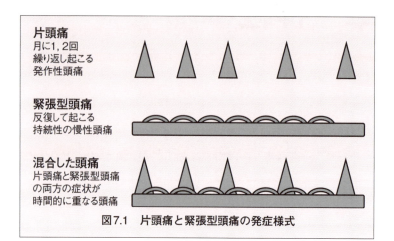

図7.1　片頭痛と緊張型頭痛の発症様式

機　序

　頭蓋内外における痛覚感受装置は限定されている。頭痛を引き起こす原因としては，頭蓋内外の血管の拡張，髄膜への刺激，硬膜，血管，神経の牽引と偏位，頭蓋内圧の亢進，筋緊張，心因性反応などが挙げられる。

治　療

　危険な二次性頭痛の除外がまず必要である。くも膜下出血は，典型的には「かなづちでなぐられたように痛い」といわれるが，自覚症状が軽微な場合もあり，頭部CTを撮るべきか，診断に苦慮することがある。頭痛の既往がなく，急性の頭痛では，救急医に精査依頼を検討することも必要である。二次性頭痛の鑑別については，内科診断学書を参考にされたい。
　一次性頭痛では，片頭痛の場合はアスピリンなどのNSAIDSを主に，NSAIDS無

コラム 1

○片頭痛の増悪因子へのアプローチ
　漢方で中等度以上の片頭痛を完全に消失させるのは難しい。しかし，増悪因子にアプローチすることで，生活の質を上げることはできる。最初はそこを目標とする。増悪因子としてストレス（適度なストレスでは軽快するとされる），睡眠不足や過剰，気圧の変化（低気圧の接近，航空機搭乗，登山など），食品（チョコレート，チーズ，アルコール，カフェイン），女性ホルモンの急激な低下（排卵期，月経直前），血管拡張薬の使用などが挙げられている。　　　　　（田中耕一郎）

効のもの，中等度以上の頭痛の場合にトリプタン系の頭痛薬を使用する。緊張型頭痛では頭痛時には，アセトアミノフェンやアスピリンなどのNSAIDSが主体となるが，カフェイン，COX-2阻害薬も用いられている。予防として，抗うつ剤，抗不安薬の内服，そして漢方薬も選択肢となりうる。非薬物療法としては，理学療法，運動療法，心理療法，認知行動療法，鍼灸治療が行われている。

3 頭痛の東洋医学的な捉え方

　頭痛の原因を外感(外から邪を受けた場合)，内傷(五臓のバランスの崩れ)に分けて考える。日常的に風邪という言葉が用いられているが，東洋医学では風邪と呼ばれ，邪(風，寒，暑，湿，燥，火)の一つである。風，寒，暑，湿，燥，火は自然界の気温，湿度，季節などによって変化する。風に乗ってウイルス，細菌などの感染源に罹患する場合もあれば，気温(寒熱)，湿度変化(乾湿)そのものも邪となることがある。これらはいずれも風邪と一緒になって頭痛の原因となる。例えば，風寒邪とは，風邪と寒邪とが合わさったものである。これらは季節変化によって一過性に起こる場合は漢方のよい適応である。

　内傷頭痛は五臓のバランスの崩れで起こるが，五臓の中でも，とくに肝，脾，腎との関係が深い。漢方外来で頭痛の相談に来られる方の多くは，内傷頭痛である。慢性の頭痛で，解熱鎮痛薬やトリプタン系の薬剤で効果が得られない者，また解熱鎮痛薬の使用頻度が非常に高い者，薬物乱用性頭痛が対象となる。

外感頭痛

　邪の性質によって，痛みの性質，その治療法も異なってくる。
- 風寒邪：寒冷刺激(クーラーなど)で増悪。寒邪(寒冷刺激)が気血の巡りを渋滞させ詰まりが生じ，とくに後頭部，後頸部，頭頂部に痛みを生じる。痛みのレベルは強いことが多い。
- 風熱邪：熱邪が頭部の気血の流れを乱す。熱感や強い咽頭痛，口渇を伴う頭痛が多い。
- 風湿邪：湿度が高くなる低気圧，台風の到来と関係して起こる場合が多い。頭が重く締め付けられるような痛みと全身の重いだるさ，関節痛を伴うことが多い。

内傷頭痛

　日頃の体質と頭痛は密接に関係がある。症状は慢性化し，寛解増悪を繰り返す。

軽症であれば，漢方はよい適応である。中等度以上は，症状の波，頻度を減らすのが目標である。頭痛だけでなく，東洋医学的な体質を見ることが大切である。

・肝陽上亢：血虚とくに肝血虚があって，肝陽が上昇することによって生じる。全身的には虚証だが，怒りなど一見実証に見える興奮性の症状が出る。精神的なストレスが関係することが多く，筋緊張を伴い，側頭部痛が多い。デスクワーク，眼精疲労，精神的負荷などで増悪する。

・肝火上炎：気滞が昂じて熱を帯びたもの。目の充血，めまい，熱感，強い感情的な興奮などを伴うような頭痛となる。多くは精神的なストレスにより悪化する。

・脾気虚：脾気虚であれば気血が不足する。気虚では，頭痛は疲労時に出現・増悪し，倦怠感，食欲低下が普段から見られる。血虚では月経中，後に増悪し，普段から顔色が黄色く，目のかすみ，ふらつき，動悸，不眠が見られる。

・痰飲：頭がボーっとする。重だるい。胃もたれ。低気圧の到来で悪化する。風湿邪による外感頭痛に似る。両者が併存することも多い。

・気滞瘀血：月経前の増悪。痛みの性状は気滞では移動性，張った感じ，瘀血では固定痛，指すような痛みが典型的である。

頭痛の部位の重要性と経絡 …………………………………………………………………

東洋医学では経絡という概念がある。これは気血の通り道とされていて，その中

コラム 2

○東洋医学的な痛みの機序

東洋医学の「聖典」といわれるものが『黄帝内経』である。黄帝の様々な問いかけに，岐伯ら侍医たちが受けて解説していくというものである。その中に人体の病態生理が対話形式で描かれている。痛みについての病態もその一つで，その理解のためには虚実と，経絡についての概念が重要である。

経絡とは，身体を流れている気血の通り道である。俗にいう体表面の「ツボ」とは，経穴と呼ばれている。気血の通り道を電車の路線とすると，経穴はその路線上の駅である。

痛みの機序としては，「不通則痛：通じざれば則ち痛む」「不栄則痛：栄えざれば則ち痛む」という二つの病態がある。「通じざれば則ち痛む」とは，邪の存在（風，寒，暑，湿，燥，火）や，痰飲，瘀血といった二次性の病理産物が，経絡の気血の運行を妨げるために，気血が鬱滞した箇所，そのために気血が十分に届かない場所で痛みを生じるというものである。これは実証の病態である。

もう一つは，「栄えざれば則ち痛む」では，身体全体の気血が不足しており，気血が十分に届かず痛みを生じる。これは虚証の病態である。例えば，呉茱萸湯では，気虚と陽虚（気の温煦作用の低下：身体の熱産生の低下による冷え）があって痛みが生じているので，虚証の痛みが中心となる。

（田中耕一郎）

の重要な場所を経穴(ツボ)と呼んでいる。大まかには，身体の側頭部は肝胆の経絡が通っていて，ストレス受容，月経に関係し，前頭部は胃経で消化器の状態を反映し，後頭部は寒冷刺激による増悪に関係していることが多い。

▶側頭部

・東洋医学では経絡上，ストレス時に反応しやすい場所である。
・筋緊張に関係した他の愁訴を伴う場合がある。例えば，歯ぎしり，歯の食いしばり，顎関節症，のどが詰まったような感じ，肋間神経痛などである。
・月経時期，排卵時に増悪する。
・抑肝散，抑肝散加陳皮半夏，釣藤散，加味逍遙散などが用いられる。精神的なストレスで気滞が生じている場合は，小柴胡湯の加減法(小柴胡湯，柴胡桂枝湯，柴胡桂枝乾姜湯など)，四逆散，加味逍遙散，抑肝散，または香附子(香蘇散，女神散)が選択肢となる。詳細は14章「心身医学」を参照されたい。月経周期，更年期の関係が疑われれば，当帰を含む加味逍遙散，抑肝散がより適する。

▶前頭部

・胃腸症状，倦怠感と前頭部痛は臨床上，意外に関係する。頭痛と胃腸症状を併せて聴取する。
・消化器症状の関係(嘔気，めまいを伴うことが多い)を問診する。もともと胃弱で無理した場合(脾気虚)，胃弱でなく不摂生した場合(痰飲)などがある。
・もともと副鼻腔炎の薬を前頭部痛に応用するとよい。辛夷清肺湯，荊芥連翹湯，釣藤散，越婢加朮湯を合わせると効果を増やせる。

4 頭痛に用いられる主な方剤

呉茱萸湯

要　点	・呉茱萸湯は片頭痛，嘔吐を伴う頭痛に用いられる。典型的には，寒冷刺激に弱く，ストレスを抱える方の頭頂部痛に適応である。
原　典	・『傷寒論』陽明病篇，少陰病篇，厥陰病篇

　「穀を食して嘔せんと欲するものは陽明に属する也。呉茱萸湯之を主る。湯を得て反って劇しき者，上焦に属する也。呉茱萸湯」
　「少陰病，吐利し，手足厥冷して煩躁し，死せんと欲する者，呉茱萸湯之を主る」
　「乾嘔して涎沫を吐し，頭痛する者，呉茱萸湯之を主る」

・『金匱要略』嘔吐噦*下痢病篇

「嘔して胸満する者，茱萸湯之を主る」

適 応・冷えによる嘔気，頭痛，手足の冷感など

目 標・嘔気を伴う片頭痛，慢性胃炎，頭頂部全体が痛むことを伝統的には目標にしていた。比較的強い痛みを訴える場合が多い。

構 成・呉茱萸**：寒湿邪を温め除去し，肝気の疏泄を良好にし，気逆を治療する。
（温中散寒，疏肝理気(肝，胃)）
・生姜：脾胃を温め，嘔気を止める。（温中止嘔）
・人参：脾胃の気を補い機能を高める。（補気健脾）
・大棗：脾胃の気を補う。血を補う作用もある。（補気補血）

症 例・67歳，女性
・主訴：頭痛
・現病歴：4～5年前から身体が冷えやすくなった。冷房は苦手。とくに足関節以下足趾。最初眉間から，後頭部，頸部，右側頭部へと広がり，拍動性(非拍動性の場合あり)締め付けられるような頭痛。低気圧で誘発。他院ペインクリニックで片頭痛との緊張型頭痛併存と診断されている。胃弱。朝は食欲なし。夜間尿，寝つきが悪い。
・既往歴：蕁麻疹(エバスチン：ヒスタミンH_1受容体拮抗薬内服中)
・処方：呉茱萸湯
・経過：第2診では，効いていると思う。胃弱。呉茱萸湯に六君子湯を加えて処方した。第3診では六君子湯で胃が楽になるとのことで，同じ処方を継続した。

症 例・65歳，女性
・主訴：慢性頭痛
・現病歴：慢性の左前頭部，頭頂部，側頭部，頸部痛。締め付けられるようにズキンズキンする。頭頂部は太い針で刺されているような痛みで横になって寝込むこともある。頭痛時アスピリン無効。全身，とくに目の奥，顎のこりを自覚している。仕事がきつく，倦怠感が強い。足は冷えるが首や頭はのぼせる。
・既往歴：慢性蕁麻疹，過多月経(温経湯で改善)
・28歳～気管支喘息(吸入ブデゾニド／ホルモテロール60 μg，1日2回3吸入)，モンテカルスト10 mg，増悪時の内服にベタメタゾン1 mgを5日分処方されている。
・生活状況：社内で喫煙者が多く，仕事中きつい。

---

*噦：しゃっくりのこと。

**呉茱萸(ごしゅゆ)：エボジアミンというアルカロイドを含み，呉茱萸湯の薬効の主体となっている。

・処方：呉茱萸湯，ロメリジン，ナラトリプタン頓服

・経過：片頭痛(月4回)と緊張型頭痛とが併存していたが，頭痛は月経時のみとなり，ナラトリプタンにて軽快した。緊張型頭痛は軽快し，片頭痛はあるものの，月1回程度で痛みも生活に支障をきたさない範囲となった。

五苓散 ごれいさん

要　点
・湿度の上昇の際の不調，頭痛を目標に用いるとよい。詳細は5章「腎臓(浮腫)」を参照されたい。

解　説
・この章では，頭痛に関係した箇所について触れる。呉茱萸湯と五苓散併用による鎮痛効果増強の報告がある。月経前には浮腫を生じやすい。そのため，月経前は大気の湿度上昇と同様に五苓散の目標となる。

抑肝散 よくかんさん

要　点
・怒りに関係した精神症状と，痛みを伴う強い慢性的な筋緊張が特徴である。緊張型頭痛によい適応である。14章「心身医学」を参照されたい。

解　説
・ストレスによる筋緊張は身体側面に現れる。

・ストレスと月経は同じ肝という臓腑系統である。

・側頭部は本章③「頭痛の部位の重要性と経絡」で述べたように，東洋医学ではストレスを受容するポイントとなっている。そのため，精神的なストレスでは，身体の側面の筋の緊張を認めることが多いと考えている。

・筋緊張に関係した他の愁訴を伴う場合がある。例えば，歯ぎしり，歯の食いしばり，首の締め付け感，肋間神経痛などである。

・月経は東洋医学ではストレスの一部と考えられている。女性ホルモンの変動が精神状態を変動させることと関係がある。そのため，とくに月経を起こす前は，精神的なストレスがかかったのと同様の状態となり，精神症状，それに伴う筋緊張症状が顕著となる。

・抗けいれん作用を有する釣藤鈎は，アルカロイドのリンコフィリンが揮発性で容易に減弱するため，釣藤鈎の入っている他の漢方薬を敢えて重ねることもある。抑肝散，抑肝散加陳皮半夏，釣藤鈎，七物降下湯などは保険内で用いることができる。例えば，抑肝散と釣藤鈎を合わせると釣藤鈎の総量を増加させることができる。

症　例	・53歳，女性

・主訴：片頭痛の漢方治療

・現病歴：30年来の頭痛。ピアノ演奏中にずきずきする，締め付けられるような拍動性の右側頭部痛が出現した。痛みが強く，嘔気から嘔吐。演奏会の準備で2日間緊張感に疲れがたまっていた。普段の頭痛はそこまで強くならないが，肩や首の緊張から始まり，ロキソプロフェンを内服している。内服1時間程度で回復する。寝込むような頭痛は月2回程度で1日程度続く。熱がり，冷房好き，夏が苦手。肩や首のこりが強い。月経前に頭痛が出やすい。

・処方：抑肝散，ロメリジン（トリプタン製剤），鍼灸治療

・経過：首，肩こりがひどいときに頭痛が起こりやすい。以後，無理しなければ忍容範囲となる。

葛根湯（かっこんとう）

要　点	・肩，首の筋肉の緊張を伴う，寒冷刺激に敏感な方の頭痛に用いられる。典型的には，寒冷刺激に弱く，ストレスを抱える方の頭頂部痛に有効である。外感頭痛によく用いられるが，冷えが強い方の内傷頭痛に応用できる。
原　典	・『傷寒論』（しょうかんろん）太陽病中篇 「太陽病，項背強ばること几几，汗無く，悪風するは葛根湯之を主る」 「太陽と陽明との合病は必ず自利す。葛根湯之を主る」
適　応	・寒冷刺激に弱く，首肩の緊張が強い場合の諸症状がある。 ・寒冷刺激による増悪を問診するポイントとは，風邪をひきやすい（とくに冬季），冬が苦手，寒冷刺激で感冒様症状を繰り返す，といったものである。何よりも，嘘をつかないのは見た目，厚着など服装などである。
目　標	・感冒（悪寒（おかん），後背部の緊張を伴う），慢性頭痛，頚腕症候群
構　成	・葛根（かっこん）：軽度の発汗作用により鬱熱を発散し，項肩部，腰背部の筋緊張を弛緩させる。（発汗解表（はっかんげひょう）） ・麻黄（まおう）：腠理（皮膚，肌肉（きにく））を開き発汗させ，風寒邪を強力に散らす。（発汗解表（はっかんげひょう）） ・桂皮（けいひ）：体表部を温めて軽度に発汗させる。（発汗解表（はっかんげひょう）） ・生姜（しょうきょう）：脾胃を温め，嘔気を止める。軽度の発汗作用。（温中止嘔（おんちゅうしおう），胃腸保護（いちょうほご），発汗解表（はっかんげひょう）） ・芍薬（しゃくやく）：発汗による体液の喪失を防止する。（収斂止汗（しゅうれんしかん）） ・大棗（たいそう）：脾胃の気を補う。血を補う作用もある。（補気補血（ほきほけつ）） ・甘草（かんぞう）：脾胃の気を補い，薬物の薬性を緩和する。（補気，諸薬調和（しょやくちょうわ））

症　例
・67歳，女性
・現病歴：首から，肩にかけての後頭部〜側頭部痛。不定期。夕方，疲労時に多い。どちらかというと寒がり。乾燥肌で秋冬はカサカサとなる。
・既往歴：高血圧
・処方：葛根湯，芎帰調血飲
・経過：側頭部痛の頻度は減った。1週間に1回。強さも10→5。NSAIDSは不要となる。葛根湯をベースとして経過良好である。

症　例
・67歳，女性
・現病歴：首や肩こりを伴う後頭部から側頭部痛。
・既往歴：高血圧，尿管結石
・処方：葛根湯，桂枝茯苓丸
・経過：肩こりは半減し，頭痛は落ち着いている。以後，経過良好である。

5 発展編

片頭痛と緊張型頭痛

　片頭痛の特徴は，頻度は月に1〜2回繰り返し起こる発作性頭痛，緊張型頭痛は反復して起こる持続性の慢性頭痛がある。また両者の特徴を併せ持つ混合した頭痛があり，片頭痛と緊張型頭痛の両方の症状が時間的に重なる頭痛を生じる。簡易診断ツールについては図7.2を参考にされたい。

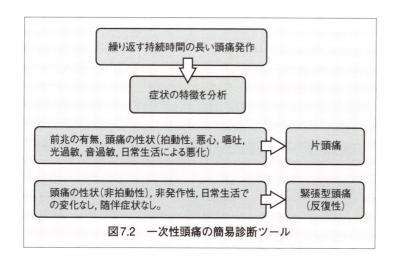

図7.2　一次性頭痛の簡易診断ツール

▶片頭痛

片頭痛には，典型的な前兆を伴う片頭痛の場合，予兆期と前兆期がある。

・予兆期：発作の数時間から1～2日前で興奮性と抑制性の両方の症状がある。

・前兆期：5～20分で徐々に進展，持続時間60分未満，脳の局在症状（陽性・陰性症状，視覚症状，感覚症状，言語症状）

・頭痛期：4～72時間，拍動性（ガンガン，ドクドク，「頭に心臓が引っ越してきたよう」）

前兆期に入ると漢方薬でその前兆を止めることは難しい。現状ではトリプタン系の薬剤を使用する。

▶緊張型頭痛

増悪因子として精神的な緊張がある。日常とは異なる行事など筋緊張の改善が治療目標となる。精神的負荷が原因であれば，柴胡，釣藤鈎を含む方剤がよく，抑肝散はよい適応となる。

▶片頭痛と緊張型頭痛の違い

症候的には，片頭痛と緊張型頭痛の因子を区別しうるが，個々の頭痛患者で見ると両方の要因をそれぞれの比率で併せ持っており，境界は不明瞭である。

・片頭痛因子（血管症状）：拍動性，片側性，高度頭痛，嘔吐

・緊張型頭痛因子（筋症状）：締めつけ感，圧迫感，頭重，後頭部の頭痛，肩こり

呉茱萸湯の片頭痛に対しての現代医学的知見での用いられ方……………………

症例，症例集積研究での報告があり，軽～中等度の片頭痛によいことが多い。あまり痛みの強いタイプには効かないと考えられる。性状が頭重感，鈍痛の慢性的な頭痛が目標である。病名処方でも一定の効果がある。冷え，視覚前兆がある者が，呉茱萸湯の反応がよいという報告がある。

報　告　・参考文献5による。

・方法：前兆のない片頭痛15例に対し，VASを用いて呉茱萸湯の治療効果を評価。全く痛みなしを「0」，死ぬほど耐えられない痛みを「10」として，内服後1か月ごとにその期間に認めたすべての頭痛発作時のVAS値を測定し，その平均を内服前VAS値と比較した。

・結果：15例中11例において片頭痛の発作回数の減少や発作時の疼痛が緩和した。有効群（11例）の平均VAS値は有意に低下し維持。（内服前8.1→1か月後2.9→2

か月後2.7），無効群（4例）の平均VAS値は明らかな変化なし（内服前8.8→1か月後8.3→2か月後8.2）。有効群におけるNSAIDsもしくはトリプタン製剤の使用錠数減少（内服前平均6.7錠／月→内服後1か月間平均3.8錠／月），無効群では内服前後で使用錠数に変化なし。

報　告　・参考文献6による。

・方法：呉茱萸湯を処方した片頭痛症例をresponder群，non-responder群に分けて，患者背景の違いについて後方視的に検討した。

・対象：38人，39.6 ± 15.3歳（男性10人，女性28人）前兆を伴う片頭痛14人，前兆を伴わない片頭痛24人（呉茱萸湯の苦みのため内服できなかった2名は解析から除外）

・結果：responder群16人，non-responder群20人

・単変量解析：responder群は視覚前兆，冷えが有意に多く，治療前の4週あたりの頭痛日数が有意に少なかった。とくに呉茱萸湯が著効する症例はいずれも視覚前兆を伴った。

・多変量解析：視覚前兆が唯一のresponderの有意な危険因子であった。視覚前兆を伴う片頭痛に呉茱萸湯を積極的に投与する価値がある。

五苓散の頭痛に対する報告 ……………………………………………………………………

報　告　・参考文献7による。

・月経時片頭痛は他の時期の発作に比べて治療抵抗性であることが多い。呉茱萸湯で効果不十分な月経時の片頭痛に黄体ホルモンによる水滞の病態に着目して五苓散を併用した。

・対象と方法：呉茱萸湯を3か月間投与し，月経時の片頭痛が残存した陰証の月経関連片頭痛患者37名（中央値37歳，範囲23〜48歳）を対象。呉茱萸湯の服用は継続し，残存する月経時の頭痛に対して月経1週間前から月経終了時まで五苓散を追加。

・結果：月経時の片頭痛が軽快した症例は26例（70％）。改善群では，発作時の随伴症状として頭重感（p = 0.003），浮腫（p = 0.006），めまい（p = 0.014），尿不利（p = 0.014）が有意に認められ，雨前日に頭痛の悪化を認めることも多かった（p = 0.004）。

・結語：発作時に頭重感や尿不利など水滞症状が顕著な場合は，呉茱萸湯に五苓散を月経周期に合わせて投与することが有効であると考えられた。

報　告　・参考文献8による。

・五苓散のような利水剤は，とくに前兆のない片頭痛によく用いられている。

・方法：国際頭痛分類第2版に基づき「前兆のない片頭痛」と診断された患者10例で，予防療法としての漢方治療を検討した。

・対象：10例の内訳は男性4例，女性6例で，年齢は38.5±12.3歳，罹病期間は16.1±14.6年。6例は前兆のない片頭痛のみ。残り4例では前兆のない片頭痛に慢性片頭痛，慢性緊張型頭痛，薬物乱用頭痛，全身感染症による頭痛をそれぞれ合併していた。

・結果：有効例は9例で，うち8例では発作回数の減少，痛みの軽減の両方が得られたが，1例では痛みの軽減のみであった。1例は治療開始後に来院せず評価不能であった。同一症例で複数の漢方薬を内服している場合もあり，処方した漢方薬は12種類で，とくに利水剤が多く処方されており有効性が高いと考えられた。

抑肝散の頭痛に対する報告

報　告　・参考文献9による。

・抑肝散およびその加味方の有効な頭痛の患者タイプを検討した。

・対象：随証治療にて抑肝散およびその加味方を投与患者45人（男性6人，女性39人，中央値38歳（25〜68歳），片頭痛34例，緊張型頭痛6例，混合型頭痛5例）

・方法：年齢，性別，身長，体重と，初診時に認められた体質傾向と随伴症状からなる31項目を説明変数とし，頭痛改善の有無を目的変数として，多次元クロス表分析により最適な説明変数とその組み合わせ検討。

・結果：単変量解析では，抑肝散による頭痛改善に有効な情報は，「眼痛」「背中の張り」「目の疲れ」「イライラ」の順であった。多変量解析では，「眼痛」「イライラ」「背中の張り」の組み合わせが，抑肝散による頭痛改善を予測する一番よいモデルとなった。

・抑肝散およびその加味方は，呉茱萸湯で軽快するもののストレスによって再び増悪する頭痛にも有効で，ストレスなどの頭痛発作の誘因や増悪因子を抑える。

緊張型頭痛に対しての鍼灸治療

　緊張型頭痛は筋緊張が誘因となっている。そのため，鍼灸治療はよい適応である。後頚部の筋緊張を緩めることは，頭痛の軽減につながる。慢性化した強い後頚部，後背部の筋緊張は患部を直接解すのもよいが，「揉み返し」といって，かえって痛みを生じる場合がある。鍼灸治療の経絡の考え方を使い，手足の経穴（ツボ）などを用い，「遠隔的」に筋弛緩を引き起こすことができる。ライフスタイルでの運動，

姿勢，ストレッチ，リラクゼーションなど筋緊張を解すことは前提になるが，解熱鎮痛剤やトリプタン系の薬剤などの内服以外の選択肢として，鍼灸治療は有効である。

その他に頭痛に用いられるもの

報　告
- 参考文献10による。
- 一次性頭痛61症例（男性3例，女性58例，平均年齢45.6歳）に対し，漢方治療を行った有効例である。
- 結果：著効例：49例（80.3％）
- 片頭痛が26例最多，次いで緊張型頭痛やMOH（薬物乱用性頭痛）が各11例。
- 基礎疾患：女性に多い。更年期障害，慢性胃炎などが挙げられる。
- 処方：計20症例（桂枝人参湯＞桂枝茯苓湯＞真武湯の順）
- 内訳：計41例（桂枝人参湯合小建中湯，四物湯合小建中湯，桂枝茯苓丸合小建中湯の順）
- 加味生薬末の内訳：牡蛎末＞当帰末＞葛根末
- 誘因：低気圧が26症例，生理前後の頭痛16症例
- 低気圧性の頭痛：苓桂朮甘湯，五苓散，真武湯
- 生理前後の頭痛：苓桂朮甘湯，呉茱萸湯，桂枝人参湯

緊張型頭痛の疼痛機序

内科学書，頭痛の専門書を参考にされたい。片頭痛に比べ，あまり研究が進んでいない分野である。

▶末梢性：筋硬度上昇，筋，腱圧痛との相関（相関のない場合もある）

- 平滑筋，腱，筋膜組織の中にある血管周囲の疼痛侵害受容器が関与している。機械的刺激，虚血，化学的なメディエーター刺激が，A-δ，C線維を感作させる。
- 筋肉の活動性上昇→ブラジキニン，CGRP，サブスタンスP，セロトニン，ノルエピネフィリンが発現誘導され，侵害受容器が感作される。
- 筋の過剰疲労が，運動神経末端Ach過剰分泌を促し，筋の持続的収縮へとつながる。循環不全によりエネルギー供給が低下して炎症性物質（PGなど）放出される。

▶中枢性：持続的な侵害受容器への入力→感作

疼痛感受性を有する頭蓋外組織：皮膚，粘膜，筋膜，筋肉，血管および骨膜。筋

肉内の脂肪組織や結合組織内の血管周囲には，感覚神経終末が密に分布しており，神経終末由来の侵害刺激が筋肉の痛みを伝えているといわれている。側頭筋，頭頚部などの頭蓋骨周囲の筋組織は，頭頚部の痛みや圧痛の起源となりうる。東洋医学では，筋緊張を緩和することで末梢循環の改善を試みる。

月経で増悪

　東洋医学では，月経前は，気滞，瘀血が強くなる時期と考えられている。瘀血の痛みには以下のような痛みの特徴がある。頭痛という症状だけにとらわれず，月経周期を調整する当帰芍薬散，加味逍遙散，抑肝散，芎帰調血飲などを用いる。エストロゲンと関係すると考えられている。エストラジオールの濃度が高いうちは片頭痛が起こらない。固定痛，刺すような痛み，または鈍痛のことが多い。顎ラインのにきび(月経時増悪)，赤ら顔などの所見が見られる。手術歴は瘀血を形成しやすい。慢性的で難治のものは瘀血との関連を考える。

報　告　　・参考文献11による。

　　　　　・月経と片頭痛の関係については以下のように述べられている。

　　　　　・女性片頭痛患者の約半数は，月経(数日前から月経中)に関連して片頭痛発作が起こる。

　　　　　・多くは前兆がない。

　　　　　・性成熟期での有病率が高い。

　　　　　・月経時片頭痛は重症度が高く，難治性のことが多い。

　　　　　・急性期トリプタン系薬が奏功しないときには，NSAIDS を使用している。

　　　　　・機序として以下のものが考えられている。

　　　　　・NO を介した血管拡張作用

　　　　　・セロトニン，交感神経系，GABA，グルタミン酸などの神経伝達物質への影響

報　告　　・参考文献12による。

　　　　　・当帰芍薬散を用いた頭痛の11症例をまとめて検討したところ，頭痛は片頭痛が多く，月経や冷えで増悪傾向であった。当帰芍薬散は五苓散や半夏白朮天麻湯と鑑別が必要となることもあるが，当帰芍薬散では月経周期や更年期症状などいわゆる「血証」と関わりのある頭痛で，頭重感またはめまいを訴える比較的虚証の人に有効であると考えられた。

薬物依存性頭痛には漢方薬も選択肢になりうる

薬物依存性頭痛(MOH: medication-overuse headache)と呼ばれる。片頭痛と緊張型頭痛患者に起こり，急性期頭痛治療薬によって，頭痛が増悪した状態である。最近の傾向として，トリプタンによるMOHが増加しており，アミトリプチリンをはじめとした予防療法が必要である。治療予後は決して良好ではなく，再発がまれではない。

症 例
- 参考文献13による。
- トリプタンの量を漢方の抑肝散で減量できるという症例報告がある。
- 51歳，女性
- 40歳代から頭痛のため市販の鎮痛薬を連日内服していたが，頭痛専門クリニックを受診後，薬物乱用頭痛と診断され，著者らの施設へ紹介となった。入院後，頭部MRIでは異常所見は認めず，治療としてまず呉茱萸湯エキス顆粒を開始した。次いで板状筋，僧房筋上部線維および右優位の咬筋の緊張と圧痛が著明であることから，天柱，風池，肩井，肩外兪穴への鍼治療を併用した。しかし，第4病日目に激しい頭痛が起こり，インドメタシン坐薬で対処するもは無効で，患者自身が治る自信がなく不安であると訴えたため，翌日に抑肝散への変方が行われた。その結果，第10病日目には頭痛は消失，第16病日目には退院となった。

症 例
- 参考文献13による。
- 41歳，男性
- 頭痛に対して，数年にわたりゾルミトリプタンを月15回以上飲んでいることから受診。頭痛は首座が後頸部の軽い痛みが毎日続き，月に数回，3日程度持続する拍動性の重い頭痛があった。
- 所見より前者は薬物乱用による頭痛で，後者は患者固有の片頭痛と考え，インドメタシンを頓坐薬とし，五苓散を開始した。また，あわせて不安が強いことからアルプラゾラム・セルトラリンは継続した。その結果，頓坐薬が20日／月以上使用が続いたため抑肝散を追加したところ，3か月経過で頓坐薬は10日／月に改善，後頸部の軽い痛みも自制内となった。

報 告
- 参考文献14による。
- 片頭痛患者に対する予防的治療としての漢方薬の治療効果を検討した。片頭痛(前兆を伴う／伴わない／慢性片頭痛)と診断された410例に片頭痛予防の目的で当帰芍薬散96例(23.4％)，呉茱萸湯72例(17.6％)，五苓散90例(21.9％)，葛根湯106例(25.9％)，当帰四逆加呉茱萸生姜湯29例(7.1％)，加味逍遙散29例(7.1％)，半夏白朮天麻湯10例(2.4％)，釣藤散10例(2.4％)を投与した。3か月以上

継続した。

- その結果，284例中，有効例は208例（73.2％），全投与患者の50.7％であった。
- 女性の片頭痛患者において，漢方を使用した患者の約半数において有効性を認めた。片頭痛予防薬の数を減らし，頭痛発作の頻度減少効果が認められた。

より専門的に処方する

東洋医学的な頭痛の診察では，以下の3点に注意して聞くとよい。

①どの部位が痛いのか？

②どのような状況で痛いのか？

③痛みの性状は？

内傷頭痛として漢方薬を用いる場合，次のような点に注意して問診するとよい。

①どの部位が痛いのか？

- 後頭部：葛根湯
- 側頭部：抑肝散，加味逍遙散
- 前頭部：辛夷清肺湯，荊芥連翹湯

②痛みの増悪因子は？

- 増悪因子（季節，雨天，ストレス，疲労など）を問診する。
- 雨天：五苓散，半夏白朮天麻湯
- 月経：抑肝散，加味逍遙散　当帰芍薬散（冷え，浮腫体質）
- 脾虚（もともと胃弱，食欲不振，胃もたれ，過労で悪化）：半夏白朮天麻湯，桂枝人参湯

症例
- 37歳，女性
- 現病歴：2年前から片頭痛とめまい。胸が痛くなったり，咳嗽，嘔気を伴ったり，不安感にかられるようになった。低気圧，疲労時に悪化する。排卵痛に対して，当帰芍薬散を内服し，軽減した。
- 既往歴：パニック障害（電車内で発症し，以後乗車の際に不調を自覚する）
- 処方：加味逍遙散
- 経過（3週間後）前よりめまいが減っている。頭痛は1回あったが，1日間で軽快した。肩，首，眼精疲労。加味逍遙散合苓桂朮甘湯を処方し，以後，頭痛は波があるが，生活上とくに支障なく過ごせている。

症例
- 49歳，男性
- 主訴：側頭部痛，嘔気，手のしびれ
- 現病歴：4～5年前から頭痛自覚。月に2～3回の頻度。1か月前から嘔気，手の

しびれを伴い，会社を1週間休職した。頭痛は非拍動性，両側から圧迫されるような痛み。嘔気は朝に強い。右手の第4，5指のしびれがマウス操作時と頭痛時に生じる。頸部の動きによるしびれ増悪なし。首や肩の強いこりを自覚。脳外科の頸椎MRIで有意な所見なく，緊張型頭痛と診断されている。熱がりである。

・処方：半夏瀉心湯，辛夷清肺湯

・経過：一週間後，頭痛は軽減したが，嘔気持続したため鍼灸治療を併用した。1か月処方にて頭痛消失した。半夏瀉心湯のみとして継続中である。以後，頭痛の再燃は認めず。

症 例
・主訴：前頭部痛

・現病歴：前頭部のもやもやとした感覚があり，日によって頭痛となる。ほてり，熱感はなし。育児多忙。

・既往歴：慢性鼻炎，副鼻腔炎は指摘されたことはない。

・処方：辛夷清肺湯合荊芥連翹湯

・経過：鼻炎も頭痛，前頭部のもやもや感も軽快。緊張型頭痛も時にでるために，釣藤散を眠前1回追加して，経過良好である。

報 告
・参考文献15による。

・鼻炎，副鼻腔炎と前頭部痛（「もやもや」した頭痛）に関係した症例報告があり，辛夷清肺湯，葛根湯加川芎辛夷を用いている。副鼻腔炎を有する場合の前頭部頭痛は，副鼻腔炎を目標に治療するとよい。

6 おわりに

　病名処方の場合，片頭痛であれば呉茱萸湯，五苓散または当帰芍薬散が選択肢となる。筋緊張型頭痛であれば抑肝散または葛根湯が選択肢となる。大まかにはそうだが，東洋医学の臨床では，片頭痛と筋緊張型頭痛は併存している場合も多いために両群を混ぜ合わせて使用することもある。

　増悪因子として，気候（湿度，気温），月経，精神的ストレスが挙げられる場合，漢方治療は有用な選択肢である。また，薬物依存性頭痛も問題になっており，漢方薬も鎮痛剤の減量の際には検討されてよいかと思われる。

●参考文献

1) Sakai F., et al.: "Prevalence of migraine in Japan: a nationwide survey", *Cephalalgia*, **17**, pp.15-22, 1997

2) 名尾良憲ほか『主要徴候からみた鑑別診断学』金芳堂，2003

3) 張伯臾ほか『標準中医内科学』東洋学術出版社，2009

4) 大塚敬節『症候による漢方治療の実際』21，南山堂，1963

5) 堀場裕子ほか「Visual Analogue Scale を用いた"呉茱萸湯"の片頭痛に対する治療効果の検討」産婦人科漢方研究のあゆみ，**28**，pp.80-83，2011

6) 黒川隆史ほか「呉茱萸湯が有効性を示す片頭痛患者の臨床的特徴」痛みと漢方，**26**，pp.46-51，2016

7) 木村容子「呉茱萸湯で効果不十分な月経関連片頭痛患者に五苓散を月経周期に合わせて投与した症例の検討」日本東洋医学雑誌，**68**，pp.34-39，2017

8) 中江啓晴ほか「前兆のない片頭痛に対する漢方治療」痛みと漢方，**23**，pp.86-90，2013

9) 木村容子ほか「抑肝散およびその加味方が有効な頭痛の漢方医学的検討」日本東洋医学雑誌，**59**，pp.265-271，2008

10) 盛克己ほか「一次性頭痛に対する漢方治療有効例の検討」漢方の臨床，**64**，pp.447-452，2017

11) Somerville B.W.: "The role of estradiol withdrawal in the etiology of menstrual migraine", *Neurology*, **22**, pp.355-365. 1972

12) 木村容子ほか「当帰芍薬散が有効な頭痛の症例について」日本東洋医学雑誌，**62**，pp.627-633，2011

13) 光藤尚ほか「薬物乱用頭痛に対する抑肝散の使用経験」日本東洋心身医学研究，**28**，pp.47-49，2013

14) 山王直子ほか「片頭痛予防治療としての漢方治療」脳神経外科と漢方，**2**，pp.41-46，2016

15) 及川哲郎ほか「頭痛を伴った慢性副鼻腔炎の3症例」漢方の臨床，**57**，pp.746-750，2010

第8章　小児科

ポイント

・小児の特徴は「純陽」である。成長と発達が著しい。

・小児科の重点臓腑は脾胃，肺，腎である。

・漢方薬の量に明確な決まりはない。子供は漢方薬を飲みたがらないため，飲みやすさ，飲ませ方，甘さや好む味かどうか，ゼリーと一緒に飲ませるなど服用に工夫が必要である。

・患児だけでなく，母にも漢方薬を飲ませるという考えがある。

・暑がりである。熱性の薬は合わない。

・小児の診察では望診(東洋医学的な視診)を重視する。

1 はじめに

　「こどもはおとなのミニチュアではない」と，現代医学的にもよくいわれるが，成長発達の著しい子供は，東洋医学的にも大人とは異なっている。身体も精神的にも変化が大きく，それだけ医学での治療に使える薬も内容が異なっており，大人の薬がそのまま使えるわけではない。様子をみていても，たくさん動き回るし，落ち着きがなく，「大人しい(おとなしい)」とは逆の状態，静と動で分けるなら「動」，暑がりであることから，寒と熱で分けるなら「熱」が当てはまる。

　東洋医学に陰と陽という考えがあるが，その「動」や「熱」は「陽」という言葉に当てはまる。そのため，子供の特徴の一つは「純陽」といわれ，身体は外向きにどんどん大きくなり，活発に動き，暑がりでもあるという特徴をこの言葉で表現してきた。寝相も悪く，汗も多くかき，代謝も活発な，極端にいうと「大人とは別の生き物」として扱う必要がある。そのため子供に対する治療も大人と異なる傾向にあり，使う頻度の多い薬も異なる。

　それでは，「疾病の種類は？」といわれると，例えば，現代医学の内科の有名な教科書である『ハリソン内科学』と比べ，小児科の『ネルソン小児科学』は引けをとらない内容量があり，疾患もそれに対する治療も多岐にわたる。それと同じく漢方薬での小児治療も多岐にわたり，小児科に多い疾患に対する特有の診察や方剤が存在するが，本書では大人と共通する使用法については内科の各章を参照してもらい，エッセンスとしての小児科特有の漢方とその周辺知識を述べることとする。

8章執筆：千葉浩輝

❷ 小児科疾患の東洋医学的な捉え方

「純陽」という言葉が上記で出てきたが，それに加え，子供は大人に比べるとカラダが幼弱であるとも東洋医学では捉えてきた。実際，大人に比べて風邪にもかかりやすく，医療が発達する前の時代では，小児期の死亡率も高い傾向があった。「先天的な幼弱さ」として，生まれつき身体が小さかったり，発達の遅れが目立つ子供は，親からもらった根本的な栄養素（「先天の精」という）が少ないと捉えている。

対して，「後天的な幼弱さ」として，内臓（東洋医学では「五臓六腑」や「臓腑」という）が弱いという特徴があり，とくに消化器系（東洋医学的には「脾」や「中焦」という）が弱く，脾が弱いと栄養（「後天の精」という）もうまく吸収することができないため虚弱な体質が改善しない，もしくは悪化すると考えている。呼吸で大気からも気（エネルギー）を得ていると考えており，呼吸器系（東洋医学的な「肺」）も後天の精の生成に関与している。

小児の場合，大人に比べるとこの「先天の精」と「後天の精」の不足が病態とその治療に重要であることから，これら先天と後天の精を中心に小児の疾患をとらえることが多い。先天と後天の精は「腎」という臓腑に蓄えられるとしており，腎を補うという考え方も必要となってくる。小児科での東洋医学的な病態把握に重要な臓腑は脾と肺，腎であり，治療も主にその臓腑に重点を当て行われる。

小児科へ外来受診する原因疾患で最も多いのは一般的な感冒を中心とする感染症である。感染症の90％以上は抗菌薬の効かないウイルス感染症で気道感染や消化器感染症が主であるが，感染症に対する治療対応は概ね大人と共通であるため，その部分は2章「呼吸器」や4章「消化器（下痢）」等を参照されたい。

小児科に多い，あるいは特有な疾患で，漢方加療の相談を受けるのは，成長発達と関連するものである。低身長や体重増加不良，発達障害，自閉症などが挙げられる。その他の疾患として，アレルギー関連疾患（気管支喘息，アトピー性皮膚炎，アレルギー性鼻炎など），夜尿症，易感冒（風邪を引きやすい）や虚弱体質，慢性的な頭痛，多汗症，夜泣きや癇癪，起立性低血圧，慢性下痢便秘症，冷え症など様々である。

これら現代医学的な検査で異常がない場合や現代医学的に根本的な治療法がない，もしくは治療が効きづらい疾患が多い。東洋医学では現代医学と異なる視点から疾病を診断し治療するため，それらが奏功する場合も数多くある。一部は小児と大人で重なる疾患もあるが，小児の治療方針は，上述の東洋医学的な臓腑である「脾」「肺」「腎」に重点をおいて治療を行うところが大人の治療との違いである。

③ 小児科疾患の症状や病態に対する主な方剤

以下が代表処方である。原因病態によって実際には様々な方剤が適応となる。

- ・低身長，体重増加不良：六味丸，六君子湯など
- ・発達障害：六味丸，抑肝散など
- ・自閉症：抑肝散，大柴胡湯，六味丸，加味逍遙散など
- ・アレルギー：小柴胡湯，小建中湯，温清飲，柴胡清肝湯，荊芥連翹湯など
- ・夜尿症：五苓散，抑肝散，桂枝加竜骨牡蛎湯，当帰四逆加呉茱萸生姜湯など
- ・易感冒（風邪を引きやすい）：防己黄耆湯，小建中湯，黄耆建中湯など
- ・虚弱体質：小建中湯，黄耆建中湯，六君子湯など
- ・頭痛：補中益気湯，五苓散，柴苓湯など
- ・多汗症：黄耆建中湯，防己黄耆湯，六味丸，三物黄芩湯など
- ・夜泣きや癇癪：抑肝散，甘麦大棗湯，桂枝加竜骨牡蛎湯など
- ・起立性低血圧：苓桂朮甘湯，補中益気湯，十全大補湯など
- ・慢性下痢便秘症：小建中湯，啓脾湯など
- ・冷え症：真武湯，八味地黄丸，当帰四逆加呉茱萸生姜湯など
- ・水イボ（伝染性軟属腫）：ヨクイニンエキス散，六君子湯など

上記を見るだけでも，様々な漢方方剤が使用されていることがわかる。方剤全部をこの章では説明しきれないが，小児で病気の元になりやすい脾胃や肺，腎に重点を置いたものが多く用いられている。

よく見ると，同じ病名に違う方剤が，違う病名に同じ処方が使用されていることがわかる。前者を同病異治，後者を異病同治といい，結果として同じ一つの方剤が様々な疾患に使用されている場合でも，東洋医学的にどの臓腑に治療の重点を置くかなど，病態を把握したうえで方剤を決定している。

④ 小児科疾患に用いられる主な方剤

小建中湯

要　点
- ・脾胃（東洋医学的な消化器の表現）を補い，建て直す。
- ・消化器の症状だけではなく，脾胃から建て直すことで様々な病態に広く適応がある。
- ・体力がなく，緊張しやすく，お腹を壊しやすい小児が適応である。
- ・構成は桂枝湯の芍薬を2倍量とし膠飴を加えたものである。
- ・小児に適した，甘く飲みやすい処方である。

原　典	・『傷寒論』太陽病中篇

「傷寒，陽脈は濇にして陰脈は弦。法はまさに腹中急痛すべし。先ず小建中湯を
与え，差えざる者は小柴胡湯，之を主る」

・『金匱要略』血痺虚労篇

「虚労の裏急し，悸し，衄し*，腹中痛み，夢に失精し，四肢痠疼し，手足煩熱し，
咽乾口燥するは小建中湯，之を主る」

適　応	・虚弱体質，疲労倦怠感，腹痛，慢性の下痢または便秘症，起立性低血圧，頭痛や

アレルギー疾患(花粉症，アトピー性皮膚炎，気管支喘息)，夜尿など，小児期の
体質改善など

目　標	・腹証：筋緊張亢進で，とくに腹直筋の緊張が強い，くすぐったがる様子がある

・脈証：細く弱い

・舌証：淡(血色が薄く)，白苔(舌苔の色は白い)

構　成	・桂皮(桂枝)：温めて全身の巡りをよくする。(散寒)

・芍薬：筋緊張を緩和しながら痛みを止める。(緩急止痛)

・大棗：消化器系(中焦)を補う。(補気健脾)

・生姜：消化器系(中焦)を温める。(散寒健脾)

・甘草：消化器系(中焦)を補う。生薬を調和させる。(補益中気)

・膠飴：消化器系(中焦)を温め補い，筋緊張を緩和させる。(温中補虚，和裏緩急)

解　説	・小建中湯は虚弱体質の子供に対する代表的な処方であり，やや寒がりで，お腹の

弱い子供の様々な病態に小児科一般に広く使用することができる。具体的には，
冷えと脾が弱っていることが根本にある，アレルギーや過敏性腸症候群，易感冒
(風邪を引きやすい)などの患者に用いる。

・長期に内服することで少しずつカラダが温まり巡りも改善し，病態を根本から改
善させることができる。桂皮(桂枝)であたため，巡りをよくし，芍薬で筋緊張を
緩和しながら補い，膠飴で大棗と生姜でやさしく脾を助け，甘草で生薬全体を調
和させている。

・方剤の構成は桂枝加芍薬湯に膠飴を加えたもので，消化吸収しやすく，お腹にや
さしい処方となっており，小児でも甘く飲みやすい。また，この小建中湯に肺の
気を補うことができる黄耆を加えた黄耆建中湯もよく用いられる。東洋医学的に
肺は体表面の感染症などに対するバリア機能を担当していると考えており，黄耆
を用いると肺も補うことで，より易感冒に対して強化した治療ができる。

---

*衄し(じくし)：鼻血を主に指す。

六味丸

要　点
- ・腎(東洋医学的な成長発達を主る臓腑の表現)を補う方剤である。
- ・三補三瀉の六つの生薬で構成されたバランスのよい方剤である。
- ・地黄を含むのでお腹がもたれるなど，胃腸障害に注意が必要である。

原　典
- ・『小児薬証直訣』巻下諸方

「腎怯*して失音し，顖**開きて合せず，神不足し，目中白晴多く，面色白光白等を治する方」

適　応
- ・排尿困難，疲労感，易疲労感，乏尿，多尿，口渇症，頻尿症，浮腫，皮膚そう痒など

目　標
- ・腹証：臍下腹部の緊張低下(臍下不仁あるいは小腹不仁という)
- ・脈証：尺が無力
- ・舌証：苔は少ない〜無苔，紅〜暗紅

構　成
- ・熟地黄：潤して腎を補う。(滋補腎陰)
- ・山茱萸：腎と肝を補う。(養肝益腎)
- ・山薬：腎と脾を補う。(滋腎補脾)
- ・沢瀉：余分な水分を除く。(利水滲湿)
- ・茯苓：脾に溜まった余分な水分を除く。(健脾利水)
- ・牡丹皮：余分な血の熱を冷ます。(清熱涼血)

解　説
- ・腎陰不足を治療する基本処方である。歴史的には，先に存在していた八味地黄丸から，温める作用のある桂皮と附子を除いて作られた方剤で,「純陽」である小児に適した処方構成である。六味の薬によって組成されているところから六味丸と命名された。熟地黄，山茱萸，山薬の三つの補う薬，沢瀉，茯苓，牡丹皮の三つの余分なものを取り除く薬で構成され，三補三瀉と呼ばれるバランスのとれた方剤である。
- ・腎を補うベースとなる方剤であり，東洋医学的な「腎」は骨や脳を主る重要臓器である。そのため成長の遅い子(骨の成長が悪い)，発達の遅い子や精神遅滞(脳の発達が悪い)が適応となる。低身長の小児に対して有効であった，という報告もある。ただし地黄を含む方剤なので，胃もたれなど消化器障害が起こりやすい小児には慎重に投与する必要がある。
- ・六味丸，八味地黄丸，牛車腎気丸の三つは腎虚に対する代表的方剤である。腎は

---

*怯：おびえる，おじける，ひるむ，弱いの意味。

**顖(しん)：幼児の頭蓋骨の泉門(せんもん)のこと。

成長発達のみでなく老化とも関連しており，これら補腎（ほじん）の方剤は小児に加え，とくに高齢者に適しており，アンチエイジングの方剤という側面もある。

抑肝散（よくかんさん）

要　点	・肝（東洋医学でストレスや怒りを主（つかさど）る臓腑）を鎮め，イライラや神経の高ぶりから起こる様々な病態を治療する。
	・比較的甘く，小児にも飲みやすい。

要　点
- 肝（東洋医学でストレスや怒りを主（つかさど）る臓腑）を鎮め，イライラや神経の高ぶりから起こる様々な病態を治療する。
- 比較的甘く，小児にも飲みやすい。

原　典
- 『薛氏医案（せつしいあん）』巻五十四，保嬰撮要（ほえいさつよう）一，肝臓

「肝経の虚熱，搐（ちく）*を発し，或いは発熱咬牙，或いは驚悸寒熱，或いは木土に乗じて嘔吐沫，腹張食少なく，睡臥不安なるを治す」

適　応
- 虚弱，神経症，不眠症，乳児の過度の啼泣など

目　標
- 腹証：左腹直筋緊張，左臍傍の動悸
- 脈証：弦
- 舌証：淡紅色〜やや紅色，舌の振戦

構　成
- 柴胡（さいこ），釣藤鈎（ちょうとうこう）：気を巡らせ風を去り，熱をさます。（平肝熄風（へいかんそくふう），清熱解鬱（せいねつげうつ））
- 川芎（せんきゅう），当帰（とうき）：血を補い巡らせる。（養血活血（ようけつかっけつ））
- 白朮（びゃくじゅつ），茯苓（ぶくりょう），甘草（かんぞう）：脾に溜まった余分な水分を除く。（利湿健脾（りしつけんぴ））

解　説
- 精神的な緊張と高ぶりを鎮める方剤である。東洋医学的には内風（体の中に風が吹いている状態）という考えがあり，その風（かぜ）が震えや落ち着かないといっ

コラム 1

○小児に使用禁忌の漢方薬ってある？

　一般的な現代医学で用いる薬の中には，小児に使ってはいけない使用禁忌の薬がある。現代医学の分野では，抗菌薬やNSAIDSの一部が，最近では鎮咳薬の一部が小児科で使用できない。それに対して医療用漢方製剤では，結論からいうと，保険内の漢方薬では小児に禁忌の薬はない。もちろん，小児に向き・不向きの薬はある。

　前述のように小児は基本的に暑がりな体質なので，冷えが強い場合を除いて，東洋医学的に温める属性に入る薬物は不向きである。したがって，桂皮や附子のような補陽（陽気の不足を補う）を必要とする生薬は小児に適さないという判断から，八味地黄丸から桂皮と附子を抜いた六味丸が作られたとされる。現代医学の薬との併用に関しては，小柴胡湯とインターフェロンの併用以外は明らかな禁忌はない。

(千葉浩輝)

---

*搐（ちく）：けいれんのこと。

たカラダの症状として現れていると捉えている。具体的には，小児では熱性けいれん，無熱性けいれんの他，夜泣きや歯ぎしり，落ち着きがない，イライラしやすい，自閉症での多動傾向などに用いられる。

・抑肝散は小児だけでなく，大人でも用いられ，高齢者においては多動，徘徊，攻撃性を伴う認知症の症状緩和に有効ともされている。

甘麦大棗湯
（かんばくたいそうとう）

要 点
・甘みで気持ちを落ち着かせ鎮める処方である。
・とくに原因がないのに泣く，不眠などに用いられる。
・非常に甘くて飲みやすく，小児に適する。
・三つの食品としても用いられる生薬で構成される。

原 典
・『金匱要略』婦人雑病篇
（きんきようりゃく）
「婦人藏躁，喜悲傷哭せんと欲し，象神霊の作す所の如く，數欠伸*す，甘麦大
（ぞうそう）（こく）（しばしばけっしん）
棗湯之を主る」

適 応
・ひきつけ，神経症，不眠症，乳児の過度の啼泣など
（ていきゅう）

目 標
・腹証：腹直筋緊張

構 成
・小麦：心を補い落ち着かせる。（養心益気，安神）
（しょうばく）（ようしんえきき）（あんしん）
・甘草：脾の気を補う。（補脾益気）
（かんぞう）（ほひえきき）
・大棗：潤して気や肝血を補う。（柔肝益気）
（たいそう）（じゅうかんえきき）

解 説
・3種類のすべてが食品としても用いられる生薬で構成された，甘く飲みやすい方剤である。甘みで気持ちを落ち着かせる薬でもあり，小児科では，どうしても他

コラム 2

○てんかんと釣藤鈎

　てんかんに対して，実際にけいれんの主処方として抑肝散を使用することはない。しかし，釣藤鈎には抗けいれん作用があり，小児科では使用されてきた。てんかん気質という言葉があるのと同様に，東洋医学では肝鬱気滞傾向とてんかんは関係があると考えられていた。現在でも熱性
（かんうつ）
けいれんの予防のために，中国では感冒薬に釣藤鈎を加えている。
　釣藤鈎はもともと小児で使われ始めた，長い歴史の中では「新規」の使用法である。『傷寒論』をベースにした方剤構成の中では，柴胡，桂枝，芍薬を合わせることで，抗けいれんとして用いられてきた。
（田中耕一郎）

---

*欠伸(けっしん)：あくびのこと。

の漢方薬は嫌がって飲んでくれないという小児を漢方薬に慣れさせるきっかけに使用するときもある。小麦はいわゆるコムギであり，やさしい甘みで心を落ち着かせる効果がある。神経過敏や不安感，焦燥感が強くて腹直筋攣急があり，急迫症状やため息，あくびの頻発などに対して用いられる。

・『方輿輗』という書籍には，「男女老少に拘らず妄りに悲傷哭する者に一切之を用いて効あり。甘草・大棗は窮迫を緩めるなり小麦は霊楠に心病小麦を食うに宜しと云い千金に小麦心気を養うと云う凡そ心疾にて迫る者に用いて可なり」と記載されており，小児に限らず気持ちを静める方剤として用いることができる。抑肝散は何かしらの原因があってイライラして癇癪のある場合に用いるが，対して甘麦大棗湯はとくに理由なく気持ちが落ち着かない，なぜか涙が流れるというような状態に用いるとよい。

5 調剤の量

実は，小児に対する漢方薬の量に明確な決まりはない。古くから東洋医学的には，子供が嫌がってこぼしたり，あるいは吐き出す等，内服できない分の量が存在し，内服量よりもやや多めに処方するように伝えられている。目安として，乳児期には成人の1/5〜1/4，2〜5歳までは1/3，小学生の前半は1/2〜2/3，小学生の高学年以上は成人量とする。体重あたりではエキス剤で0.1〜0.2 g/kg/日が妥当である。現代小児医学の薬の方法に準拠してもよい（**表8.1**）。

表8.1　Von Harnackの換算表

年　齢	未熟児	新生児	3か月	6か月	1歳	3歳	7.5歳	12歳	成人
薬用量 （小児／成人）	1/10	1/8	1/6	1/5	1/4	1/3	1/2	2/3	1

6 投与法

実際に，小児には漢方薬を飲ませる機会はあまり多くない。漢方薬自体は古代中国から伝わったものだが，歴史的にみても薬は高価なものであったために，特別なときを除いて，頻繁に漢方薬を内服していたわけではなかった。現在の日本でも小児が現代医学を含めて薬を飲む機会は，大人や高齢者に比べあまり多くない。大人と違い飲んでくれないこともしばしばあり，小児医療では現代医学，東洋医学を問わず大きな問題である。とくに漢方薬の独特な味や香りのものが多く，いかに投薬するか工夫が必要となる。

内　服

子供に飲ませやすくするための工夫として以下のような方法がある。

・甘いもの(ハチミツ(1歳未満は避ける)，砂糖，ジュース，アイスクリーム，コ
　コア等)と混ぜて与える。

・少量の水で練って，上顎に付ける。

・少量の湯で溶いて飲み，ジュースや牛乳で流し込む。

・漢方ゼリーで飲む。

坐剤，浣腸

胃腸炎の場合，嘔吐症状が強く経口投与ができない場合がある。現代医学での治
療として制吐剤の坐剤が用いられるが，東洋医学においても同様の方法がある。経
口でも静吐作用の認められる五苓散を，エキス剤を水や湯で溶かして浣腸として用
いたり，自家製の坐剤を用いることで経消化管的に投与することができる。

母子同服(母も子も同じ薬を同じときに飲む)

母子同服は漢方治療の中でも，とくに小児科に特有の治療法(内服法)である。患
児に必要な薬剤を疾患の有無にかかわらず母親にも同時に服用させて患児を治療す
る手法である。従来は中国の明代1555年の著書『保嬰撮要』に抑肝散を「子母同
服」すると記載されていた。小児の治療において母子関係は非常に重要であり，子
育てに対する不安やストレスにより母の精神状態が変化し，親の精神状態を敏感に
感じ取った子に心身症的な症状が出現することがある。江川らは，抑肝散または抑
肝散加陳皮半夏を母子同服用させた群では患児単独投与群に比して良好な経過をた
どったと報告している。

狭義には，精神神経疾患の治療で，抑肝散を代表とする薬剤など，患児に必要な
薬剤を母親にも投与するというものである。広義には，患児に必要な薬剤を母親に
投与し経母乳投与により患児を治療するというものである。現在のように人工乳が
なかった頃，乳児の栄養は母乳が主体であった古代から試みられてきた方法であ
る。その他に，母親の治療のためにその子にも薬剤を投与する場合や，母親が精神
神経疾患を持つため，その児も精神神経症状を呈する場合，児が慢性の基礎疾患を
持ち，その治療経過中，母親の精神的ストレスが増大し，結果として患児も精神神
経症状を呈する場合など様々な見方もある。

115

7 小児科に特有の診察法

東洋医学の診察は「望診」「聞診」「問診」「切診」の四つの診察方法があり，大人の場合は四つの診察を合わせて患者の病態を判断する。小児科でも同じく四つの診察から判断するのだが，小児は病状を自分の言葉で訴えることが難しく，基本的には保護者から情報を得るしかなく，切診(触診法)で腹診や脈診というものがあるが，泣いたり暴れたりしてうまく判断しにくい。このため小児の東洋医学診察では望診(現代医学では視診にあたる)という視覚から得られる情報に最重点を置いている。とくに3歳以下の小児に限って

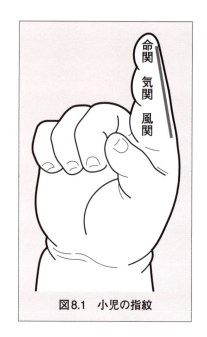

図8.1 小児の指紋

は特有な望診の一つ「指紋」という指の所見を判断の補助とする。

指紋は，小児の人差し指腹側外縁に浅在する小静脈を見る。近位指節を風関，中位指節を気関，遠位指節を命関という(図8.1)。正常の指紋は紅色を帯び，風関内に見られる。病変時，紫色は熱，淡紅色は虚，青色は風あるいは痛，青紫・黒は血瘀を示す。また，指紋が風関内にだけ見られるのは病邪が浅く病変が軽いことを，気関にも見られるのは邪が比較的深いことを，命関に達しているのは重症であることを示す。指尖(指の先端)に達するのは透関射甲といい，さらに重症である。

8 生活指導

小児の漢方外来ではよく，体質改善目的に相談受診されることが多い。薬を飲めば改善方向へ向かうかもしれないが，根底にあるのはその病態に至った周囲の環境や生活がある。東洋医学的には，病気となったとき，「第1に睡眠をあらため，第2に食事をあらため，第3にそれでも改善がなければ漢方薬を使用する」という原則がある。そのため睡眠と食事についてしっかり指導をしなければ治療効果を得られにくい。

例えば，疲労感を改善させたくてもしっかり睡眠がとれる生活が根底になければ，いくら漢方薬を飲んでも無効であり，冷え症の子が冷飲冷食(冷たい飲み物や食べ物)を控えなければ効果が得られないこともしばしばである。そのため，職に就き生活時間の固定されている成人と異なり，小児では適切な指導で生活スタイルが改善可能な場合が多く，じつは漢方薬内服する以前の問題として，非常に大切である。

9 おわりに

　小児における漢方薬治療のダイジェストを記載した。この章で述べた以外にも小児でもよく用いられるものとして，胃腸炎に対する五苓散や感冒に対する葛根湯などがある。小児に対する漢方薬は多彩な病態で用いられ，内服方法も含め患者から相談を受ける場面は多いと思われるが，結局のところ小児では飲めるか否かが一番の問題である。

　「証に合っていればカラダが欲しがるため，美味しく感じる」という考えがあるが，小児でも飲み始めは問題なく飲め，改善してくるとその薬の内服をいやがる，という例をいくつか経験する。夜泣きの赤ちゃんでも抑肝散は飲めるのに，甘麦大棗湯や小建中湯は飲めないというように，単なる飲みやすさだけでは片づけられない問題が隠れているように思われる。

　小児の漢方治療は大人に比べて診察や内服が難しいという面もあるが，大人と比べて正直であり，内服したときの反応はわかりやすく判定もしやすい。興味のある方はぜひ知識を深め，臨床で実践していただきたい。

●参考文献
1) 菅沼栄『漢方方剤ハンドブック』東洋学術出版社，1996
2) 広瀬滋之『小児疾患漢方治療マニュアル(新装版)』名著出版，2016
3) 西村甲『臨床漢方小児科学』南山堂，2016
4) 伝統医薬データベース http://dentomed.toyama-wakan.net/
5) 井上淳子「六味丸」漢方と診療，5，2014
6) 江川充「親子関係における漢方治療」第4回日本小児東洋医学懇話会講演記録，4，1987
7) 西村甲「母子同服」小児科診療，67，2004

第9章 産婦人科, 女性医学

ポイント

- 産婦人科の漢方処方は, 周産期(妊娠, 出産, 産後)医学, 婦人科腫瘍学, 生殖医学と多岐にわたる。
- 腎虚, 血虚といった潜在的な生殖能力低下に, 肝鬱気滞など精神的負荷が気滞・瘀血の病態を作る。
- 当帰芍薬散は性成熟期に, 温経湯は更年期, 生殖機能低下によい適応である。
- 加味逍遙散は精神症状, とくに月経前症候群, 更年期障害に頻用されている。
- 不妊症に柴苓湯が用いられ, 効果を上げている。

1 はじめに

　　産婦人科学(obstetrics and gynecology)は, 周産期(妊娠, 出産, 産後)医学, 婦人科腫瘍学, 生殖医学を主要な領域として細分化され, それぞれの専門領域を深めて来ている。一方, 細分化された産婦人科に対し, 女性医学という分野も開拓され, 2014年には日本産婦人科学会から, 産科婦人科の専門領域として認定されるようになった。女性医学とは, 「女性に特有な心身にまつわる疾患を女性の一生を通して, 主として予防医学の観点から取り扱う」と定義され, 「治療から予防」「未病」「発症前介入」「QOL(Quality of Life)の改善」などのキーワードをもとに一生を通じた女性のヘルスケアを担う分野である。この観点は, 東洋医学の方向性と非常に共通点を有しており, 今後, 「人を診る」という点から不可欠となると考えられる。

　　女性医学は, 産婦人科から派生して, 女性の一生を通じて診るという女性医学の分野が発達してきている。対象分野の一例として, 婦人科悪性腫瘍の治療によって若くして卵巣機能を失った女性, 思春期・卵巣機能不全を来した女性, スポーツ強化選手の無月経の女性などの長期にわたっての健康維持の知見が集積してきている。女性医学では, 従来の産婦人科以外の内科, 精神科, リハビリなども横断する新たな学問領域となってきている。

9章執筆：橋口 亮, 田中耕一郎

2 産婦人科疾患の現代医学的な概念

産婦人科疾患は多岐にわたるため，ここでは東洋医学に比較的関係の深い分野にのみ概説する。疾患の診断治療の詳細については成書を参考されたい。本章では，女性のライフステージに分け，思春期・性成熟期(月経，不妊，妊娠，産後)，更年期，腫瘍について論じる。

① 月経異常(日本産婦人科学会の定義による)

正常な月経：約1か月の範囲で自発的に起こり，限られた日数で自然に止まる子宮内膜からの周期的な出血である。月経周期が25〜38日の間にあり，その変動が6日以内，卵胞期日数17±6.2日，黄体期日数12.7±1.6日，出血持続日数3〜7日(平均4.6日)，経血量20〜140mlであれば正常月経と定義されている。

月経の異常には，月経周期の異常，無月経，月経量・月経持続日数の異常，月経困難症，月経前症候群などがある。いずれも原因となる器質的疾患の除外，現代医学的な標準治療が前提となる。

② 月経周期の異常と無月経

月経周期の異常

頻発月経(周期24日以内)，稀発月経(周期39日以上)，また排卵の有無により，排卵性と無排卵性の月経周期以上に分類される。

コラム 1

○女性は7年ごとに身体が変わる

『黄帝内経・素問』上古天真論には，男女の一生の生・長・壮・老について書かれている。「女子は七歳になると，腎気が充たされだし，歯は脱けかわり，毛髪も長くなってきます。二七(14歳)になると天癸(性腺の発育，成熟，性機能を維持する物質とされる)が発育・成熟し，任脈がのびやかに通じ，太衝の脈は旺盛になって，月経が時に応じて巡ってきます。だから子供を産むことができます。三七(21歳)になると，腎気が充満し，智歯が成長して，身体の丈ものびきります。四七(28歳)になると，筋骨はしっかりして，毛髪ののびも極まります。この時期は身体が最も強壮である時期です。五七(35歳)になると，陽明経の脈が次第に衰え，顔面部はやつれはじめ，頭髪も抜けはじめます。六七(42歳)になると三つの陽経の脈はすべて衰えてしまいます。それゆえ顔面部はまったくやつれ，頭髪も白くなりはじめます。七七(49歳)になると，任脈は空虚となり，太衝の脈は衰え，天癸は竭きて，月経が停止します。それゆえ身体は老い衰えて，再び子を産むことはできません。」

平均寿命が格段に延びた半面，生殖年齢は2000年前とほとんど変わっていないことがわかる。

(田中耕一郎)

稀発月経は，視床下部—下垂体—卵巣系のホルモン分泌不全によって生じるが，いったん正常周期になっていたもので途中から稀発月経を生じたものには注意が必要である。極端なダイエット，過度の運動，対人関係のストレス，学校・職場などの生活環境の変化が契機となっていることがあり，そのまま続発性無月経に移行し，将来不妊を招く可能性がある。そのため積極的な治療介入が必要である。

無月経

満18歳になっても初経が起こらないものを原発性無月経，これまであった月経が3か月以上停止したものをいう。

続発性無月経

ただし，生理的無月経(初経以前，妊娠，産褥，授乳期，閉経後)は除く。①卵巣性40％，②視床下部性35％，③下垂体性19％，④子宮性5％，⑤その他とされ，卵巣性の原因としてPCOS(Polycystic Ovarian Syndrome，多嚢胞性卵巣症候群)が原因の半数近くを占めている。

・定義：無月経の原因として多くを占める。両側卵巣が腫大・肥厚・多嚢胞化し，月経異常，不妊に多毛，男性化，肥満などを伴う症候群である。高LH，LH/FSH比の上昇，テストステロン，アンドロステンジオンなど性ホルモンの分泌異常を伴う。

・原因：視床下部－下垂体—卵巣系に異常に加えて，副腎系，糖代謝異常が複雑に関与しているとされるが，一次的な病因は明らかになっていない。

コラム 2

○補気による産婦人科疾患の治療

産婦人科では血海という概念を用い，全身の気血を生殖機能用に配分して用いる「仮想の場」が想定されている。脾気虚では，血海が充足されず，衝気・任脈による生殖機能を発揮できなくなる。補腎では地黄を中心に行うが，地黄は胃腸に重く，脾虚の方では内服が厳しい場合がある。その際には人参や黄耆などを用いて補気し，脾の運化作用を助けている方法を取ることがある。産婦人科において六君子湯が使用されるのは，上記の観点からきている。詳細は参考文献12および3章「消化器」を参照されたい。

(田中耕一郎)

治療

適正な食事と運動が前提であるが，挙児希望の場合は，排卵誘発を行う。思春期や性成熟期における卵巣機能低下には産婦人科受診が望ましい。詳細は成書を参照されたい。

女性アスリートに対する続発性無月経には産婦人科医，女性医学専門医師による診察が望ましい。女性アスリートの三徴として，摂食障害，視床下部性無月経，骨粗鬆症がいわれている。

③月経量，月経持続日数の異常

定義

過多月経は，経血量が140 ml以下，過少月経：経血量が20 ml以下を指す。出血日数が8日以上続くものを過長月経，2日以内のものを過短月経という。

④月経困難症

定義

月経期間中に月経に随伴して起こる症状を月経困難症という。下腹痛，腰痛，腹部膨満感，嘔気，頭痛，疲労，脱力感，食欲不振，イライラ，下痢および憂鬱の順に多く見られ，月経痛以外の疼痛，消化管症状，精神症状と症状は多彩である。無排卵性月経には通常見られない。

原因

器質性と機能性に分類され，器質的には子宮内膜症，子宮腺筋症，子宮筋腫など，機能性にはプロスタグランジンなどの内因性生理活性物質による子宮の過収縮機能性がある。

治療

前者は器質的疾患の治療を，後者には痛みに対して非ステロイド系抗炎症薬(NSAIDS)，低用量エストロゲン・プロゲスチン製剤(LEP)，黄体ホルモン，レボノルゲストレル放出子宮内システム(IUS)*などが用いられる。

⑤ 月経前症候群，月経前不快気分症候群

定　義

　月経前症候群（PMS：Premenstrual Syndrome）は，月経前の黄体期に多彩な精神および身体症状が3〜10日続き，月経発来と共に消失するものをいう。全女性の5〜10％程度に日常生活に支障がでるレベルの精神，身体症状が見られる。

・抑うつ気分，イライラ，怒りやすい，落ち着かない
・頭痛，頭重感，のぼせ，めまい，ふらつき，転倒
・浮腫，尿量減少，乳房の張り，乳房痛，体重増加
・過食，眠気，倦怠感，下腹部膨満感，下腹痛，腰痛

　その重症型として，より精神症状が主体となる場合を月経前不快気分症候群という。現実に生活に支障をきたす例として，夫や子供への暴言による家族関係の崩壊，月経前の過食での体重増加などが受診のきっかけとなる。

原　因

　現代医学的には，エストロゲンの相対的な低下と，プロゲステロンの代謝産物のアロプレグナノロンが発症要因と考えられている。GABA作動性，セロトニン作動性神経系という内的要因と生活環境，精神的・身体的ストレスのような外的要因が重なることによって発症すると考えられているが，明らかな原因は不明である。

治　療

　軽症では精神症状に対する抗不安薬，頭痛，腹痛に対してのNSAIDSを，中等症には選択的セロトニン再取り込み阻害剤（SSRI）が頻用されている。

＊レボノルゲストレル放出子宮内システム：子宮内に装着し，子宮内に留置して黄体ホルモンを長期間にわたって放出し続ける。黄体ホルモンは子宮内膜の増殖を抑えるため，子宮内膜は薄い状態に保たれ，月経量を減少させ，月経痛を改善する。薄い子宮内膜の状態では受精卵の着床を妨げ，子宮口の粘液を変化させて精子が腟から子宮内への進入を妨げたりすることで避妊効果を発揮する。そのため，避妊，過多月経，月経困難症などに用いられている。

⑥ 不妊症

定　義

　　不妊症とは，生殖年齢の男女が妊娠を希望し，避妊することなく通常の性交を継続的に行っているにもかかわらず，ある「一定期間」の妊娠の成立を見ないものをいい，その「一定期間」を日本産婦人科学会では1年としている。

原　因

　　女性側，男性側，両性側，原因不明例も見られる。女性側の要因としては，排卵因子(排卵障害)，卵管因子(閉塞，狭窄，癒着)，頸管因子(子宮頸管炎，子宮頸管からの粘液分泌異常など)，子宮因子(子宮筋腫，子宮内膜ポリープ，先天奇形)免疫因子(抗精子抗体など)などに分類される。男性側の要因としては造精機能障害(乏精子症)，精路通過障害，性機能障害などがあげられる。原因不明例は1/3ともされている。

治　療

　　排卵と受精を補助する治療として，タイミング法→排卵誘発法→人工授精→体外受精というように，原因，年齢などを考慮し，治療法をステップアップさせていく。
- タイミング法：最も妊娠しやすいとされる排卵の2日前から排卵日に性交を持つようにする方法。経腟超音波検査による卵胞の直径を測定し排卵日を推定する。補助的に尿中の排卵ホルモン(黄体化ホルモン，LH)を検査するもある。
- 排卵誘発法：クロミフェン療法，ゴナドトロピン療法などにより排卵を促す。
- 人工授精(AIH)：用手的に採取した精液から運動している成熟精子だけを洗浄・回収して，上記の妊娠しやすい期間に細いチューブで子宮内にこれを注入して妊娠を試みる方法である。
- 体外受精(IVF)：採卵手術により排卵前に体内から取り出した卵子と精子の受精を体外で行う治療である。受精が正常に起こり細胞分裂を順調に繰り返して発育した良好胚を体内に移植すると妊娠率がより高くなることから，一般的には2～5日間の体外培養後に可能な限り良好な胚を選んで腟の方から子宮内に胚移植する。

以上のように，原因・年齢を考慮してステップアップしていく。

⑦ 妊娠・分娩異常

- 分娩予定日：月経周期が順調な場合は，最終月経初日から数えて280日目（＝満40週0日）とする。
- 正期産：妊娠37週以降42週未満，早産：37週未満の分娩，過期産：42週以後の分娩である。妊娠経過中の異常として以下のものなどが挙げられる。
  - ▶初期（0～13週）：妊娠悪阻（つわりの重症化したもの），流産，異所性妊娠
  - ▶中～末期（14週以降）：妊娠高血圧症候群，子癇，HELLP症候群，前置胎盤，常位胎盤早期剥離，羊水異常，切迫早産

⑧ 更年期障害

定　義

　　閉経前の5年間と閉経後の5年間とを併せた10年間を「更年期」と呼ぶ。更年期に現れる多種多様な症状の中で，器質的変化に起因しない症状を更年期症状と呼び，これらの症状が日常生活に支障をきたす状態になった場合を更年期障害という。閉経年齢が平均49.5歳とされるが，40歳代で閉経を迎える女性や，60歳近くまで月経が見られる女性もおり，年齢は広範囲にわたる。

症　状

　　ほてり，のぼせ，ホットフラッシュ，発汗など血管運動神経症状やめまい，動悸，胸が締め付けられるような感じ，頭痛，肩こり，腰や背中の痛み，関節の痛み，冷え，しびれ，疲れやすさなどの身体症状，気分の落ち込み，意欲の低下，イライラ，情緒不安定，不眠，精神症状など多彩である。

原　因

　　卵巣機能低下，加齢に伴う身体的変化，精神的・心理的な要因，社会文化的要因（子供の巣立ち，夫の退職後，日中も時間を共有，家族の介護，それに伴う二世帯住宅の新築など）が複合的に影響することにより症状が発現すると考えられている。

治　療

　　ホルモン補充療法（HRT：hormone replacement therapy）であるが，エストロゲン

を補充しても軽快しない症例も存在する。精神症状に抗うつ剤，抗不安薬，睡眠薬などの薬剤，カウンセリングや認知行動療法などの心理療法，エストロゲンの分泌調節作用があるとされる大豆イソフラボンなどのサプリメントも試みられている。後述のように漢方薬も十分に選択肢となりうる分野である。

⑨婦人科良性腫瘍

子宮筋腫

定　義・子宮筋層を構成する平滑筋に発生する良性腫瘍である。

原　因・発生，増大に性ホルモン(エストロゲン，プロゲステロン)が関与するとされている。

治　療・無症状であれば経過観察。有症状の場合，閉経年齢であればゴナドトロピン放出ホルモンアゴニスト(GnRHa)により，卵巣からのエストロゲン，プロゲステロンの分泌を抑制させることで筋腫を縮小させながら，自然閉経に移行させる。逃げ込み療法とも呼ばれている。

・閉経年齢ではない場合，手術療法が検討される。GnRHaによる治療と漢方治療で，筋腫が有意に縮小したという報告もある。

子宮内膜症

定　義・子宮内膜様組織が子宮腔内面以外(異所性：ダグラス窩，卵巣，腹膜が多い)に生じた疾患である。異所性の子宮内膜様組織は増殖を繰り返し，慢性持続的な炎症により，癒着を引き起こす。月経困難や不妊の原因となる。

・卵巣チョコレート囊胞(卵巣内膜症性囊胞)は卵巣の子宮内膜症に起因する囊胞で，チョコレート様の液体(過去に子宮内膜様組織が月経のように出血を起こし，その血液が貯留したもの)を認めることからこのように呼ばれている。悪性化する場合がある。

原　因・原因は不明であるが，リスクとして，早い初経，月経周期の短縮，過多月経があり，妊娠・分娩回数はリスクを軽減する。

治　療・低用量エストロゲン・プロゲスチン製剤(LEP)，黄体ホルモン，ゴナドトロピン放出ホルモンアゴニスト(GnRHa)，ダナゾール(テストステロン誘導体：低エストロゲン状態を作り上げる)，レボノルゲストレル放出子宮内システム(IUS)，手術療法(保存手術：病巣除去，癒着剥離術，根治：単純子宮全摘術＋両側付属器切除術)などがある。

子宮腺筋症

定　義　・子宮腺筋症(adenomyosis)は，子宮内膜が子宮筋層内で異所性に増殖して月経困難症や過多月経などの症状をきたす疾患である。

原　因　・原因は不明であるが，経産数の増加や自然流産の既往などが罹患リスクとされることなど，子宮内膜症とは異なる疾患概念と考えられるようになった。

治　療　・低用量エストロゲン・プロゲスチン製剤(LEP)，黄体ホルモン，ゴナドトロピン放出ホルモンアゴニスト(GnRHa)，ダナゾール(テストステロン誘導体：低エストロゲン状態を作り上げる)，レボノルゲストレル放出子宮内システム(IUS)，手術療法(単純子宮全摘術，子宮腺筋症切除術)。

⑩婦人科がん

　　婦人科がんの漢方治療については支持療法が主となるため，13章「悪性腫瘍」を参照されたい。婦人科がんの手術により卵巣機能が消失する外科的閉経後の健康に与える影響を知っておく必要がある。外科的閉経は，加齢に伴って自然に消失する自然閉経に比較して，ホットフラッシュ，発汗，記憶力の低下が増加するとされ，骨粗鬆症にも影響する。また50歳未満に対してのホルモン補充療法を行わなかった場合，心血管系疾患およびその生命予後に影響を及ぼすとされている[1]。

⑪乳がん

　　乳がんでは，局所療法(手術療法，放射線療法)と全身療法(化学療法，ホルモン療法，抗HER2療法：分子標的薬)がある。ホルモン受容体(エストロゲン受容体，プロゲステロン受容体)陽性乳がんに対しては，エストロゲンにさらされることによって増殖するために，エストロゲンの作用を抑えるホルモン療法が行われる。閉経前はタモキシフェン(抗エストロゲン剤：エストロゲンが乳がん細胞のホルモン受容体に結合するのを阻害する)±LH-RHアナログ，閉経後はアロマターゼ阻害薬(アンドロゲンがエストロゲンに転換されるのを阻害する)またはタモキシフェンが使用される。

　　ホルモン療法により，副作用として更年期様症状が現れうる。漢方薬を用いられている分野である。

症　例　・30代，女性

　　　　・主訴：乳がん治療後の後天的無月経

　　　　・発症と経過および治療：左乳房の乳がん(stage Ⅱ)を指摘される。乳房の温存術で切除術を施行し，その後タモキシフェンによるホルモン療法を継続した。半年

後に月経が停止したため漢方治療(四物湯, アコニンサン錠)で月経の再開を図り, 月経が再来した。最初の3年間は周期がかなり不順であったがその後は, 30〜35日周期で継続的に発来している。

・血虚(生殖機能低下)に対して, 補血の基本薬の四物湯と体温を上げ, 排卵・高温期を安定させる目的で附子末やアコニンサンを用いた。

3 産婦人科疾患の東洋医学的な捉え方

① 生殖機能

生殖機能の東洋医学的生理

生殖機能は, 五臓の中の腎が主に, 肝が補佐として担当しているとされている。東洋医学の腎とは, 現代の解剖学でいう「腎臓」という臓器よりも広義の概念である。内科学における腎臓は, 泌尿器系の器官の一つとして, 血液からの老廃物, 尿素などのタンパク質代謝物や余分な水分の濾過および排出を行って尿を生成し, 体液の恒常性の維持を主な役割を担う。その他に, ビタミンD活性化, エリスロポエチン産生, レニン産生など内分泌代謝の調整にも非常に関係が深い臓器である。東洋医学での腎は, 尿生成以外に, 成長発達, それに密接に関係する生殖機能(生殖器官の発育状況, 性機能の成熟・維持, 潜在的な生殖能力)を主な働きとしており, 現代医学にて照らせば, 生殖器官とそれを調整する内分泌系(視床下部―下垂体―卵巣・精巣), 副腎と関係が密接である。

産婦人科領域特有の専門用語

生殖に関しては, 血海, 衝脈, 衝気, 任脈といった特殊な概念を用いて, 女性特有の機能を説明している。血海という「仮想の場」を想定し, 生殖のために全身の経絡から動員される気血を蔵するとしている。現代医学でいえば, 視床下部―下垂体―卵巣・精巣の内分泌系を含んだ概念である。血海, 衝脈, 衝気, 任脈は成書によって多少の説明の違いがあるが, ここでは理解を助けるために参考文献4を参照して概説する。

・血海:生殖のため, 胞宮(子宮)に気血を集める「仮想の場」である。

・衝脈:血海とほぼ同義。生殖のために全身を巡り, 胞宮(子宮)気血を動員する経絡(気血の通り道)。五臓では肝・腎に関係が深いとされる。

・衝気:生殖機能中の疏泄作用に関係した概念。血海への気血の流入を助け, 妊娠

不成立時，血海から不要になった血を排出する。つまり月経である。機能として
は肝に似る。機能の実態は腎陽と関係があるとされている。
・任脈：腎の有する生殖機能の物質的基盤となる概念。経絡としては子宮から身体
の前面を流れている。腎陰と関係が深い。血海は任脈の物質的基盤に含まれ，そ
の他に陰脈の海という子宮に連なるすべての体液を指す。

② 多く見られる病態

思春期・性成熟期(月経，不妊，妊娠，産後)・更年期の異常や，腫瘍に多く見ら
れる病態として，以下のものが挙げられる。

気　虚

気虚による一般的な症状，産婦人科的症状について**表9.1**に示す。気虚になると
脱力感，倦怠感，易疲労感は全身的な症状であるが，息切れする，声に力がない，
風邪を引きやすい，というのは肺気虚の症状である。気虚による産婦人科的な症状
は，月経不順，過少月経，稀発月経など月経を引き起こす機能の低下であり，それ
に伴って不正出血，だらだら続く帯下，冷え症，子宮下垂がある。

表9.1　気に関する病態：気虚

	メカニズム	一般的病状	婦人科的病状
気虚	気の不足 気の機能低下	脱力感，倦怠感，息切れ，易疲労感，声に力がない，顔色が悪い，風邪を引きやすい	月経不順，過少月経，稀発月経，不正出血，だらだら続く帯下，冷え症，子宮下垂

気には，身体の中のもの(尿，便，汗，内臓)を一定に留め置く作用があり，気虚
により失禁，寝汗，内臓下垂などの症状(気虚下陥)が起こる。
補気の基本的な処方は四君子湯，六君子湯だが，気虚下陥には補中益気湯が適する。
気虚は脾気虚に起因していることが多い。脾という消化機能の根幹が弱いと，摂
取した食物を消化し体内で利用する(運化機能)が低下する。脾は後天の気を作り出
す機能を有するために，脾気虚では全身の気血が十分に補われず，結果的に腎虚に
もなりやすい。
また，脾虚に伴う水湿の停滞の病態も生じる。脾虚，とくに気の温煦作用の低下
した脾陽虚では，体温を維持できず，低体温(冷え)が生じ，水湿を除けず，水滞と
なる。

症 例　・60代，女性
・主訴：喘息発作時の子宮脱

- 発症と経過：小児期より喘息があり，発作時に治療を受けていた。5年前頃より冬期から初夏にかけて喘息発作を繰り返すようになり，近医(呼吸器科)で治療を受けていた。2年前に喘息発作時に膣から子宮，膀胱がしばしば脱出するようになった。
- 治療：漢方薬での治療を希望したため，補中益気湯，牛車腎気丸の服用を開始した。その後，2年間は子宮脱の頻度は減っていたが，受診した年の3月に激しい喘息発作と共に子宮が脱出したため，子宮摘出術を勧めた。
- 解説：補中益気湯は，気を補い，気を持ち上げる作用がある。そのため，気虚による子宮脱のような下垂症状には選択となる。

気　滞

気滞とは気の動きの停滞(気鬱)で，停滞した気は上昇(気逆)しやすくなり，場合によっては熱感(肝鬱化火)を伴う(**表9.2**)。気逆を正確にいうと気機上逆という。

表9.2　気に関する病態：気滞

		メカニズム	一般的病状	婦人科的病状
気滞	気逆	気の昇降が失調。本来下降すべき気が上向き(上逆)になる病態。	肝気↑：頭痛，焦燥感 胃気↑：悪心，嘔吐 肺気↑：咳，呼吸困難，のぼせ，顔面潮紅	妊娠悪阻，頭痛，めまい，過換気発作，動悸発作
	気鬱	種々の原因(ストレス，痰湿，食積，瘀血など)で気がスムーズに運行しない。	気分の落ち込み，遊走性の痛み，腹張感，頭重感，あくび，ため息，咽喉の痞え感	PMS，各種不定愁訴，抑うつ，ヒステリー(解離性障害)

気鬱では，感情もまた処理されず，気が重く，頭重感，それによる重圧感，落ち込みを感じやすい。身体的には，痛みがあっても移動性(症状に波がある)，体内に「空気が停滞」したような腹張感，あくび，ため息，咽喉の痞え感などを感じる。

気逆では，頭部，胸部という身体上部を中心とした症状が生じる。肝気上逆では頭痛，焦燥感，胃気上逆では，本来消化管は肛門側に食物を運んでいく(順)が，悪心，嘔吐という逆の方向への移動(逆)が生じ，肺気上逆では，吸気と吸気のバランスが吸気＞呼気となる，咳，呼吸困難が起こる。その他に，のぼせ，顔面潮紅など，熱感を有した気の上逆の症状がある。

月経前症候群の病態は気滞と関わっている。気滞の基本処方となるのは，四逆散である。気滞に痰飲が関与した病態(典型的には咽喉頭異常感「のどに何かものがつまった感じ」の「何かもの」が(＝痰飲)，「詰まった感じ」(＝気滞)であり，半夏厚朴湯が適する。

症　例　・50代，女性

・主訴：食べ物を飲み込むと喉が痛い

・発症と経過：5年前から両手の指がしびれるようになり，整形外科で頸椎症の診断を受けた。3年前に手術を受け，手の症状は改善した。しかし，その後に物を飲み込むと，咽頭に痛みが出現し物を飲み込めなくなった。気持ちも落ち込み不眠も続き，1年で体重が9kg減ったため，当院外来を受診した。

・治療経過：咽頭神経症，更年期うつ病の診断で，半夏厚朴湯，ミルタザピン(NaSSA)で治療を開始。3か月ほどで少しずつ食事の量が増えたが，ものを食べようとすると「咽喉がけいれんして詰まる感じで痛い」と訴える。処方を筋緊張を緩和する四逆散に変えたところ，痛みも徐々に消えて，体重ももとに戻った。約1年半で投薬を完全に終了した。

・解説：咽喉異常感症，「のどに何かがつっかえた感じ」に対して，半夏厚朴湯がよく用いられる。痰結といい，痰飲と気滞とが局所に生じた病態である。本症例では病態を再考し，気滞と考え，四逆散を使用したところ症状の軽減を見た。

腎　虚

潜在的な生殖機能の問題がある場合である。月経，妊娠，妊娠経過の安定化には任脈(腎，とくに腎陰)の働きが不可欠であり，それを後ろで支えているのが腎の有する生殖機能である。更年期に，加齢により腎虚となってくるために出現するのが更年期障害と考えられている。治療は地黄を中心とした方剤(六味丸，八味丸，牛車腎気丸など)にて補腎を行う。

血　虚

漢方でいう「血」は現代医学の血液とは異なり，生殖機能，精神活動も主る。したがって血の異常は不眠，動悸，抑うつ，不安，多夢などの精神症状を引き起こす(表9.3)。

表9.3　血に関する病態：血虚

	メカニズム	一般的病状	婦人科的病状
血虚	血を消耗し，機能が低下した状態(単なる血の不足＝貧血ではない)。自律神経，内分泌機能低下を伴うことが多い。	めまい，動悸，健忘，不眠，顔色不良，食べても太れない，皮膚・粘膜の乾燥，集中力低下，眼精疲労，爪が割れやすい	過少月経，月経不順，月経痛，冷え症，微熱(虚熱)

和語の「ち」は「躍動する(神秘的な)生命力」を表すとされる。例えば，「おろち(大蛇)」「いかずち(雷)」「いのち(命)」「ちち(乳)」などが挙げられる。血という東洋医学的概念は，もともとは赤い液体，つまり血液を指している。しかし，東洋医学での補血剤を用いても，鉄欠乏性貧血には十分に改善が期待できない。もちろん，過多月経などの出血源を治療することで，貧血の改善を認める場合もあるが，鉄剤の補給が必要である。つまり補血と「造血」作用との関係は必ずしも深くない。

　一方で，補血とは，月経の調節作用と深い関係がある。補血に用いる当帰，川芎，地黄，芍薬といった生薬は，女性ホルモンではなく，直接的なエストロゲン様作用も有していない。機序は不明であるが，結果的に月経周期を安定させ，ホルモン動態も改善する。婦人科疾患における補血はこの点で不可欠になってくるのである。

　基本処方は，四物湯(当帰，芍薬，川芎，地黄)である。抑肝散，加味逍遙散，当帰芍薬散，芎帰膠艾湯，温経湯にはいずれも四物湯の生薬の配合が組み合わされている。「内分泌系・自律神経系の調節薬」として用いられている。

瘀血

　血の滞った状態のよって生じた，その病理産物を指す。瘀血の痛みの特徴は，限局した刺痛(固定痛)である。

　口燥感はあるが，陰虚(津液不足)との相違は，あまり飲みたがらないのが特徴である。腹張感は気滞の場合は症状の波があるが，瘀血の場合は持続的である。頻尿となる場合もある。精神症状として，気滞と同様に，焦燥感，易怒，イライラ，他覚的所見として，紫斑，瘀斑，紫舌，眼瞼の色素沈着，舌下静脈怒張，臍傍部圧痛などの末梢血流のうっ滞や出血の所見がある。産婦人科領域では，月経痛，血塊を伴う経血，便秘などの所見と，子宮筋腫，子宮内膜症，チョコレート嚢腫の原因になりうる。一般的瘀血症状，婦人科疾患については**表9.4**を参照されたい。

表9.4　血に関する病態：瘀血

	メカニズム	一般的病状	婦人科的病状
瘀血	血がスムーズに循環しない状態。 血が脈管外へ出た状態(出血，出血斑)。 腫瘍，結節など，塊が形成された状態。	限局した刺痛(固定痛)，口燥感，腹張感，頻尿(身体症状)，焦燥感，易怒，イライラ(精神症状)，紫斑，出血斑，紫舌，眼瞼の色素沈着	月経痛，血塊を伴う経血，便秘，子宮筋腫，子宮内膜症，チョコレート嚢腫

水毒，水滞

産婦人科疾患では，月経前の症状に水滞が関わることが多い。水分過剰または水分が偏在する状態である。水分の量的な停滞を水飲，水湿などといい，慢性的な停滞によって質的変化を引き起こしたものを痰飲という（**表9.5**）。両者は明確に区別することができず，両者の併存もありうる。寒証では前者，熱証では後者になりやすいとされている。

表9.5　水（津液）に関する病態

		メカニズム	一般的病状	婦人科的病状
水毒・水滞	水湿	水分過剰または水分が偏在する状態。	浮腫，水肥り，身体のだるさ，鼻水，下痢（水様便），膨疹，サードスペースの水（脳浮腫，胸水，腹水），低気圧で症状悪化，胃内停水	PMSの浮腫，起立性調節障害，神経調節性失神，卵巣のう腫，過敏性膀胱
	痰飲	水湿が濃縮して粘性を持ち，体内の水分の流れを阻害した状態（血における瘀血に相当する）。慢性傾向あり。	動悸，めまい，動揺感，朝のこわばり，息切れ，頭痛，関節水腫，関節痛，低気圧で症状悪化	片頭痛，頭重感，頭位変換性めまい，動悸（バクバク感），パニック発作

水湿，水飲

水分過剰または水分が偏在する状態である。浮腫を訴える患者の多くは，内科的な圧痕を残すような浮腫（edema）は認めず，腎機能低下はなく，病的な意義として判断されないこともある。東洋医学では浮腫は軽度であっても有意な所見である。

水飲を示唆するものとして，四肢・顔面の浮腫，水肥り，身体の重だるさ，鼻水，下痢，水様便，膨疹，雨の日に症状悪化，胃内停水（チャポチャポ*）などがある。CTによって診断できる血管外，細胞外の水（脳浮腫，胸水，腹水）も水飲と考えて治療することがある。産婦人科領域では，月経前，PMSの一症状としての浮腫，起立性調節障害，神経調節性失神なども水飲ととらえて症状を軽減できる場合がある。卵巣嚢腫，過活動膀胱なども水飲の関与を考慮する。

基本処方は五苓散，苓桂朮甘湯などを用いる。

痰飲

水湿が濃縮して粘性を持ち，体内の水分の流れを阻害した状態（血における瘀血

---

*心窩部を打診する際に出る音。

に相当する二次的な病理産物)である。慢性的な経過で生じる傾向がある。症状として，低気圧で症状悪化する点は共通するが，水飲よりも症状は慢性的，症状が固定しがちである。関節は水滞の起こりやすい場所であり，自他覚的にも浮腫を認め，疼痛，朝のこわばりを伴う。身体は重くだるい感じを伴う。

　動悸，めまい，ふらつき，息切れ，頭痛など自律神経症状の多くが水滞と関係していることがわかる。痰飲は水飲よりも慢性的で症状が持続しやすい。片頭痛(とくに月経前悪化の場合)，頭重感，頭位変換性めまい，動悸(バクバク感)，パニック発作などの症状を有する場合は，水滞が関係している場合が多い。5章「腎臓」を参照されたい。

症　例　・20代，女性
　　　　　・主訴：立ち仕事中に意識を失ってしまう
　　　　　・発症と経過：大学卒業後に航空会社に就職し，国際線の機上勤務をしていた。2年目になり，飛行中に意識を失い倒れてしまうことが2度あり，遷延性起立性調節障害(head-up tilt test*で収縮期圧が50 mmHg低下)の診断を受けた。漢方での治療を希望して来院した。
　　　　　・既往症：中高生の頃，朝礼で倒れることがあった。
　　　　　・診断と治療経過：外見はほっそり色白。舌体は胖**。冷え症。腹診：心下の浸水音を水湿の停滞と診断し五苓散を処方した。また水の流れを改善し，身体の冷え取り，浮腫を消退させる麻黄附子細辛湯を併せて処方した。処方後半年間経過しても失神症状は出ていない。

症　例　・23歳，女性(会社員)
　　　　　・主訴：月経前後の頭痛
　　　　　・発症からの経過：高校1年頃から片頭痛が始まり市販のイブプロフェンを服用していた。頻度は月に2回程度。持続は一晩。朝には軽快する。頭痛は月経前2日頃から月経2日目くらいのあいだに起こることが多い。前駆症状として視野が揺れる感じの後に，視野の狭窄が起こる。最近は月経前後以外にも発症し，春先から梅雨期に頻度が増す傾向がある。就職後PMS症状が強くなり，月経前のイライラ，気分の落ち込みと片頭痛が重なると涙が止まらなくなり会社を2～3日休む。月経は順。不眠はない。若い女性が就職後(都内に一人で住む)に片頭痛とPMSが悪化した症例である。
　　　　　・診察所見：中肉中背。とくに寒がりではない。軟便傾向。月経前の下肢浮腫あり。心下悸あり。舌：胖・歯痕著明。

---

*head-up tilt test：収縮期血圧降下20 mmHg以上，拡張期血圧降下10 mmHg以上で起立性調節障害の診断とされる。
**胖(はん)：舌の浮腫のこと。

- 処方：五苓散を毎日服用。月経1週間前から加味帰脾湯を服用，気分の落ち込みが強いときはフルボキサミンを併用。マクサルト頭痛時頓用。
- 経過：約半年で片頭痛の頻度とトリプタン（リザトリプタン）の服用量が著明に減った。

4 産婦人科疾患の症状や病態に対する主な方剤

① 月経異常

　　月経を起こすための，気血が充実していれば，正常の周期が保たれる。一方，月経を起こす血海の気血が少ない場合（気虚，血虚，気血両虚），任脈の虚（腎虚）の場合，月経周期は伸び，経血量は減少する。月経周期が延長しすぎた結果として，無月経があると考えられているために，虚証が無月経の基礎にあることが多い。ただ気虚では「不十分な形」で月経が早まる場合があるとされている。

　　気滞，瘀血が強い場合は，月経が順調に起こらず，延長（後期）または不定期となる。また，熱邪は月経周期を短縮し，寒邪は延長するとされている。大まかには以下のように考えられている。

月経周期の異常··

- 短縮：熱邪，肝鬱化火（気滞が亢進して，体内に「熱」を持つようになった病態），陰虚内熱（腎陰虚）
- 延長：血虚，寒邪，腎陽虚（身体の気の温煦作用の低下）
- 不定期：気滞，瘀血，痰飲
- 月経不順の病態には，腎虚が基本にあり，精力減退，生殖能力の衰え，四肢の冷え，のぼせ，不眠などが見られる。それに血虚（めまい，動悸，不安，焦燥，不眠など），瘀血（月経痛，便秘），気滞・気鬱（ストレス，不眠，抑うつ，多夢），気虚（食思不振，体重減少）などが関係する。

症例
- 主訴：後天性無月経，気分が落ち着かない
- 発症と経過：2年前の夏からスポーツジムに通い始め，マラソン出場を目指していた。半年後に月経が止まり（体重が45 kgから38 kgに減少，体脂肪15％以下），他病院にてホルモン剤により排卵誘発を行うも，月経発来せず。この頃から，脱毛，白髪，倦怠感，のぼせ感，むくみ感が出現し，低容量ピル（一層性タイプ）に変更。今度は精神症状（不安，抑うつ，不眠，パニック発作など）が出現したため中止。以前の月経：35日周期，整，持続7日，量普通，月経痛軽度認める。

- 治療と経過：食生活の改善，四物湯，六味丸を中心にSSRIなどの抗うつ剤を併用して約1年半後に月経が正常化した。
- 解説：無月経の原因として，以下の2点が重要であった。
  - ▶無理なダイエットなどによる体重の急激な減少があった。
  - ▶過剰な運動(マラソンなど)による体脂肪の急激な低下が存在した。
- まずは腎虚・血虚が治療の基本となる。腎は骨髄での造血能力の源である。食物から血，さらに腎の精(生殖能力)がつくられる。
- 薬物療法に加えて，生活習慣の注意点は，
  - ▶無理なダイエット(血から腎精を作れない)をしない。
  - ▶過度な疲労，慢性病(腎虚における生殖機能の損傷：腎精損傷)を避ける。
  - ▶ストレスによる肝気の損傷から抑うつ気分を調整する。
- 四物湯は血虚に対する補血薬，六味丸は腎陰虚に対する補腎薬である。

月経周期の東洋医学的生理

初学者はまず衝気，任脈という語彙の理解を助けるために，衝気を肝，任脈を腎に置き換えて学ぶと理解の助けとなる。

月経周期はエストロゲンとプロゲステロンによってつくられている。衝気はプロゲステロンの動態に関係が深い。ここでは，衝気，任脈という語彙の理解を助けるために衝気を肝，任脈を腎に置き換えてもよい。

血海に貯蔵された気血を用いて，任脈(腎の有する生殖機能の物質的基盤)，衝気(血海への気血の流れを促進したり，月経を生じさせたりする。肝の疏泄作用に類似)のバランスによって，月経周期が形成される。

衝気は排卵期に活性化し，月経前から上昇し始め，月経直前にピークとなる。衝気は肝の疏泄作用(気血を巡らせ，身体・感情の調整を行う)と密接に関係している。そのため衝気が活性化する時期は，肝の疏泄作用の一部は生殖機能に配分されるために，感情の調節機能が脆弱になる。これが月経前症候群の主となる病理，つまり気・血・水の循環不全となる，気滞，瘀血，水滞(浮腫など)が増悪する。月経前症候群の病態の本質は気滞である

任脈は衝気ほど大きな変動はないが，排卵期に上昇し，妊娠が成立しない場合，徐々に低下する。妊娠すれば，任脈，衝気ともに強くなり，分娩時まで上昇し続ける。

月経量の異常 ···

- ・過多月経：熱邪，肝鬱化火などが原因となる。
- ・過少月経：血虚，腎虚，腎陽虚，寒邪などが原因となる。
- ・気滞，瘀血，痰飲も月経量を乱す要因となる。

月経困難症 ···

月経困難症では，瘀血の関与が臨床的には多い。以下の所見を診断の参考とする。

▶痛みの時期

- ・月経前半から月経後半：気滞・瘀血との関係が深い。
- ・月経後から月経終了後：腎虚，気血両虚との関係が深い。

▶痛みの性状

- ・鈍痛，触ると楽になる：虚
- ・引っ張られるような，締め付けられるような痛み，触れると痛みが増悪：実
- ・温めると軽減：寒邪，陽虚
- ・刺されるような痛み：瘀血，張った痛み：気滞

▶部位

- ・臍傍：瘀血
- ・下腹部から鼠径部にかけての左右：気滞，瘀血，腰
- ・背中に波及：腎

▶月経血

- ・暗赤色，血塊：瘀血

症　例
- ・40代，女性
- ・主訴：月経痛，頭痛，最近経血量が多い。
- ・発症と経過：20代から月経痛（下腹痛）が強く，鎮痛剤を使っても2～3日寝込むことが多かった。3年前に近医（産婦人科）で，子宮内膜症，子宮筋腫と診断された。最近，出血量がさらに増えたため，不安になって当院受診。以前，低用量ピルによる治療は体重増加のため中止となっている。冷え症で慢性便秘症。
- ・舌診：暗紅色，瘀斑あり。白苔が満布，厚くはない。舌下静脈の怒張著明。

・腹診：腹部は右臍下部に強い圧痛点あり。

・脈診：やや弦，遅

・診断：血瘀証(血の滞りがある)

・処方：桂枝茯苓丸，通導散

月経前症候群

月経前症候群の病態は黄体期(高温期)に生じる気滞と大きく関わっている。大まかには三つの症状に分類される。

①肝気鬱結，瘀血による精神症状：イライラなど。肝鬱化火(肝火)：怒り，頭痛，眼の充血(気滞が増悪した場合に置きりやすい)

②気が体の末端まで巡らないことによる症状：頭痛・頭重，めまい，腹部膨満，四肢のしびれ，冷えなど

③気滞が水(津液)の停滞を生むことによる症状：浮腫，尿量減少，体重増加など

普段から気滞・瘀血が強い者，怒りやすい性格傾向，精神症状を有する者，ストレスを貯めやすく，ストレス耐性が弱い者は，黄体期に気滞がさらに増悪することで，肝の疏泄機能が処理可能な容量を超えてしまう。いわば「感情処理の機能障害」を起こしてしまうのである。月経前症候群の精神症状(イライラ，易怒，抑うつ，過食，不安，不眠)とは気滞より始まる症状であり，抑肝散，加味逍遙散がこの病態の処方にあたる。両処方は共通点も多いが，易怒，イライラ，暴言，抑うつなどには抑肝散，熱感，不眠，不安が強い，焦燥感には加味逍遙散が適する。

精神症状が主体の場合に適する抑肝散・加味逍遙散以外に，身体症状が主体のものには表9.6の選択肢がある。また，心の不安定感が顕著となり，感情がほとばしり過ぎてしまうもの，逆に虚脱してしまう病態は臓躁と呼ばれ，いわば「心神の栄養失調」である。心神を安定させる甘麦大棗湯もよい選択である。

表9.6　月経前症候群の処方の鑑別

症状	病態	処方
頭痛，めまい	痰飲が頭部へ上がる	苓桂朮甘湯
胃もたれ，嘔気，腹部膨満	気滞，胃気上逆	半夏厚朴湯
眠気，倦怠感	気虚	六君子湯
下肢浮腫，軟便，下痢，体重増加，歩行困難	水滞	五苓散，当帰芍薬散

症　例　・50歳，女性

・主訴：情緒不安定

・発症と経過：10年前から，月経前にイライラし，怒りやすく，夫といざこざが絶えなかった。夫はよい人で，何でもよくやってくれ，かつ暴言にも耐えていたが，半年前に家を出てしまい離婚を迫られている。患者はほぼ閉経し感情の起伏も目立たなくなり，子供たちも「普通の人になった」と言っている。夫との関係修復を希望している。

・家族歴：夫(別居中)，娘2人

・治療経過：現在は不安，焦燥感が強いため，加味逍遙散，甘麦大棗湯で治療を開始した。最近，少しずつ夫と電話で連絡が取れるようになってきた。

月経前症候群の病態生理の詳細 ……………………………………………………

　月経周期は前述のように，衝気と任脈のバランスで起こっている。肝の疏泄作用(気血を巡らせ，身体，感情の調整を行う)と類似した衝気は排卵期に活性化し，月経前から上昇し始め，月経直前にピークとなる。肝の疏泄作用の一部が月経を起こすことに費やされるために，感情の調節機能が脆弱になる。これが月経前症候群の主となる病理，つまり気滞，瘀血が増悪すると考えられている。

　瘀血に着目した場合は，桃核承気湯も強い精神症状の治療に適し，内服により，適切な排便があると気持ちも安定する。腹痛，下痢となってしまう場合には不適である。

　肝胆の経絡上に身体症状として現れるものに乳房の腫脹，疼痛がある。臨床的には，片頭痛など側頭部痛，顎から頬にかけてのざ瘡(にきび)，顎関節症，歯ぎしり，歯の食いしばりが悪化するのも，月経前が多い。

　また衝気とのバランスを取っているのは，腎である。そのため腎虚では五行の関係上，肝の機能を補充(相生)する働きが追い付かなくなる。腎虚(先天の気の虚)，また脾虚であれば後天の気を養い，血海に気血を送ることができず，さらに月経前症候群は重くなる。腎虚で，腎陰虚であれば六味丸，腎陽虚であれば八味丸，脾気虚には心にも働きかけ，心神を安定させる帰脾湯もよい選択である。

② 不妊症

　任脈と衝気がともに盛んでないと，受精卵を養育することができず，不妊になる。

　腎虚による任脈の虚が不妊症に関係することが多い。出生時より先天の気が少ない場合や，脾気虚，過剰なダイエットで後天の気が十分に養えず，腎の有する生殖機能が養えないことが挙げられる。また性成熟期の過労，ストレス過多の感情生活，

食事，性交の不摂生などで腎を消耗しても腎虚となりうる。腎虚の重い場合は，無排卵，無月経になっている場合がある。

　もともと先天の気が少ない場合や脾虚の場合は腎陽虚，ストレス過多の感情生活や性交の不摂生の場合は腎陰虚に傾きやすい傾向がある。腎陰虚は経過途中で，性欲そのものはかえって亢進しているように見える。これは虚熱より生じたもので。実際には腎虚である。

　衝気は腎陽のバックアップよって疏泄機能を用いて血海の充足させる働きがある。肝の疏泄作用に類似しており，臨床上は全身の肝の疏泄作用の状態に影響を受けている。血海の充足していない際には，気虚，血虚，気血両虚，そして気血を血海に十分配分できない気滞などの感情生活の問題点を確認する。とくに強すぎる妊娠願望も肝鬱気滞の原因になっていることがある。

　腎を補うには，腎陰虚に六味丸，腎陽虚に八味丸，牛車腎気丸を用いる。肝鬱気滞でかつ血虚の場合は加味逍遙散，肝鬱気滞に水滞を伴う場合には柴苓湯がよい選択肢である。柴苓湯は不妊の分野では報告例も多い。胎児という母体にとっての「異物」を受け入れる際の何らかの免疫機序に働きかけるともされている。東洋医学的に言えば，衝気の過剰を抑えることで，泄＜封・蔵の状態とし，妊娠維持につながると考えることができる。

症　例
・33歳，女性
・主訴：不妊
・来院前の経過：3年前に結婚後妊娠しない。1年前から不妊外来に通い，5か月前から人工授精を開始したが，妊娠しない。月経は28〜30日周期。排卵あり。基礎体温二相性，出血量普通であった。
・既往歴：3年半前に子宮内膜症の診断で3か月間LH-RH製剤を使用したが，嘔吐と下痢がひどく中止している。
・東洋医学的所見：冷え症（下肢）あり，便秘あり，めまいなし，顔のほてり感あり
・舌診：紅色，少苔，舌下静脈怒張なし
・診断：血虚，腎陰虚証
・処方：牛車腎気丸＋四物湯から開始（3か月服用）。3か月後に四物湯，小柴胡湯，五苓散に変えた翌月に妊娠が判明した。

症　例
・30代，女性
・主訴：強い排卵痛と月経痛，疲労感，挙児希望
・発症と経過：3年前に第一子を普通分娩。その後2年間に2度流産し，不育症と診断されて，バイアスピリンを服用中。下肢と腹部の冷えが著しく，むくみやすい。いつも疲れやすく疲労が取れない。排卵痛，月経痛（腹痛）が強い。腹診で右

下腹部に強い圧痛あり。月経周期26日整，持続3日，量少ない。月経期〜月経後の気分の落ち込みがある。

・診断と治療：血瘀，陽（気）虚，気鬱の診断で芎帰調血飲，腸癰湯を処方した。2か月後に妊娠反応陽性，妊娠6週の時点で妊娠維持の目的で，処方を当帰芍薬散に変更した。

③ 妊娠・分娩異常

　血海の気血によって胎児は栄養される。血海は衝気と任脈のバランスで調整され，衝気は腎陽*，任脈は腎陰**によって主に支えられている。妊娠中は，衝気と任脈は活性化するために，バランスを崩しやすい。衝気は気血疏泄を，任脈は封蔵（生殖機能における固摂作用）を担っている。疏泄の疏は，正常に機能すれば，血海への気血を活発にし，泄は非妊娠時には月経開始の駆動力となり，妊娠時は流産，早産を引き起こしてしまう。封蔵の封は妊娠によって肥大化した血海の出口を閉鎖し，胎児のために血海を充足させ，蔵は妊娠によって肥大化した血海を指す。そのために，衝気が任脈より強くなり過ぎると，妊娠維持が困難となる。血海を満たす気血という点から，脾，腎が大切であり，衝気，任脈からいえば，腎陽，腎陰とバランスもまた妊娠維持には必要である。

妊娠中の禁忌 ··

　妊娠中の禁忌は，瀉下，活血（駆瘀血）とされている。臨床的には積極的には行わないという方針でよいかと思われる。母体は気の固摂作用によって，胎盤，胎児を下垂しないように支えている。瀉下は通便により，気を下向に降ろすので妊娠中の胎動不安を起こすとされてきた。臨床的に便秘に対する必要量であれば問題はないが，大黄は瀉下以外に活血作用も有するために，控えめな使用がよいと考えられる。

　妊娠中は瘀血がよくなること，積極的な活血は胎動不安を起こすとされてきた。妊娠中は固摂作用が働くことが妊娠継続には必要である。積極的な活血は血の運行を必要以上に乱すために禁忌とされている。ただ胎盤を安定させる安胎薬である当帰芍薬散，芎帰膠艾湯には含まれる当帰，川芎が含まれる。当帰，川芎にも活血作用はあるため，活血は絶対禁忌というよりは相対禁忌である。桃仁，牡丹皮，紅花などは妊娠中には一般的には必要ない。

---

*腎陽：肝の疏泄作用に類似し，肝も関係する。
**腎陰：生殖機能の物質的基盤，血海とも関係する。

妊娠初期

妊娠初期には，衝気が先に旺盛となる。衝気が任脈よりも極端に強くなりすぎた場合，任脈が虚がある場合に，妊娠悪阻が起こるとされている。衝気は肝と関係があるために，ストレスがかかると衝気は亢進しやすい。周囲の理解，仕事，家事など生活上の調整も必要となってくる。

悪阻以外に，腹痛，流産，めまいも衝気過剰により生じる。妊娠初期の場合，妊娠悪阻に用いられてきた小半夏加茯苓湯があり，症状の完全な消失は難しい場合もあるが，症状軽減は期待できる。他の処方もありうるが，妊娠8週前後は，漢方薬であってもできるかぎり処方しない方がよい。

妊娠中期

衝気，任脈が比較的安定している時期であり，安定期と呼ばれている。

妊娠後期

陽気があふれている胎児は熱を産生するため，妊娠前は冷え症であった女性も，妊娠後期は非常に暑がる。再び衝気が亢進し，衝気と任脈のバランスが崩れやすくなる。衝気は疏泄の作用を有すために，過剰となると，妊娠高血圧症候群，切迫早産，切迫流産などを生じやすくなる。

妊娠を支える衝気，任脈のバランスの崩れが基本にあり，妊娠が身体にとって負担になっている病態である。主に衝気の虚は腎陽虚，任脈の虚は腎陰虚が関係している。脾気虚であれば，気血が補われず，血海が充足されないために任脈が虚となる。

妊娠高血圧症候群

妊娠高血圧症候群の症状の一つである浮腫は，衝気が旺盛にならないために，津液・水が停滞する，これは非妊娠時に腎陽虚で浮腫が生じるのと同様である。根本的には補腎だが，現在では臨床的に八味丸は妊娠中にあまり用いられていない。妊娠中の有害事象がとくに問題ないとされる補血，利水ができるという点で浮腫にもよい当帰芍薬散，利水の五苓散を使用することになる。

妊娠中のめまい，精神不安は衝気の過剰な亢進であり，腎陰虚と関係がある。加味逍遙散と六味丸を合わせて用いる選択肢がある。

切迫流産，切迫早産

　妊娠経過中の胎児の発育を支えるのは，衝気と任脈のバランスである。そのバランスが崩れてる背景には，腎虚があり，気血を支える脾が虚しており血海が補われない，肝鬱気滞があることが，妊娠経過に影響する。とくに「腰がだるく感じる」は腎虚の所見である。「お腹が張る」も，子宮の収縮である場合があり，産婦人科での評価が大切である。

　処方としては妊娠後期であり，過度の瀉下や活血をしなければ問題ないと伝統的には考えられる。しかし，臨床上は，当帰芍薬散と芎帰膠艾湯がよく用いられている。いずれにも補血作用があり，芍薬は補血以外に柔肝作用といって，肝の疏泄を助ける働きがあり，結果的に子宮収縮が緩和される。芎帰膠艾湯は補血，止血剤であり，地黄も含むために，補腎作用を有するとも言える。

分　娩

　分娩経過を阻害する要因として，主に2点が挙げられる。分娩の誘発をした際に，気滞瘀血が強いと子宮口の収縮が強くなり，痛みが強くなるとされている。また，気血不足があると，気の固摂作用が弱くなり，分娩後に弛緩出血を起こすと考えられている。江戸時代に気虚の妊婦は，分娩経過中に疲労し過ぎてしまい，分娩が進まなくなる場合はあり，分娩前に補中益気湯を内服させる例もあった。

出産後

　出産後は褥婦の気血は消耗し，気滞瘀血も生じやすくなる。悪露とは，妊婦が蓄積した瘀血と考えられているために，とくに出産直後は活血（駆瘀血剤）を用いた方がよい。補血，活血も同時にできる漢方処方として芎帰調血飲がある。桂枝茯苓丸に十全大補湯を合わせるのもよい。

　産後の褥婦の気血は妊娠分娩といった過程で虚しているものの，育児，授乳で夜間も断続的な睡眠がとれず，母乳そのものが「白い血」と呼ばれているように，母自身の血を子に与え続けるために，気血の不足が回復する余地がない。江戸時代までは，授乳は乳母に任せ，褥婦は十分に休養を取り，入浴や頭を下げての洗髪は血虚の場合はめまいの原因となるために，数か月控えるようにされてきた。数か月して，産後の女性の髪が多量に抜けるのは，血虚のため，「血の余り」である髪が養えないためである。また気虚により倦怠感，気の温煦作用に対する冷えが生じやすい。ただ自覚症状があっても病院を受診される時間がない状況に追い込まれている

場合が多い。

　気血の不足に気滞が加わると，産後の精神病につながる。女神散が適応となるが，気血を補い，気滞瘀血を改善させる構成になっている。

　妊娠中に相談があった場合，もともと気血が不足している妊婦には，補気・補血薬を準備しておき，産後に内服することも体調管理に役立つ。

④ 更年期障害

　腎虚に主に関係する。腎虚は加齢に伴う諸症状（生殖機能，泌尿器系，骨，耳，歯，筋の機能低下など）と関係がある。内科学でも腎臓はエイジングクロックとも呼ばれ，加齢に密接に関係した臓器である。12章「加齢医学」を参照されたい。

　腎虚は腎陽虚，腎陰虚の二つに分類される。

・腎陰虚：腎陽＞腎陰となり，ほてり（顔面，手足），発汗などの熱感を自覚する虚熱の症状に，めまい，耳鳴，不眠など腎虚と関係した症状がある。多くの更年期のホットフラッシュはこの腎陰虚と関係したものとされている。

・腎陽虚：腎陽＜腎陰となり，寒がり，四肢冷え，頻尿失禁，軟便，浮腫など気の温煦作用の低下による冷えの自覚と浮腫が特徴である。

　典型的には腎陰虚に六味丸，腎陽虚に八味丸，牛車腎気丸を用いる。腎虚が進むと五臓で，相生の関係にある肝も虚してくる。肝の場合は，肝血虚（肝の疏泄機能を維持するための肝血が不足した状態）となり肝鬱気滞が生じやすい。気滞は亢進すると興奮性の精神症状（イライラ，怒りなど）を生じやすくなり（化火と呼ばれる），また，鬱滞した気が上逆することで，頭部の症状（めまい，ふらつき，目の充血，瞼の震えなど）の症状が生じやすくなる。更年期障害における精神症状は肝血虚による気滞と考えられている。詳細は14章「心身医学」を参照されたい。

　そのため，腎陰虚と気滞・肝血虚に対して，六味丸合加味逍遙散を合わせて用いることができる。

コラム❸

○**腎虚と血虚は違う？**
　腎虚と血虚とは共通点がある。違いは，腎虚は五臓で見た気血津液の不足であり，血虚は全身的な血の不足である。とくに腎陰虚では血・津液は不足している。そのため，腎虚でも血虚でも同様に地黄という生薬を重要視している。全身的な血虚がある場合，腎以外にも，心・肝も血虚になるために，心神不安，肝鬱気滞など精神症状が出現しやすい土壌となる。　　　　（田中耕一郎）

⑤ 婦人科良性腫瘍

　婦人科の腫瘤は癥瘕と呼ばれていた。子宮筋腫，子宮内膜症，卵巣嚢腫などを指していたとされている。病態としては，瘀血が主であることが多く，痰飲，気滞などが関係する。瘀血の原因として，寒邪，陽虚(気の温煦作用低下)による「冷え」も関係する。感情生活(怒り，思い悩みなど一つの感情が強くなり過ぎる)と気滞・瘀血を生じやすい。また食生活の不摂生も痰飲を生じやすい。癥瘕とは局所に生じた痰飲，瘀血と考えることができる。

　桂枝茯苓丸が瘀血の基本薬として用いられてきたが，痰飲を処理し，排膿する薏苡仁を加えた処方に桂枝茯苓丸加薏苡仁も伝統的に用いられてきた。腸癰湯，便秘があれば大黄牡丹皮湯も選択肢となりうる。

5 産婦人科疾患に用いられる主な方剤

当帰芍薬散 ···

要　点　・血虚と水滞を伴う女性が目標となる。

　　　　　・性成熟期の月経，不妊，妊娠中の問題によく用いられる。

　　　　　・妊娠中にも頻用されており，切迫早産，妊娠高血圧症候群にも用いられている。

　　　　　・身体を温める生薬が主ではないが，浮腫を取り，血を補うことで冷えを改善する。

原　典　・『金匱要略』婦人妊娠病篇

　　　　　「婦人懐妊腹中疙痛*するは当帰芍薬散之を主る」

　　　　　・『金匱要略』婦人雑病篇

　　　　　「婦人腹中諸疾痛は当帰芍薬散之を主る」

適　応　・能書に「筋肉が軟弱」とあるのは，筋肉質ではなく，皮膚はしっとりしていて軟らかく浮腫しやすいことを示している。更年期障害，月経不順，月経困難，不妊症，妊娠中の諸病に対して，水滞と血虚を目標として使用される。もともと妊娠中の腹痛，多くは切迫早産に関して用いられてきた処方であり，安胎薬として日本では頻用される。

構　成　・当帰：補血とともに血を巡らせ，月経を調節し止痛する。(補血活血)
　　　　　・川芎：血を温めよく気血を巡らせる。(活血止痛，理気活血)
　　　　　・芍薬：血，とくに肝の血を補い，気を緩め気滞を改善する。(補血斂陰)
　　　　　・白朮：脾を補い，体内停留の湿・痰飲を除く。(健脾利水)

---

*疙痛(きょうつう)：シクシクと痛む事。急激な痛みとする説もある。

6章 内分泌代謝

7章 神経(頭痛)

8章 小児科

9章 産婦人科・女性医学

10章 皮膚科

145

- 茯苓：体内の湿の除去と同時に脾の機能を高める。（利水健脾）
- 沢瀉：強力な利尿作用により，体内の水湿や痰飲を利水により取り除く。
（利水滲湿）

解　説
- 四物湯（一地黄），五苓散（一桂枝，猪苓）のように，四物湯の補血，五苓散の利水の組み合わせとなっている。性成熟期の月経の諸問題に頻用されている。
- 不妊に当帰芍薬散が適応する場合，重い腎虚，気虚もなく，妊娠しやすい状態とされている。
- 妊娠中にも頻用されており，切迫早産，妊娠高血圧症候群にも用いられている。もともと切迫早産など妊娠中に用いられてきた経緯があり，有害事象もとくにいわれていない。身体を温める生薬が主ではないが，浮腫を取り，血を補うことで冷えを改善する。当帰芍薬散を飲んで気持ちが緩む，というのは当帰芍薬散がよい。眠気が生じる場合は，少量として継続するとよい。

桂枝茯苓丸

要　点
- 婦人科に瘀血の処方の基本形である。

原　典
- 『金匱要略』婦人妊娠病篇
「婦人宿より癥病有り，経断ち，未だ三月に及ばずして漏下を得て止まず。胎動きて臍上に在る者は，癥痼害すと為す。妊娠六月にして動く者，前の三月に経水利するときには胎也。血を下す者，後断して三月は血あらざる也。所以に血止らざる者，其の癥去らざるが故也。当に其の癥を下すべし。桂枝茯苓丸之を主る」

適　応
- 月経不順，月経困難，頭痛，めまい，のぼせ，肩こり，打撲症，痔，睾丸炎など
- 下腹部の消化器，生殖器，泌尿器の慢性炎症は瘀血を生じやすく，よりよい適応である。
- 能書にある「赤ら顔」「腹部は充実，下腹部に抵抗のある」とは望診，腹診上の瘀血所見である。腹診上，臍傍部から，鼠径部にかけての圧痛点を認めることがある。これも瘀血の所見である。

目　標
- 腹証：臍傍部圧痛などの瘀血所見を参考にする。
- 脈証：渋脈などの瘀血所見を参考にする。
- 舌証：瘀斑，舌下静脈怒張などの瘀血所見を参考にする。

構　成
- 桂皮：よく寒邪を散じ血脈を通じて止痛する。（温経散寒）
- 芍薬：血，とくに肝の血を補い，気を緩め気滞を改善する。（補血斂陰）
- 桃仁：血をよく巡らせ，各種瘀血証に用いられる。（破血潤燥）

146

・牡丹皮：活血して瘀血を除き血熱を冷ます。(清熱涼血，活血化瘀)

・茯苓：体内の湿の除去と同時に脾の機能を高める。(利水健脾)

解　説

・全身の瘀血を取り除くが，とくに下腹部の瘀血症状に効果あり(桂皮と茯苓が薬効を下に向かわせる)。月経困難，月経不順，腫瘤(筋腫など)，更年期症候群(ホットフラッシュ等)に用いられる。

・能書に「体格はしっかりしていて」とは，虚証ではないことを示している。瘀血を慢性的に有する方には，比較的筋肉質で体型が充実している者があり，それを指している。虚証で瘀血を有するものが用いられないわけではない。血虚により瘀血が生じている場合には，補血を併用するとよい。

・脾気虚の方の場合に内服して下痢になる場合があり注意が必要である。桃仁のためと考えられる。

・条文からは癥という現在でいう子宮筋腫の処方である。しかし，産婦人科で手術適応となる子宮筋腫が消退することは一般的に難しい。ゴナドトロピン放出ホルモンアゴニストと併用しながらであれば，縮小率を挙げる可能性があるとの報告13，14がある。

桃核承気湯

要　点

・桂枝茯苓丸と同様，瘀血の基本処方である。

・大黄が配合されており，便秘のあるものによりよい。

・瘀血の改善と大黄による強い鎮静作用(「気を下げる」「炎症をとる」ことによる)がある。

・月経前症候群にもよい適応である。

原　典

・『傷寒論』太陽病中篇

「太陽病解せず，熱膀胱に結すれば其の人狂の如し。血自ら下り，下る者は愈ゆ。其の外解せざる者尚未だ攻むべからず。当に先ず其の外を解すべし。外解し已みて，但小腹急結する者，乃ち之を攻むべし。桃核承気湯が宜し」

適　応

・瘀血を有し，のぼせて便秘しがちなもの。月経不順，月経困難，月経時や産後の精神不安，月経前症候群など

目　標

・腹証：臍傍部圧痛などの瘀血所見を参考にする。

・脈証：渋脈などの瘀血所見を参考にする。

・舌証：瘀斑，舌下静脈怒張などの瘀血所見を参考にする。

構　成

・桃仁：血をよく巡らせ，各種瘀血証に用いられる。(破血潤燥)

- 桂皮：よく寒邪を散じ血脈を通じて止痛する。（温経散寒）
- 大黄：瘀血をよく改善し，裏熱を冷まし降ろし解毒する。（祛瘀通経，清熱瀉火）
- 芒硝：排便を促進し，鬱熱を冷ます。（軟堅，清熱，通便）
- 甘草：他の薬物の毒性や薬性を緩和する。（諸薬調和）

解 説
- 大黄が配合されており，瘀血があってかつ便秘のあるものによりよい。しかし，一日通常量の内服では下痢になってしまう場合が多く，一日眠前の1回か2回処方となることが多い。逆に便秘のないものに継続しようすることは難しい。
- 瘀血の改善と大黄によって「気を下げる」「炎症をとる」ことによる強い鎮静作用がある。通常時も用いられるが，月経前症候群にもよい適応である。
- 大黄を配合し，活血作用も有する他の処方として，大黄牡丹皮湯，通導散があげられる。大黄牡丹皮湯はもともと腸癰（消化器の局所化膿性炎症，つまり虫垂炎，大腸憩室炎などと考えられる）の初期に用いられていた。瘀血以外に痰飲を処理し，排膿作用を併せ持つ。通導散は活血薬でも牡丹皮，桃仁ではなく，紅花，蘇木を用いている。日本では，瘀血体質の改善薬として比較的長期に用いられる。

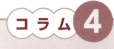

加味逍遙散

要 点
- 婦人の多愁訴症候や更年期障害の精神症状に対する基本処方である。
- 月経不順，月経困難にもよいが，精神症状が悪化の要因，訴えの多くを占める場合が適応となる。

原 典
- 『和剤局方』婦人諸疾篇

「血虚労倦にして五心煩熱し，肢体疼痛し，頭目昏重し，心忪*し，頬赤く，口燥き咽乾き，発熱して盗汗し，食を減じて嗜臥し，及び血熱相搏ち，月水を調わず，臍腹脹痛し，寒熱，瘧の如くなるを治す。また室女血弱く，陰虚して栄衛和せず，痰嗽して潮熱し，肌体羸痩して漸く骨蒸と成るを治す」

適 応
- 月経不順，月経困難，更年期障害。更年期障害では精神症状，ほてり，のぼせな

> **コラム 4**
>
> ○**腸管膜静脈硬化症**
> 　内視鏡によって明らかになった副作用であり，山梔子の副作用とされている。山梔子を含み，比較的長期に用いられやすいのが加味逍遙散であり，臨床的な症状がないために，内視鏡による定期的な観察が大切である。　　　　　　　　　　　　　　　　　　　　　　　　（田中耕一郎）

---

*心忪（しんしょう）：おどろくこと。

ど血管運動症状のいずれにもよい。

・生薬構成からは精神症状を有するものに適している。

目　標　・腹証：胸脇苦満など気滞の所見を参考にする。

・脈証：弦脈・細脈などの気滞・血虚所見を参考にする。

・舌証：小舌など血虚所見を参考にする。

構　成　・柴胡：肝をよく伸びやかに巡らせ，気滞を除く。（疏肝解鬱）

・当帰：補血とともに血を巡らせ，月経を調節し止痛する。（補血活血）

・芍薬：血，とくに肝の血を補い，気を緩め気滞を改善する。（補血斂陰）

・生姜：胃を温め，悪心・嘔吐を止める。（温中止嘔）

・白朮：脾を補い，体内停留の湿・痰飲を除く。（健脾利水）

・茯苓：体内の湿の除去と同時に脾の機能を高める。（利水健脾）

・牡丹皮：活血して瘀血を除き，血熱を冷ます。（清熱涼血，活血化瘀）

・山梔子：鬱熱を冷まし取り去り，不安，焦燥感を除く。（清熱瀉火，涼血止血）

・薄荷：芳香発散性により，よく気を巡らせて鬱を開く。（疏肝解鬱）

・甘草：他の薬物の毒性や薬性を緩和する。（諸薬調和）

解　説　・気滞，血虚，脾虚の方意を併せ持つ逍遥散が原型である。それに山梔子，牡丹皮の二つの生薬をと合わせたことで，加味逍遥散という。清熱作用と活血作用を有するために，更年期障害のほてり，のぼせにもよい適応となっている。

温経湯 うんけいとう

要　点　・血虚，陰虚，瘀血と幅広い病態を有するものに有効。冷えているが，一部ほてりもあり，寒熱は錯雑（混在）している病態によい。

・月経困難症，無月経，更年期障害，更年期の不正出血などに用いられている。

・精神症状が主の場合はあまり向かない。

原　典　・『金匱要略』婦人雑病篇 きんきようりゃく

「問いて曰く，婦人年五十所，下痢（下血とする説がある）を病み，数十日不止まず，暮れに即発熱して少腹裏急，腹満，手掌煩熱し，唇口乾燥するは何ぞや。師の曰く，此の病帯下に属す。何を以っての故ぞ。　曽て経を半産（早産）て，瘀血少腹に在りて去らず。何を以って之を知らん。その証，口唇乾燥する故に之を知る。当に温経湯を以って主るべし」

「亦，婦人の少腹寒えて，久しく胎を受けざるを主る。兼ねて崩中血去らず（子宮出血の意），或いは月水きたること過多，及び期に至りて来たらざるを取る」

適　応　・血虚，陰虚(内熱が存在する場合がある)，陽虚と月経不順，月経困難，更年期障
　　　　　害，不眠など

構　成　・桂皮：よく寒邪を散じ血脈を通じて止痛する。(温経散寒)
　　　　・呉茱萸：肝経の理気とともに寒湿の邪を取り除く。(散寒止痛，疏肝理気)
　　　　・当帰：補血とともに血を巡らせ，月経を調節し止痛する。(補血活血)
　　　　・川芎：血を温めよく気血を巡らせる。(活血止痛，活血理気)
　　　　・芍薬：血，とくに肝の血を補い，気を緩め気滞を改善する。(補血斂陰)
　　　　・阿膠：補血と止血作用を有する。肝・腎・肺の陰を補う。(補血止血，滋陰潤燥)
　　　　・牡丹皮：活血して瘀血を除き血熱を冷ます。(清熱涼血，活血化瘀)
　　　　・麦門冬：心・肺・腎の陰を補う。経絡を通じ月経の調節を行う。
　　　　　　　　　(潤燥生津，化痰止咳)
　　　　・人参：補気により血，津液の生成を促進する。(健脾益気)
　　　　・甘草：他の薬物の毒性や薬性を緩和する。(諸薬調和)
　　　　・生姜：胃を温め，悪心・嘔吐を止める。(温中止嘔)
　　　　・半夏：湿痰を除去し止嘔する。(和胃止嘔，燥湿祛痰)

解　説　・血虚，陰虚，陽虚と幅広い病態に使用できる。冷えているが，一部ほてりもあり，
　　　　　寒熱は錯雑(混在)している。月経困難，無月経，更年期障害に適した処方である。
　　　　　精神症状が主の場合はあまり向かない。
　　　　・能書には「手足が火照り，口唇が渇くものの」とあるが，これは陰虚内熱の症状
　　　　　である。加味逍遙散は気滞による内熱であり，精神症状が主であるが，温経湯は
　　　　　生殖機能の低下が背景にある場合を想定している。そのため，条文にもあるよう
　　　　　に50歳前後の更年期にも適している。腎虚と関係があるが，補血，補陰が主体
　　　　　である。補腎薬と合わせることもよい方法である。

芎帰調血飲 ………………………………………………………………………………

要　点　・血虚，気滞，瘀血の関連した病態。
　　　　・止痛効果があり，月経困難，月経前症候群の頭痛にも使用可能である。
　　　　・産後の体力回復にもよい。

原　典　・『万病回春』産後
　　　　　「産後一切の諸病，気血虚損し，脾胃怯弱*，或いは悪露行らず，或いは血を去る
　　　　　こと過多，或いは飲食，節を失い，或いは怒気相沖し，以って発熱・悪寒し，自

---
*脾胃怯弱：消化機能(脾胃)の効能の機能低下。

汗して口乾き，心煩・喘急し，心腹疼痛，脇肋脹満，頭暈眼花*，耳鳴して口噤みて語らず，昏憒**等の症を致すを治す」

適 応 ・産後の衰弱，悪露停滞，骨盤内うっ血，月経不順，子宮内膜症，月経痛など広範囲の症状に効果がある。

構 成 ・地黄：心肝の血虚，腎陰を補い，腎精を生じさせる(補血補陰)
・当帰：血を温めよく気血を巡らせる。(補血活血)
・川芎：血を温めよく気血を巡らせる。(活血止痛)
・益母草：血を巡らせ，経絡流通を良好にし，利水する。(活血利水)
・香附子：気を巡らせることで瘀血を除き，月経を調節する。
　　　　　　　(理気：肝胆と脾胃の両方に働く)
・烏薬：下焦を寒を温め散じ，気を巡らせて止痛する。(温腎，理気止痛)
・白朮：脾を補い，体内停留の湿，痰飲を除く。(健脾利水)
・陳皮：去痰し，悪心・嘔吐を止める。(理気化痰)
・茯苓：体内の湿の除去と同時に脾の機能を高める。(利水健脾)
・甘草：他の薬物の毒性や薬性を緩和する。(諸薬調和)
・生姜：胃を温め，悪心・嘔吐を止める。(温中止嘔)
・大棗：脾胃の気を補う。血を補う作用もある。(補気補血)

解 説 ・瘀血を主体に，血虚，気虚，気滞，冷えを治す。
・柴苓湯と併せて不妊症の治療にも用いられる。気滞に対して香附子，烏薬，活血に対しては牡丹皮，川芎，益母草と，下腹部の理気活血作用を強めるにはよい選択肢である。
・月経困難症，月経前症候群などにもよい。産後の体力回復にもよい。補気作用は弱いが，気滞，瘀血に非常に適している。
・補気作用を重視する場合は，十全大補湯がよい。

その他の処方 ··

▶当帰建中湯

　　脾気虚が強い場合，六君子湯が選択肢となるが，日本では小建中湯を補気剤として比較的好んで用いてきた。補気作用からすれば，小建中湯は六君子湯に及ばない。しかし，腹痛を起こしやすく，少食という脾気虚がより重い場合は，小建中湯の方

---

*眼花(がんか)：目がかすむ，目がくらむなどの症状。
**昏憒(こんかい)：一種の意識障害。せん妄のような状態とも考えられる。

が内服しやすい。産婦人科では脾気虚でも何とか補血したい。そこで，小建中湯に当帰を加えた当帰建中湯を用いるとよい。

▶芍薬甘草湯

産婦人科疾患では月経困難の対症療法として有効である。甘草の量が多いために，偽アルドステロン症のリスクがあるため，排卵時や月経時に集中して内服するのが望ましい。

6 発展編

低用量エストロゲン・プロゲスチン製剤(LEP)の機序と副作用 ⋯⋯⋯⋯⋯⋯

卵胞ホルモン（エストロゲン）と黄体ホルモン（プロゲスチン）の二つの女性ホルモンを含んだ製剤である。

機序は，外因性（体外から）にエストロゲンとプロゲスチンを投与することで，視床下部にネガティヴフィードバックがかかり，GnRHの分泌が抑制され，下垂体のFSH，LHの分泌が減る。内因性のエストロゲン分泌は減少し，卵胞が発育せず，プロゲステロンは子宮内膜組織の増殖を抑制する。

LEPの副作用として，血栓症，悪心，嘔吐，頭痛，乳房痛がある。参考文献8によれば，2009～2013年（医薬品医療機器総合機構のデータベース）のOC使用者1万人年あたり静脈血栓塞栓症，動脈血栓塞栓症，血栓塞栓症全例の罹患率はそれぞれ1.11（95％信頼区間：1.0-1.24），0.37（0.30-0.44），1.56（1.42-1.71）であり，血栓塞栓症発症者の半数近くはOC服用開始90日以内の発症であった。血栓症は，東洋医学の目から瘀血と関係の深い病態である。そのため，参考文献9のように駆瘀血（活血）剤を併用するとよいという観点もあり，今後の検証が望まれる。

コラム 5

○難解な産婦人科の病態生理

現代の産婦人科の内分泌とは完全には整合せず，独自の考えも含んでいる。血海，衝脈，衝気，任脈の概念も抽象的で複雑に絡み合っていて理解しにくい。生殖機能を腎として二元論（衝気，任脈）のバランスで考える点は，エストロゲン，プロゲステロンの動態と一部共通しているところもある。ここでは抽象的なまま，部分的な理解でも進んでいただき，実臨床を通じて，実践できる部分を活用していただければと思う。　　　　　　　　　　　　　　　（田中耕一郎）

月経の病態に対する方剤例

頻用される方剤を以下に挙げる。

- 四物湯：血虚・調経の基本方剤で婦人科処方の原点で，様々な発展処方がある。
- 温経湯：気虚・血虚＋瘀血の方剤で，下肢の冷え，上半身ののぼせが目標となる。
- 六味丸：腎虚の基本方剤で過少月経，無排卵，下半身のだるさ，精力の減退，めまい，耳鳴りなどの症状がある。
- 当帰芍薬散：血虚と脾虚(による水湿停滞)で，冷え症，色白でむくみがち，めまい，不安などの症状がある。
- 桂枝茯苓丸：瘀血の基本方剤である。小腹瘀血圧痛で，肩こり，のぼせ，月経痛，子宮筋腫などの症状がある。
- 芎帰調血飲：瘀血と血虚・気滞・裏寒(りかん)で，四肢の冷え，月経痛，産後の無月経，子宮内膜症，骨盤内うっ血などの症状がある。
- 五積散：陽虚，血虚，気滞，痰飲，瘀血(冷えがあり，より複合的な病理の場合)

ホルモン剤の副作用と漢方薬

　ホルモン剤の副作用によって中止される人の中には，東洋医学で虚証，とくに脾気虚に当たる人，気滞の強い人が含まれる。続発性無月経，子宮内膜症などによる月経困難症などホルモン剤が必要な場合で，一旦離脱してしまった人でも，漢方薬の内服により体調を調えてからであれば，ホルモン剤を再開できる例がままある。漢方薬で経過を診ながらも，実際にホルモン剤が必要である場合には，患者に時間をかけてでも必要性を話しておくことが大切である。

コラム 6

○冷え症と産婦人科疾患
　岡村は，冷え症と産婦人科疾患について，冷えを生じる原因は，脾虚，腎虚，気滞，瘀血と多彩であり，全身冷え型，四肢末梢型，上熱下寒型(瘀血型)，体感異常型(肝鬱型)，症候型の5型に分類し，処方の適応を論じている。また，冷えは分娩異常につながり，五積散を主とした漢方薬がその選択肢になりうることを示している。参考文献11, 12を参照されたい。　　(田中耕一郎)

7 おわりに

産婦人科の漢方処方は，産婦人科の分野ではとくに多く，周産期(妊娠，出産，産後)医学，婦人科腫瘍学，生殖医学と多岐にわたっている。産婦人科の東洋医学基礎理論のもとに処方は構成されており，その基本となる部分を述べた。

大まかには，腎虚，血虚といった潜在的な生殖能力に，肝鬱気滞など精神的負荷が気滞・瘀血の病態を作っている。頻用処方の使い分けを丁寧に行いながら，東洋医学的な病態を現代の科学的検証を通し，作用機序がより明らかになっていくことが望まれる。

●参考文献

1) 日本女性医学学会 編『女性医学ガイドブック 思春期・性成熟期編 2016年度版』金原出版，2016
2) 日本産婦人科学会 編『産婦人科用語集・用語解説集』2018
3) 日本女性医学学会 編『女性医学ガイドブック 更年期医療編 2014年度版』金原出版，2014
4) 中村章，林賢濱 編著『エキス製剤からはじめる中医産婦人科臨床』医歯薬出版，1999
5) 王新華 編著，川合重孝 訳『基礎中医学』谷口書店，1990
6) 南京中医学院 編，石田秀美 監訳『現代語訳 黄帝内経素問』東洋学術出版社，1991
7) 三浦於菟『実践漢薬学』東洋学術出版社，2011
8) Sugiura K.,et al.:"Thromboembolism as the adverse event of combined oral contraceptives in Japan", *Thromb. Res.*, **136**, pp.1110-1115, 2015
9) 加藤士郎 編『臨床力をアップする漢方』中山書店，2019
10) 中村幸代，堀内成子「妊婦の冷え症と異常分娩との関係性」日本助産学会誌，**27**，pp.94-99，2013
11) 岡村麻子「冷え症に対する漢方診療」漢方医学，**38**，pp.18-21，2014
12) 岡村麻子「鎮痛薬・LEPが無効であった機能性月経困難症患者に対する六君子湯の効果」第66回日本産婦人科学会学術講演会，2014
13) 山本嘉一郎ほか「子宮筋腫，子宮腺筋症に対する桂枝茯苓丸の効果」産婦人科漢方研究のあゆみ，2007
14) 星本和倫ほか「子宮筋腫治療におけるGnRH agonist療法時の更年期様症状に対する漢方製剤の効果の比較」日本東洋医学雑誌，**53**，pp.537-543，2002

第10章　皮膚科

ポイント

・皮膚疾患の漢方治療は，目に見える皮膚症状だけに囚われず，東洋医学的に症状の本態を見極め，全身的な観点からアプローチする。

・皮膚に生ずる病的変化には，主として「風」「湿」「熱」「毒」「燥」「瘀」があり，多くの場合，これらが複数混在して症状が現れる。

・慢性の難治症例においては，日常生活上の問題や，ストレスや疲労などに起因する心身の不均衡の影響なども考えた方剤選択と生活指導が必要となる。

1 はじめに

　「皮膚は内臓の鏡」といわれるように，現代医学では何らかの内臓病変に起因する特有の皮膚症状が種々存在することが知られており，例えば，これらの皮膚疾患が内臓の悪性腫瘍の発見につながることがある。このことを現代医学ではデルマドローム dermadrome と呼び，内臓病変を見逃さないための重要なサインとされている。これに対し，東洋医学においてもまた古来より，皮膚の症状は直接的な外的侵襲によって引き起こされるだけでなく，内的な五臓六腑の問題によっても発現しうるものと考えられてきた。

　したがって，漢方治療では皮膚の肉眼的観察によってその病態を推し量るのみならず，四診によって得られた情報を基に，陰陽の不均衡や気血津液の失調などについて全身的な評価を行うことで，根本的な改善を目指した治療が求められる。

　現在，本邦においては，アトピー性皮膚炎を代表とする様々な湿疹・皮膚炎のほか，尋常性痤瘡，蕁麻疹，乾癬，掌蹠膿疱症，尋常性白斑，脱毛症など，慢性の経過で治療に難渋する皮膚疾患に対し，臨床の現場で実に様々な漢方薬が利用されている。一般の現代医学的対処だけでは満足した治療結果が得られない場合，東洋医学的治療の併用は更なる症状の改善が期待でき，とくに陰陽や気血の平衡と調和を図ることを目的とした東洋医学独特の考え方は，発症原因の根本を捉えた治療を実践することができる。

10章執筆：河野吉成

2 皮膚疾患の東洋医学的な捉え方

あらゆる疾病は，邪気と正気が相互に攻防を繰り返すことによって正常な生理活動が乱され，平衡が損なわれることで現れる。この結果，皮膚に生じる病的な変化は，東洋医学的に「風」「湿」「熱」「毒」「燥」「瘀」などという用語で表現される。多くの場合，これらの病理変化は複数のものが同時に併存して起こり，罹患期間が長くなればなるほど病態は複雑なものとなっていく。

風

皮膚疾患において，病理産物としての風は最も重要な概念の一つであり，様々な皮膚症状と密接に関係している。風は外へ向かって疏散すると同時に上行しやすく，また，遊走して急性に変化する性質を持つため，多様な皮膚症状を引き起こす。
主な風の発生原因は次のように分けることができる。

▶外邪束表によるもの

例えば，体力の弱ったものが，寒い環境で長時間過ごした後に蕁麻疹が現れることがある。これは体表面の腠理が開き，表を固める衛気の働きが緩んでいるところに外邪が侵襲して皮膚に取り付いたことによる。邪気は風を生じ，痒みを伴った紅斑や膨疹などの皮膚症状を引き起こす。

▶血熱によるもの

体表面より侵襲して取り付いた邪気や，かぶれの原因となる物質や化学薬品などの皮膚に侵入した毒邪は営衛の調和を乱し，皮膚における気血の巡行を停滞させる。局所に鬱滞した気血は時間の経過とともに熱を帯び，遂には血と熱が合わさり血熱となって風を生じる。
血熱の程度が重いほど皮膚の発赤と熱感は強く，また痒みも激しく，搔破すれば更なる気血の瘀滞を生じて増悪する。

▶血の消耗に伴う乾燥によるもの

皮膚の湿疹や炎症などの症状が慢性化すると，患部の血は消耗されて血虚に陥る。血が不足した皮膚は滋潤が不十分となり乾燥が進み，風を生じて痒みが現れる。この状態を血燥と呼び，長引くと皮膚はますます潤いを失って枯燥していき，落屑や亀裂，苔癬化，色素沈着などが見られるようになる。これは空気の乾燥した冬季に現れやすい変化で，若年者よりも高齢者に生じやすい。

▶傷陰に伴う乾燥によるもの

湿疹などの湿熱が関与する病態においては，皮膚に滞留した湿邪が営衛の調和を乱して気血の働きを阻害する。また，熱邪が盛んな場合には血が消耗され，長期化すると徐々に陰津も損なわれるため，皮膚の乾燥が進んで風が生じ，痒みを伴うようになる。粗造な皮膚には落屑が見られ始め，亀裂や苔癬化，色素沈着などの変化が現れる。

湿

人の体には，正常な生理活動を維持するための水液が留まることなく巡行している。何らかの病的因子によってこの流れが阻害され停滞すると，病理産物としての湿が生まれる。とくに皮膚に滞留した湿は，水疱や滲出液，浮腫，浸潤性の紅斑などとして現れる。

湿を生じる原因には次のものが挙げられる。

▶多湿環境によるもの

湿度の高い環境下においては体表面から湿邪が侵入しやすく，正常な皮膚の働きを阻害して営衛の調和が失われることがある。この結果，発汗の異常が生じたり，皮膚に熱が鬱滞したりすると，汗疹や湿疹，蕁麻疹などを発症する。

平素から水液の巡りが悪い状態にあるものは，高温多湿な地域や職場環境，季節などにおいて容易に皮膚や体内に湿が発生・滞留する。

▶毒邪の侵襲によるもの

かぶれの原因となる植物や虫，食品，薬品などと皮膚が接触すると，これらの毒邪の侵襲を受けて水液の巡行が阻害され，皮膚に湿が形成される。

例えば，漆や毛虫などと接触したことによって生じる水疱や皮膚の炎症は，強い痒みを伴った急性の湿熱で，比較的激しい症状として現れる。

▶飲食の不摂生によるもの

元来，飲食物に含まれる水分の影響を受けやすい臓器である脾は，喜燥悪湿の性質を持つとされ，運化機能が正常に働いていれば水液はスムーズに巡行するため，体内に過剰な水湿が貯留することはない。ところが，生活が乱れ飲食の不摂生が行われると，脾の運化機能は失調して消化能力が低下するため，容易に水湿が留滞するようになる。

これが長期に続くと，病理産物である水湿は徐々に熱を帯びて湿熱を形成し，ついには皮膚に痒みや発疹が現れるようになる。

▶ストレスや疲労によるもの

日常生活における様々なストレスや疲労は過度になると，肝の疏泄機能が低下して肝気の巡りが阻害される。この影響を受けて脾気も低下するため，運化機能が失調して体内に水湿が貯留していく。

気滞は水湿の動きを阻み内に閉じ込めるので，徐々に熱を帯びて湿熱を生じ，皮膚に痒みや発疹が見られるようになる。

熱 ....

皮膚における営衛の調和が失われると，気血が巡らず鬱滞してしまう。この状態が長引くと，患部は徐々に熱を持つようになる。あるいは，細菌感染や強い日光などの外来因子によって炎症を起こした場合は，より強い熱を生じる。熱を帯びた皮膚は発赤し，その程度が重ければ化膿や圧痛を伴うようになる。

▶臓腑の失調による実熱

五臓六腑の正常な働きが失われて生じた内熱は，長期に持続することで実熱と化し，例えば心熱や肺熱，肝胆実熱，脾胃実熱などといった病態を来す。

このような実熱は，激しい痒みを伴う湿疹や蕁麻疹，多数の水疱や痛みを伴う帯状疱疹，発赤が強く化膿した尋常性痤瘡や癰・癤などを生じる。

▶外的な温熱刺激によるもの

夏季の直射日光に皮膚が暴露されたり，室温の高い屋内環境で作業をしていたり，ストーブや懐炉などに長時間当たっていたりすると，過度の熱が皮膚に鬱滞し正常な機能を阻害する。皮膚の中に閉じ込められた熱は炎症を起こして紅斑が現れ，程度が重ければ痒みや痛み，水疱を伴うようになる。

急性に生じる日光皮膚炎や熱傷のほか，温熱刺激に伴う蕁麻疹のように症状の出没を繰り返して慢性化するものがある。

▶細菌感染によるもの

皮膚の細菌感染などは化膿を引き起こし，場合によっては発熱を伴うほどの強い炎症を生じることがある。東洋医学では外感毒邪が皮膚に留まって熱毒と化したものとされ，皮膚の深部に侵入すればするほど症状は重くなる。

丹毒や蜂窩織炎，慢性膿皮症などは患部が発赤して腫脹し疼痛を伴い，通常は抗生剤の投与が欠かせないが，漢方薬の併用により速やかな症状改善が期待できる場合もある。

毒

皮膚の損傷を来しうる薬品や，虫・植物・食品に含まれる原因物質は毒と呼ばれる。直接皮膚に触れることで生じる接触皮膚炎や毛虫皮膚炎，漆皮膚炎，化学熱傷などのほか，食物や薬品を体内に取り込むことで生じる蕁麻疹や薬疹，食中毒に伴う発斑などがある。

皮膚との接触で生じるものは痒みや水疱，紅斑を生じるが，体内に取り込まれた場合には脾胃の機能が損なわれるだけでなく，肝腎の失調を来すなど，全身症状が現れることがある。

瘀

皮膚における気血と津液はスムーズな巡行が妨げられると瘀滞を生じるが，とくに瘀血は多彩な皮膚症状の発現につながるため，皮膚疾患の治療では瘀血に対するアプローチが重要な課題の一つとなる。

▶気滞によるもの

気滞に関連して生じる瘀血は，実に様々な疾患で広汎に見られる証である。とくに皮膚の一部に限局して生じた気滞瘀血は，皮膚が硬く盛り上がり，結節や腫瘤などを形成・増生する。

結節性痒疹や肥厚性瘢痕，尋常性疣贅，脂漏性角化症などがこれに当たる。

▶熱毒によるもの

薬品や植物，虫毒などによる皮膚損傷や，細菌感染による皮膚の炎症などは気血の瘀滞を生じて紅斑や水疱，発赤，腫脹，痒み，疼痛を生じる。

▶寒凝によるもの

気温の急激な低下や過度の冷房使用などによる寒邪の侵襲は，皮膚の気の巡行を阻害して血を凝結させる。

寒冷刺激によって生じる四肢末端や顔面に生じる凍瘡は，皮膚を暗紫紅色に変化させ，感覚の低下や痒み，疼痛を生じる。

▶痰湿によるもの

諸々の原因よって体内または皮膚に滞留した水湿は，時間の経過とともに徐々に粘度を増して痰湿を形成し，気血の巡行をさらに阻害するようになる。痰湿はまた熱を帯びることがしばしばで，このようにして形成された痰湿瘀熱は治療を困難にすることがある。

例えば，俗に言うあぶら症やふけ症は，顔面の皮膚や頭皮が潮紅して鱗屑と痒みを伴う紅斑を認めるが，難治の場合は肝胆湿熱や脾胃湿熱を背景とする頑固な痰湿瘀熱が関与している場合がある。

▶外傷によるもの

外傷の程度に関わらず，皮膚組織の損傷は出血や腫脹，疼痛などの症状を生じ，患部を中心に気血の巡行が遮断され瘀血を引き起こす。

燥 ……………………………………………………………………………………………

皮膚は病的な状態が続くと滋潤する要素が次第に失われるため，皮膚は乾燥して硬くなり，落屑が見られるようになる。あるいは冬季の乾燥した環境下では，皮膚の潤いが不足して乾燥が進む。

乾燥は痒みを引き起こして搔破行動を誘発するばかりでなく，皮膚の正常な働きを著しく妨げ，更なる症状の増悪を引き起こす原因となる。保湿外用処置を含め，早期に乾燥の回復と予防を図る漢方薬を選択する必要がある。

▶陰津の損耗によるもの

先に述べた風や湿，熱，毒，瘀などの病的因子は，いずれも長期にわたって皮膚の陰津を損傷し，皮膚を滋潤する働きを妨げる。しばしばアトピー性皮膚炎で見られる皮膚の乾燥はこの典型であり，風，湿，熱，毒，瘀に対する治療に加えて滋陰生津も同時に行う。

▶血虚によるもの

疲労や加齢，あるいは風や湿，熱，毒，瘀などの病的因子によって皮膚を滋養している血が消耗され不足すると，皮膚は乾燥して落屑が現れたり，苔癬化が見られたりするようになる。急ぎ血を補って巡らせ，皮膚の滋潤を促進する治療を行う。

▶乾燥した環境によるもの

　　乾燥した気候条件下などにおいては皮膚の潤いが失われ，痒みが引き起こされる。とくに冬季の乾燥においては，寒冷刺激により血の巡行が阻害され血虚に陥るため，手指や足底などの皮膚は硬くなり，容易に亀裂を生じる。

❸ 皮膚疾患の症状や病態に対する主な方剤

　　以下は主な皮膚疾患で用いられる方剤の例である。実際の診療では，皮膚症状に対する治療だけでなく，発症の原因背景に対する根本治療も併せて行う必要がある。ここに列記したもの以外にも，症状や病態に応じて様々な漢方薬が用いられる。

湿疹，皮膚炎 ···

　　湿疹，皮膚炎とは，様々な外的刺激や内的な要因によって引き起こされる炎症性の疾患である。主として病的な免疫・アレルギー反応によって生じるとされ，紅斑，丘疹，小水疱，膿疱，糜爛，痂疲，落屑，苔癬化が混在し，痒みや刺激感を伴うのが特徴である。例としてアトピー性皮膚炎，接触皮膚炎，脂漏性皮膚炎，貨幣状湿疹，自家感作性皮膚炎，手湿疹，皮脂欠乏性湿疹，鬱滞性皮膚炎，湿疹性薬疹などが挙げられる。

方剤例　消風散，当帰飲子，治頭瘡一方，黄連解毒湯，温清飲，越婢加朮湯，白虎加人参湯，梔子柏皮湯，茵陳五苓散，猪苓湯，五淋散，竜胆瀉肝湯，柴胡清肝湯，荊芥連翹湯，清上防風湯，十味敗毒湯，通導散，加味逍遙散，当帰芍薬散，桂枝茯苓丸，桂枝茯苓丸加薏苡仁，温経湯，桂枝加黄耆湯，桂麻各半湯，柴胡桂枝湯，大柴胡湯，柴胡加竜骨牡蛎湯，桂枝加竜骨牡蛎湯，補中益気湯，六君子湯，真武湯，防已黄耆湯，四逆散，半夏瀉心湯，三黄瀉心湯，防風通聖散，三物黄芩湯，小建中湯，黄耆建中湯，抑肝散，抑肝散加陳皮半夏など

痒　疹 ···

　　痒疹は主に虫刺などの後に生じる強い痒みを伴った硬い丘疹で，虫の毒に対する過剰反応によって多発性に生じるのが特徴である。急性痒疹は小児ストロフルスとも呼ばれる。掻破を繰り返して慢性化した痒疹は結節となって多発し，治療に難渋するものが少なくない。また，アトピー性皮膚炎の一型として生じるものや，ストレスや疲労を背景とするもの，腎機能障害，肝機能障害，糖尿病，悪性腫瘍などの

基礎疾患に関連して現れるものがある。

方剤例 消風散，当帰飲子，十味敗毒湯，竜胆瀉肝湯，柴胡清肝湯，荊芥連翹湯，温清飲，黄連解毒湯，加味逍遙散，桂枝茯苓丸，桂枝茯苓丸加薏苡仁，桃核承気湯，通導散など

蕁麻疹

蕁麻疹は物理刺激，発汗刺激，食物や薬剤などの抗原物質，細菌・ウイルス感染，疲労，ストレスなどの影響によって，一過性に痒みを伴った皮膚の浮腫性紅斑を生じるものである。通常，出現して数時間から1〜2日程度で消褪するが，全身に出没を繰り返して症状が長期化すると治療が困難となる。

一般の現代医学の治療においては抗ヒスタミン薬の服用が主となるが，慢性の難治症例に漢方薬の併用を試みると，長い間，服用を続けていた抗ヒスタミン薬の減薬と廃薬が可能となる例を経験することも少なくない。

方剤例 茵蔯五苓散，五苓散，茵蔯蒿湯，十味敗毒湯，消風散，越婢加朮湯，白虎加人参湯，麻杏甘石湯，大柴胡湯，防風通聖散，竜胆瀉肝湯，柴胡清肝湯，荊芥連翹湯，温清飲，黄連解毒湯，柴胡加竜骨牡蛎湯，桂枝加竜骨牡蛎湯，補中益気湯，小建中湯，黄耆建中湯，六君子湯，安中散，香蘇散，平胃散，胃苓湯，防已黄耆湯，半夏厚朴湯，当帰四逆加呉茱萸生姜湯，真武湯，桂枝加黄耆湯，加味逍遙散，抑肝散，抑肝散加陳皮半夏など

凍瘡

凍瘡とは，寒冷刺激によって局所の末梢循環障害が生じ，皮膚組織が損傷を来したもので，受傷部位に紅斑や腫脹，痒み，疼痛，水疱，糜爛が現れる。主に手足や頬部，耳介に見られやすい。

発症の背景として，東洋医学的には陽虚や血虚の存在を考えるが，冬季以外にも症状を認める場合には膠原病などの基礎疾患の有無を疑う。

方剤例 当帰四逆加呉茱萸生姜湯，温経湯，十全大補湯，四物湯，当帰芍薬散，桂枝茯苓丸，当帰建中湯，真武湯など

乾癬

乾癬は慢性に経過する炎症性の皮膚角化症で，境界が明瞭な扁平に隆起した紅斑局面や丘疹を形成する。皮疹は銀白色の鱗屑を伴い，掻破により点状出血を生じ（ア

ウスピッツ（Auspitz）現象），擦過などのわずかな傷から皮疹が誘発される（ケブネル（Köbner）現象）のが特徴である。また，爪甲の肥厚や変形を来すことが知られている。

大きな局面を呈するものをとくに尋常性乾癬，小さな丘疹を主とするものを滴状乾癬，全身に皮疹が拡大した状態を乾癬性紅皮症と呼ぶ。また，リウマチ反応を伴わない関節炎を合併する場合を関節症性乾癬，発熱と無菌性膿疱を多発性に生じたものを膿疱性乾癬という。いずれも慢性の経過で完治は困難とされている。

方剤例 当帰飲子，消風散，四物湯，竜胆瀉肝湯，柴胡清肝湯，荊芥連翹湯，温清飲，黄連解毒湯，十味敗毒湯，防風通聖散，通導散，桂枝茯苓丸，桂枝茯苓丸加薏苡仁，桃核承気湯，加味逍遙散，排膿散及湯，白虎加人参湯など

掌蹠膿疱症

掌蹠膿疱症は手掌と足底に多数の無菌性膿疱や小水疱が発生し，強い痒みと紅斑，痂疲，落屑を伴って慢性に経過する炎症性の皮膚疾患である。ときに乾癬に類似した皮疹や爪甲の変形を生じることがある。また，患者のおおよそ10％に掌蹠膿疱症性骨関節症を認め，とくに胸肋鎖骨間骨化症は前胸部の鎖骨周辺の痛みを訴えるのが特徴的である。

発症の背景として副鼻腔炎，中耳炎，扁桃腺炎や口腔内歯科金属の存在，齲歯，歯周病，虫垂炎などの病巣感染の関与が疑われている。また，しばしば長年の喫煙歴との関連性が指摘されている。

方剤例 白虎加人参湯，桔梗石膏，越婢加朮湯，排膿散及湯，竜胆瀉肝湯，柴胡清肝湯，荊芥連翹湯，温清飲，黄連解毒湯，十味敗毒湯，消風散，加味逍遙散，桂枝茯苓丸加薏苡仁，腸癰湯，大黄牡丹皮湯，麻杏薏甘湯など

尋常性痤瘡（にきび）

尋常性痤瘡は毛包に皮脂が貯留して形成された面皰にアクネ菌が増殖し，炎症を起こして発赤・腫脹し，紅色丘疹や膿疱を生じたものである。多くは男性ホルモンの分泌が亢進する思春期に見られ始め，顔面や胸部，背部に多発する。強い炎症が持続すると肥厚性瘢痕を生じたり，ケロイド化したりすることもある。

食生活の不摂生や睡眠不足，疲労，ストレスなどが影響することが少なくないため，治療に難渋する場合は徹底した生活指導や心身医学的なアプローチが必要となる。

方剤例 十味敗毒湯，清上防風湯，荊芥連翹湯，温清飲，黄連解毒湯，治頭瘡一方，排膿散

及湯，加味逍遙散，当帰芍薬散，桂枝茯苓丸加薏苡仁，桃核承気湯，温経湯，当帰四逆加呉茱萸生姜湯，通導散，大黄牡丹皮湯，腸癰湯，半夏瀉心湯，三黄瀉心湯，防風通聖散，大黄甘草湯など

伝染性膿痂疹（とびひ）

伝染性膿痂疹は黄色ブドウ球菌や化膿性レンサ球菌の感染によって，皮膚に水疱や膿疱，紅斑を生じた皮膚細菌感染症である。梅雨以降の夏季に発症しやすく，外傷や湿疹などを下地として感染し，急性に拡大する。

主として乳幼児に見られるが，皮膚免疫状態の低下したアトピー性皮膚炎患者は成人であっても発症しうる。伝染性膿痂疹を繰り返す場合は，体質改善を目標とした漢方薬による治療が奏効することがある。

方剤例　十味敗毒湯，清上防風湯，排膿散及湯，消風散，治頭瘡一方，小建中湯，黄耆建中湯など

伝染性軟属腫（みずいぼ）

伝染性軟属腫は伝染性軟属腫ウイルスの感染によって生じる皮膚ウイルス感染症で，中心に臍窩*を持つ白色で光沢のある小丘疹を多発する。基本的には痒みや痛みを伴わないが，湿疹様の変化を来すと痒みを生じることがあり，搔破により周囲の皮膚へ拡大する。

ウイルス感染症ではあるが，健康児においては長くとも3年ほどで自然消退することが知られている。ピンセットによる圧出や液体窒素の圧抵は，幼い患者にかなりの苦痛を強いることがあるので，この場合は早期の自然治癒を期待して漢方薬を試みるとよい。

方剤例　五苓散，ヨクイニンエキス，小建中湯，黄耆建中湯など

帯状疱疹，帯状疱疹後神経痛

帯状疱疹は，水痘罹患後より体内に潜伏している帯状疱疹ウイルスが再活性化して生じた皮膚ウイルス感染症である。ある神経領域に沿って，左右どちらか片側に神経痛やしびれ，知覚異常を伴った水疱，紅色丘疹，紅斑が集簇性に生じる。経過とともに水疱は破れ，膿疱を生じて潰瘍化した後に上皮化して治癒に至るが，治療

---

*臍窩（さいか）：中央が臍のように凹んでいる様子。

が遷延すると瘢痕を残すことがある。

　また，発症3か月を過ぎても疼痛が持続する場合は，帯状疱疹後神経痛と診断される。この場合，ペインクリニックでの疼痛コントロールが為されるが，漢方治療を行う場合には鍼灸治療を併せて行うのが望ましい。

方剤例　竜胆瀉肝湯，五淋散，茵蔯五苓散，柴苓湯，加味逍遙散，補中益気湯，十全大補湯，麻黄附子細辛湯，葛根湯，葛根加朮附湯，桂枝加朮附湯，桂枝加苓朮附湯，八味丸など

単純疱疹

　単純疱疹は単純疱疹性ウイルスの感染によるもので，一般には上半身に発症しやすい1型ウイルスと，下半身に多く見られる2型ウイルスの2種がある。発症は初感染のほか，体内に潜伏しているウイルスの再活性化によるものがあり，皮膚の疼痛やヒリヒリとした刺激感から始まって水疱，紅色丘疹，糜爛を形成する。

　疲労やストレス，紫外線刺激，天候の急激な崩れ，感冒，月経などを契機に発症しやすい。単純疱疹を度々繰り返す再発性のものにおいては，漢方治療で体調の改善を図ると頻回の発症を防ぐことができる。

方剤例　竜胆瀉肝湯，五淋散，茵蔯五苓散，柴苓湯，越婢加朮湯，加味逍遙散，当帰芍薬散，温経湯，補中益気湯など

尋常性疣贅(いぼ)，青年性扁平疣贅

　疣贅は皮膚のわずかな外傷などから侵入したヒト乳頭腫ウイルスの感染症である。尋常性疣贅は主に手や足などの四肢末端に発症し，境界明瞭な疣状の隆起または角化を形成する。一方，青年性扁平疣贅は扁平でわずかに隆起した丘疹で，顔面や四肢などに好発する。

　液体窒素による凍結療法は最も簡便で広く行われている治療法であるが，頻回に処置を行う必要があることや疼痛を伴うことから，硝酸銀の塗布や活性型ビタミンD3軟膏の外用療法なども行われる。漢方治療としてヨクイニンエキスがよく用いられており，矯味*せずとも服薬しやすいため，小児の治療では好んで処方される。

方剤例　ヨクイニンエキス，桂枝茯苓丸加薏苡仁，麻杏薏甘湯，小建中湯，黄耆建中湯など

---

*矯味(きょうみ)：苦い薬物に添加して飲みやすくするもの。

酒皶，酒皶様皮膚炎

酒皶は顔面の中央，とくに鼻やその周囲に紅斑と毛細血管の拡張，痤瘡様の紅色丘疹や膿疱を生じる皮膚疾患である。主に中年以降に見られ，のぼせや顔面の火照りを伴い，冬季の寒冷刺激や暖房の温風，飲酒，疲労，ストレスなどによって増悪する。症状が進行すると鼻が腫瘤のように変形し，毛孔の開大が目立つようになる。酒皶は角膜炎を併発することがあり，眼科的な診察も必要となる。

一方，酒皶様皮膚炎は顔面にステロイド外用薬を長期使用したことによって生じるもので，顔面の潮紅や毛細血管の拡張，紅色丘疹，膿疱，皮膚の萎縮が見られる。酒皶は鼻を中心として紅斑を呈するが，通常，酒皶様皮膚炎は鼻やその周囲には皮疹を伴わない。

方剤例　荊芥連翹湯，柴胡清肝湯，竜胆瀉肝湯，清上防風湯，十味敗毒湯，辛夷清肺湯，清肺湯，白虎加人参湯，黄連解毒湯，温清飲，半夏瀉心湯，三黄瀉心湯，茵蔯蒿湯，大柴胡湯，通導散，加味逍遙散，桂枝茯苓丸加薏苡仁など

尋常性白斑（白なまず）

尋常性白斑は，何らかの原因によって皮膚の色素細胞が消失したことによる境界明瞭な脱色素斑で，1箇所に限局する局所型と，片側の皮膚分節に一致して発症する分節型，広く両側性に発症する汎発型がある。色素が脱落した白斑の周囲に残存する皮膚の色素は，かえって増強して色濃くなることが特徴である。

全体の半数以上は汎発型とされ，発症すると進行性に拡大する難治性皮膚疾患である。また，甲状腺機能低下症や膠原病，円形脱毛症などを合併しやすいことが知られている。

方剤例　八味丸，真武湯，桂枝加竜骨牡蛎湯，加味逍遙散，桂枝茯苓丸，桂枝茯苓丸加薏苡仁など

円形脱毛症

円形脱毛症は主に頭部の毛髪が突然に脱落し，円形の脱毛斑を単発もしくは多発性に生じる疾患である。症状が重いものでは全頭脱毛を生じたり，眉毛や体毛まで抜け落ちたりすることがある。また，一部の患者では爪甲の陥凹が観察されることがある。

過度の疲労やストレスが発症の契機となることが知られているが，発症の背景として甲状腺機能低下症や自己免疫疾患が潜んでいることもある。脱毛症を安易にス

トレスによるものと決めつけず，これらの疾患の有無を考慮する必要がある。

方剤例 桂枝加竜骨牡蛎湯，柴胡加竜骨牡蛎湯，柴苓湯，小柴胡湯，五苓散，八味丸，真武湯，補中益気湯，十全大補湯，小建中湯，黄耆建中湯，加味逍遙散，当帰芍薬散，桂枝茯苓丸，半夏厚朴湯，茯苓飲合半夏厚朴湯，苓桂朮甘湯，抑肝散，抑肝散加陳皮半夏など

白 癬

　白癬は真菌である白癬菌による皮膚の感染症で，足白癬(水虫)や手白癬，爪白癬，顔面白癬，体部白癬，股部白癬，頭部白癬，ケルスス禿瘡，白癬性毛瘡などのように，発症部位によって分けられる。

　外来で最も目にするのは足白癬で，梅雨の時期から夏にかけて見られるものは，趾間に浸軟と鱗屑を生じ，足底や足側縁に小水疱や小膿疱，鱗屑を認めて痒みを伴うのが特徴的である。また，冬など乾燥する季節には角質増殖するものが多く，踵部を中心に角化が生じ，乾燥して落屑が見られ痒みが少ないのが特徴である。爪に感染した場合には爪甲が肥厚して混濁が見られ，爪甲の変形が見られるようになる。

　通常の現代医学的治療に反応しないものや，症状を何度も繰り返すものには漢方薬を試みるとよい。根気よく内服を続けると奏効することがある。

方剤例 十味敗毒湯，治頭瘡一方，消風散など

4 皮膚疾患に用いられる主な方剤

消風散
（しょうふうさん）

要 点 ・消風散は湿潤性の湿疹に頻用される。また，湿疹に限らず，痒みを伴う皮膚症状に広く用いられる。

原 典 ・『外科正宗』（げかせいそう）巻之四　疥瘡論

「風湿，血脈に浸淫し，瘡疥を生ずることを致し，搔痒絶えず，及び大人，小児の風熱の癮疹（いんしん），遍身に雲片斑点乍ち有り，乍ち無きを治す」

適 応 ・慢性に経過する皮膚症状で，湿潤傾向を示すと同時に乾燥した状態が混在し，痒みを伴うもの。

構 成 ・荊芥（けいがい）：風の邪を散じて毒を排出させ，痒みをやわらげる。(散風透疹，止痒)（さんぷうとうしん　しよう）
・防風（ぼうふう）：風の邪を散じて湿を乾かし，痒みをやわらげる。(散風燥湿，止痒)（さんぷうそうしつ　しよう）

167

- 蝉退：風の邪を外へ通して熱を追いやり，痒みをやわらげる。（疏風泄熱，止痒）
- 牛蒡子：風の邪を外へ通して解毒し，痒みをやわらげる。（疏風解毒，止痒）
- 蒼朮：風の邪を散じ，湿を乾かす。（散風燥湿）
- 木通：熱を冷まし，湿を除去する。（清熱祛湿）
- 石膏：熱を冷まし，肌表にとりついた邪を解除する。（清熱解肌）
- 知母：熱を冷まし，陰分を補う。（清熱養陰）
- 苦参：熱を冷まし，湿を除去する。（清熱祛湿）
- 地黄：陰分を滋養し，血を補う。（滋陰養血）
- 当帰：血を補い巡らせる。（補血活血）
- 胡麻：乾燥を潤し，血を補う。（潤燥養血）
- 甘草：熱を冷まして解毒し，諸々の生薬の働きを調和させる。
  （清熱解毒，諸薬調和）

解　説

- 消風散は，湿潤傾向を伴う慢性に経過した湿疹に用いる代表方剤である。慢性化した湿疹は，湿熱の存在により患部が湿潤するばかりでなく，血虚や瘀血によって皮膚の乾燥が生じる。本剤は清熱祛湿を行うと同時に滋陰養血の働きによって乾燥を潤し，祛風して痒みを鎮める作用を持つことが特徴である。
- 総合的な働きを持つ消風散は，湿疹のみならず，蕁麻疹や痒疹，乾癬などの慢性に経過する難治性皮膚疾患に広く応用される。

発　展

- 消風散は清熱祛湿の作用を持ち，湿潤傾向を伴う皮疹を目標に使用されるが，発赤や紅斑が目立ち，漏れ出るような浸出液を伴う状態には力不足である感が否めない。とくに急性に増悪した症状に対しては，より強力な清熱作用と湿邪を排出して取り除く働きが必要となることがある。この場合，黄連解毒湯や竜胆瀉肝湯，茵蔯五苓散，越婢加朮湯などと併用して，清熱祛湿の働きを強化するとよい。あるいは，慢性化した状態で，湿潤に加えて乾燥や苔癬化が目立つ場合は，当帰飲子や温清飲など養血活血の働きを持つ方剤と合方して用いる。

症　例

- 37歳，男性
- 主訴：四肢の湿疹
- 現病歴：1年前の梅雨頃から両大腿に痒みが出現。徐々に痒みが強くなり，掻破するうちに四肢の広範囲に湿疹が拡大した。皮膚科で自家感作性皮膚炎と診断され，ステロイド外用薬と抗アレルギー剤の内服薬を処方されたが，症状は軽快と再燃を繰り返した。四肢にはやや湿潤傾向を示す紅斑と，乾燥して落屑を伴う紅斑が混在して見られた。
- 既往歴：アレルギー性鼻炎
- 処方：消風散

・経過：皮膚科の治療を継続しながら，消風散を3か月ほど服用すると症状の悪化や再燃することが減った。疲れが溜まると痒みが強まるというので補中益気湯との合方に変えたところ，おおよそ半年後には四肢の湿疹が消退してきれいになった。

当帰飲子 (とうきいんし)

要 点　・当帰飲子は，慢性化した皮膚症状で痒みを伴い，乾燥傾向の強いものに用いられる。

原 典　・『厳氏済生方(げんしさいせいほう)』巻之六　瘡疥論治

「心血凝滞し，内に風熱を蘊み，皮膚に発見し，遍身に瘡疥あり，或いは腫れ，或いは痒く，或いは膿水浸淫し，或いは赤疹痺癩(はいちらい)を発するを治す」

適 応　・症状が慢性化して痒みを伴うもので，湿潤傾向が少なく，乾燥が目立つ老人性乾皮症や冬季のアトピー性皮膚炎などに適する。

構 成　・当帰(とうき)：血を補い巡らせる。(補血活血(ほけつかっけつ))
・地黄(じおう)：陰分を滋養し，血を補う。(滋陰養血(じいんようけつ))
・芍薬(しゃくやく)：血を補い，陰分が失われないよう引き止める。(養血斂陰(ようけつれんいん))
・川芎(せんきゅう)：血を巡らし，血中の気をスムーズにする。(活血行気(かっけつこうき))
・荊芥(けいがい)：風の邪を散じて毒を排出させ，痒みをやわらげる。(散風透疹(さんぷうとうしん)，止痒(しよう))
・防風(ぼうふう)：風の邪を散じて湿を乾かし，痒みをやわらげる。(散風燥湿(さんぷうそうしつ)，止痒(しよう))
・蒺藜子(しつりし)：肝の働きをスムーズにして風の邪を散じ，痒みをやわらげる。
　　　　　(疏肝散風(そかんさんぷう)，止痒(しよう))
・何首烏(かしゅう)：肝を補い，血を増やす。(補肝養血(ほかんようけつ))
・黄耆(おうぎ)：気を補い，表を固める。(益気固表(えきさきこひょう))
・甘草(かんぞう)：熱を冷まして解毒し，諸々の生薬の働きを調和させる。
　　　　　(清熱解毒(せいねつげどく)，諸薬調和(しょやくちょうわ))

解 説　・当帰飲子は補血の基本方剤である四物湯(当帰，地黄，芍薬，川芎)を骨格とし，慢性の経過で失われた血を補い巡らせることで，皮膚の乾燥を改善し修復を促す働きを持つ。消風散と比べて清熱祛湿の作用は少なく，肝血を補って風熱を疏散し止痒を図ることが作用の中心となるため，専ら乾燥を主とする皮膚症状を目標に用いられる。
・秋から冬にかけては空気が乾燥すると同時に，体が冷えて血液循環が悪くなるため，皮膚の潤いが失われやすく，カサカサした鱗屑や落屑が見られるようになる。このような季節の老人性乾皮症や乾燥型のアトピー性皮膚炎をはじめとし，乾癬

6章　内分泌代謝

7章　神経(頭痛)

8章　小児科

9章　産婦人科・女性医学

10章　皮膚科

169

や慢性痒疹などにしばしば用いられる。

発　展　・全体として皮膚が乾燥しているにもかかわらず，局所が発赤して掻破痕が目立ち，少なからず湿熱の存在を認める場合には，清熱祛湿の作用を持つ黄連解毒湯や消風散などを合方するとよい。あるいは，化膿や紅色丘疹が混在して見られる場合など，風湿を除いて解毒する働きを加えたいときには，治頭瘡一方や十味敗毒湯，清上防風湯などと一緒に用いる。

症　例　・82歳，女性

　　　　　・主訴：頸部から肩にかけての湿疹

　　　　　・現病歴：10年以上前より，頸部から肩にかけて，皮膚がカサカサと乾燥して著しい痒みがあった。度々皮膚科でステロイド軟膏を処方されたが，一時的に消えてもすぐに現れ，一向に完治しなかった。とくに冬は手足が冷え，皮膚が乾燥して細かい落屑が見られるので保湿クリームが手放せない。多少の紅斑はあったが，概ね乾燥と色素沈着が主で，沢山の鱗屑を付していた。

　　　　　・既往歴：高血圧

　　　　　・処方：当帰飲子

　　　　　・経過：外用薬は使いたくないというので保湿外用剤だけを塗布してもらい，当帰飲子を処方した。初めの1か月は変化が見られなかったが，3～4か月もすると赤みが消え始め，徐々に痒みが治まって落屑が見られなくなった。毎年，冬頃になると同様の症状が現れるので，その度に当帰飲子を服用している。

白虎加人参湯 ···

要　点　・白虎加人参湯は，熱が閉じ籠り，水分が消耗されて不足し，体力が低下したものに用いられる。

原　典　・『傷寒論』太陽病上篇，太陽病下篇

　　　　　「桂枝湯を服し，大いに汗出でて後，大いに煩渇して解せず，脉洪大なる者は白虎加人参湯之を主る」

　　　　　「傷寒，若くは吐し若くは下して後，七八日解せず，熱結して裏に在り，表裏倶に熱して時々悪風し，大いに渇し舌上乾燥して煩し，水数升を飲まんと欲する者は白虎加人参湯之を主る」

　　　　　「傷寒，大熱なく，口燥きて渇し，心煩して背に微しく悪寒する者は白虎加人参湯之を主る」

　　　　　「傷寒，脈浮，発熱して汗無きは其の表解せず，白虎湯を与うべからず。渇して水を飲まんと欲し，表証無き者は白虎加人参湯之を主る」

・『金匱要略』痙湿暍病篇

「太陽の中熱は暍*，これなり。汗出でて悪寒し，身熱して渇す。白虎加人参湯之を主る」

適応
・体に火照りがあって口渇と口乾を訴えるもので，皮膚が赤く熱感があり，痒みを伴うものに適する。また，暑がって汗をかくが，同時に悪寒を覚える状態に用いる。アトピー性皮膚炎の治療に頻用され，掌蹠膿疱症や蕁麻疹などにも応用される。

構成
・知母：熱を冷まし，陰分を補う。（清熱養陰）
・石膏：熱を冷まし，肌表にとりついた邪を解除する。（清熱解肌）
・粳米：陰分を補い，乾燥を潤す。（養陰潤燥）
・人参：陰分を補って乾燥を潤し，気を補い津液を生じる。（養陰潤燥，益気生津）
・甘草：熱を冷まして解毒し，諸々の生薬の働きを調和させる。（清熱潤燥，諸薬調和）

解説
・白虎加人参湯は体内に籠った熱を清し，陰津（水，体液，分泌液など）の消耗を防ぎながら潤いを早急に取り戻す方剤である。夏季のアトピー性皮膚炎患者は皮膚の熱感のみならず，全身の火照りと口渇を訴える。発汗すればその刺激によって痒みは増悪し，冷房に当たれば悪寒を覚えるといった特徴的な症状を呈する。白虎加人参湯が頻用される所以である。
・手掌と足底に膿疱や紅斑を生じる掌蹠膿疱症にもしばしば用いられている。

発展
・白虎加人参湯だけでは清熱の作用が十分でない場合には，さらに石膏を加えるか，もしくはエキス剤では桔梗石膏を合わせるとよい。また，熱がより深部へ進んだ状態と考えるときには黄連解毒湯を一緒に処方する。ただし，この場合は不用意に漫然と投与し続けると，過度に体を冷やし陽気を損なう恐れがあるので注意が必要である。
・この方剤に含まれる人参は潤燥生津を主目的としており，粳米との共同作用によってその働きを効率的に発揮するものである。原則として疲労回復を第一目標に用いる方剤ではないこと，また，皮膚が赤く熱感や口渇を訴えていても，皮膚のむくみや浸出液が見られるなど，多分に湿熱が実した状態が疑われる場合は安易に用いるべきではないことに留意されたい。

症例
・16歳，男性
・主訴：アトピー性皮膚炎
・現病歴：幼少よりアトピー性皮膚炎を患い，皮膚科でステロイド外用薬と保湿ク

---

*暍（えつ）：日射病のこと。

リームのほか，抗アレルギー剤と黄連解毒湯エキスの内服を処方されていた。9月に入った頃から体の火照りと口渇が出現し，夜間に発汗すると悪寒を覚えるようになった。顔面から体幹に落屑性の紅斑を認めたが，湿潤傾向は見られなかった。

・既往歴：花粉症

・処方：白虎加人参湯

・経過：黄連解毒湯エキスは中止し，代わりに白虎加人参湯を処方した。また，連日の夜更かしがあり，適切な入浴ができていなかったので，早急にこれらを改善するよう指導した。1か月ほどで火照りは軽減したが，受験勉強のストレスを訴えたので抑肝散を合わせて与えたところ，しばらくして掻破行動が減り症状は落ち着いた。

黄連解毒湯（おうれんげどくとう）

要　点　・黄連解毒湯は全身の熱毒を清解する方剤で，強い熱感や火照りを伴う皮膚症状に頻用される。

原　典　・『外台秘要方（げだいひようほう）』巻第一傷寒上崔氏方

「前軍督護劉車*なる者，時疾を得て三日，已に汗して解す。飲酒に因りて復た劇しく苦しむこと，煩悶，乾嘔，口燥，呻吟，錯語し臥するを得ず。余思いて此の黄連解毒湯方を作す」

「一服して目明かに，再服して粥を進み，此に於いて漸く差ゆ。余以て凡そ大熱盛んにして煩嘔，呻吟（しんぎん），錯語し眠るを得ざるを療する。皆佳し。伝え語りて，諸人之を用いて亦効あり。此れ直ちに熱毒を解し，酷熱を除く」

適　応　・黄連解毒湯は全身に働いて熱を清するとともに，燥湿の作用で湿熱を除去することができる。全身に熱感があり，赤ら顔でのぼせやすく，強い痒みを訴え，不安・不眠，イライラなどの精神神経症状を伴う皮膚症状に幅広く処方される。

　　　　　・アトピー性皮膚炎をはじめとする諸々の湿疹のほか，痒疹，蕁麻疹，乾癬，酒皶，尋常性痤瘡などに使用される。

構　成　・黄連（おうれん），黄芩（おうごん），黄柏（おうばく）：熱を冷まし，湿邪を乾かす。（清熱燥湿（せいねつそうしつ））
　　　　　・山梔子（さんしし）：血に入った熱を冷まし，湿邪を排出させる。（涼血利湿（りょうけつりしつ））

解　説　・黄連は心火を瀉して肝血を涼すると同時に，燥湿の働きにより中焦の湿熱を除くことができる。黄芩は上焦の肺熱を清し，黄柏は腎の虚火を清しながら燥湿の働きを以て下焦の湿熱を排出する。山梔子（さんしょう）は三焦の熱を清し，小便よりこれを追い出す働きがある。

---

*軍督護：役職，劉車：名前。

・総じて黄連解毒湯は三焦の実熱を清解する方剤で，比較的即効性を期待して用いるものである。熱が盛んとなって火となれば精神不安や不眠，易怒，興奮が現れ，さらに亢進すると諸々の出血が見られるようになる。また，熱毒となれば，炎症性に皮膚の発赤や腫脹が現れたり，激しい痒みを伴ったりするようになる。皮膚疾患の治療では，このような精神神経症状を呈し，激しく掻破を繰り返すような場合によく用いられる。

発　展

・黄連解毒湯は清熱解毒の作用が強く，燥湿の働きも持つため，陰血が不足して乾燥が目立つ場合の処方は慎重に行わなければならない。とくに女性や高齢者は，一見して皮膚が赤く炎症が目立つような場合でも，その本態は陽虚であったり血虚が進んでいたりするものもある。もし黄連解毒湯が適すると判断したもので，乾燥が見られる場合には当帰飲子や四物湯と併用する（黄連解毒湯と四物湯を合方したものが温清飲）などの工夫が望ましい。

・一方，アトピー性皮膚炎や接触皮膚炎，貨幣状湿疹などで，浸出液が多く，黄連解毒湯だけでは十分に燥湿が図れないと考えるときには，猪苓湯や茵蔯五苓散などを併せて利水祛湿を強化するとよい。

・熱が火と化してイライラや易怒，不眠の症状を現すもので，肝鬱気滞(かんうつきたい)が多分に関与している場合は，抑肝散や逍遙散，四逆散などを併用して同時に疏肝解鬱(そかんげうつ)を図る。

症　例

・14歳，男性

・主訴：手湿疹，易怒，噯気(あいき)

・現病歴：中学校に進学した頃から，左右の手背や手関節に湿疹が出現し始めた。幼少よりイライラしやすく怒りっぽい性格で，思うように試験問題が解けないときなどは気持ちが焦って体が火照り，激しく手を掻破した。暑がりで口渇があり，熱さのあまり自分の脳がおかしくなってしまうのではないかと不安を訴えた。対人関係が苦手で，緊張すると噯気(あいき)(げっぷ)が止まらなくなる。

・既往歴：吃音

・処方：黄連解毒湯，半夏厚朴湯

・経過：漢方薬を服用してすぐに体の火照りがすっと抜けていく感を覚え，不思議と気持ちが落ち着いた。イライラすることが減り，徐々に手を掻破することがなくなった。2か月ほどで噯気の頻度も大分減って楽になった。

温清飲(うんせいいん) ……………………………………………………………………………………

要　点

・温清飲は四物湯と黄連解毒湯を合わせた方剤で，元来は婦人の出血に用いるもの

である。養血活血と清熱解毒の効能を併せ持ち，しばしば皮膚疾患に応用される。

原 典 ・『万病回春』巻之六　血崩

「婦人経脈*住まらず，或は豆汁の如く五色相雑え，面色萎黄，臍腹刺痛，寒熱往来，崩漏止まざるを治す」

適 応 ・温清飲は，熱の存在によって火照りやのぼせを感じ，顔面が潮紅して口渇を訴え，イライラや不安などの精神神経症状があって，皮膚の乾燥と痒みを伴うものや出血傾向を示すものに適する。

・アトピー性皮膚炎，皮脂欠乏性湿疹，蕁麻疹，乾癬，掌蹠膿疱症，慢性色素性紫斑など，様々な皮膚疾患に用いられる。

構 成 ・当帰：血を補い巡らせる。（補血活血）

・地黄：陰分を滋養し，血を補う。（滋陰養血）

・芍薬：血を補い，陰分が失われないよう引き止める。（養血斂陰）

・川芎：血を巡らし，血中の気をスムーズにする。（活血行気）

・黄連，黄芩，黄柏：熱を冷まし，湿邪を乾かす。（清熱燥湿）

・山梔子：血に入った熱を冷まし，湿邪を排出させる。（涼血利湿）

解 説 ・温清飲は肝血の不足を補う四物湯と，清熱の働きを持つ黄連解毒湯を合わせた方剤である。元来，黄連解毒湯は三焦実熱に使用されるが，本方の主意は陰血が不足した結果として虚熱が生じた病態の治療であるから，本質的には目的が異なる。

・皮膚疾患においては慢性化した乾燥の目立つアトピー性皮膚炎や乾癬で頻用され，しばしば消風散や十味敗毒湯，治頭瘡一方などの祛風解毒の方剤や，桂枝茯苓丸や通導散など活血祛瘀の働きを持つ方剤と合方される。

発 展 ・四物湯成分による養血が十分でないと判断する場合は，温清飲と四物湯や当帰飲子を併用する。この場合，当帰や地黄が消化器症状を生じうるので，胃もたれや胃痛，下痢・軟便がないかを確認してから投与する。

・肝血の消耗と不足の背景に肝鬱気滞があると考えられる場合は，四逆散や加味逍遙散，抑肝散などを合わせて用いると，より効率的に肝血が補われる。

症 例 ・48歳，女性

・主訴：尋常性乾癬

・現病歴：40歳を過ぎてから四肢に紅斑が現れ始め，皮膚科で尋常性乾癬と診断された。ステロイド外用薬と活性型ビタミンD3軟膏を処方されて症状は軽快したが，度々再燃を繰り返した。子育てのストレスがあり，疲れやすい。手足は冷

---

*経脈：月経のこと。

えるが，上半身が火照ってのぼせやすい。四肢の関節に鱗屑を伴う紅色局面を認めた。

・既往歴：なし

・処方：温清飲

・経過：服用を始めて2か月は明らかな変化は見られなかった。温清飲と加味逍遙散の合方に変更すると，次第に皮疹が消退して行った。乾癬の症状が悪化しやすい冬季にも，とくに目立った再燃はなく経過した。手足の冷えを訴えたので温清飲と桂枝茯苓丸の合方に変えたところ，緩徐に冷えの改善を認め，皮膚症状も安定した。

十味敗毒湯 じゅうみはいどくとう ···

要 点 ・蕁麻疹や尋常性痤瘡，湿疹の治療に頻用される十味敗毒湯は，原則として急性期に処方されるが，症状を繰り返す場合は，長期に連用することで症状の改善や予防，また，体質改善を図ることができる。

原 典 ・『瘍科方筌 ようかほうせん 』癰疽

「癰疽 ようそ 及び諸般の瘡腫 そうしゅ ，初起 しょき にて憎寒壮熱し，嫰痛*する者を治す」

「諸疔瘡 ちょうそう ，発熱，悪寒，頭痛，疼痛する者を治す」

適 応 ・十味敗毒湯は，化膿や発赤を伴う尋常性痤瘡などの皮膚感染症に用いられるほか，風寒湿邪の侵襲によって引き起こされた急性の湿疹や蕁麻疹にも適応する。あるいは，易感冒や皮膚が化膿しやすいものに対し，体質改善の目的で長期に服用する治療も行われる。その他に十味敗毒湯は掌蹠膿疱症や慢性痒疹にも有効な場合がある。

構 成 ・荊芥 けいがい ：風の邪を散じて毒を排出させ，痒みをやわらげる。（散風透疹 さんぷうとうしん ，止痒 しよう ）

・防風 ぼうふう ：風の邪を散じて湿を乾かし，痒みをやわらげる。（散風燥湿 さんぷうそうしつ ，止痒 しよう ）

・柴胡 さいこ ：気を巡らせ鬱滞を解く。（疏散解鬱 そさんげうつ ）

・川芎 せんきゅう ：血を巡らし，血中の気をスムーズにする。（活血行気 かっけつこうき ）

・生姜 しょうきょう ：発汗して表の寒邪を解き，体を温めて痰を除去する。

（解表散寒 げひょうさんかん ，温中除痰 おんちゅうじょたん ）

・茯苓 ぶくりょう ：湿邪を除去し，脾の働きを高める。（滲湿健脾 しんしつけんぴ ）

・独活 どくかつ ：風の邪を取り去り，湿邪を除去する。（祛風除湿 きょふうじょしつ ）

・桔梗 ききょう ：痰を除去し，排膿を促す。（祛痰排膿 きょたんはいのう ）

---

*嫰痛（きんつう）：灼熱痛のこと。

- 桜皮／樸樕*：排膿を促し解毒する。（排膿解毒）
- 甘草：熱を冷まして解毒し，諸々の生薬の働きを調和させる。
（清熱解毒，諸薬調和）

解　説
- 十味敗毒湯は，浅田宗伯が「此の方は青洲の荊防敗毒散を取捨したる者」と述べているように，外感風邪に対する治療薬である荊防敗毒散（荊芥，防風，柴胡，川芎，桔梗，独活，羌活，前胡，茯苓，枳殻，連翹，金銀花，薄荷，甘草）をもとに，華岡青洲が創った方剤である。荊防敗毒散の持つ清熱解毒の作用を減じ，体表に取り付いた風寒湿邪を疏散して解する働きを中心に創り変えている。
- 清熱解毒作用が緩やかなため，元来は風寒湿邪による皮膚症状で未だ発赤が目立たず化膿がわずかであるか，あるいはこれから炎症が進み化膿しそうな状況にある初期のものに用いられる。また，このことを応用して，容易に化膿しやすい体質のものや，風寒感冒を繰り返すものなどの体質改善を期待して長期に服用する。

発　展
- 十味敗毒湯は風寒湿邪に対する疏散解表の働きを持つ，比較的作用が穏やかな方剤である。清熱解毒の働きは弱いため，炎症が強く発赤や化膿が目立つ場合は黄連解毒湯や清上防風湯を合わせて用いる。また，排膿がスムーズに進まない場合には排膿散及湯を，瘀血の関与が推測される場合には桂枝茯苓丸加薏苡仁と合方する。
- あるいは，湿潤傾向がある場合は，湿熱の程度によって消風散や越婢加朮湯，茵蔯五苓散，五淋散，竜胆瀉肝湯などと併用するとよい。

症　例
- 5歳，男性
- 主訴：湿疹と繰り返すとびひ
- 現病歴：生来，アトピー性皮膚炎があり，小児科に通院中。幾度もとびひを繰り返し，その度に抗生剤の内服と外用を処方された。神経質な性格でイライラしやすく，胃腸虚弱で大便が緩く，夜尿が見られた。
- 既往歴：なし
- 処方：十味敗毒湯，抑肝散，小建中湯
- 経過：漢方薬を服用して2か月ほどでイライラすることが減り，搔破行動がなくなるにつれて湿疹も軽快した。ついには夜尿もなくなり，とびひを発症することがなくなった。

---

*製剤元によって，桜皮または樸樕のいずれかが用いられる。

清上防風湯
せいじょうぼうふうとう

要　点　・清上防風湯は尋常性痤瘡の治療に頻用される代表処方で，化膿して発赤が目立つなどの比較的炎症の強い状態に用いられる。

原　典　・『万病回春』巻之五　面病
まんびょうかいしゅん
「面瘡を生ずるは，上焦の火なり。上焦の火を清し，頭面に瘡癤，風熱の毒を生ずるを治す」
めんそう

適　応　・清上防風湯は上焦の風熱邪によって生じた顔面・頭頸部の化膿性皮膚疾患（尋常性痤瘡，癰，癤）に用いられるほか，上焦の鬱熱による湿疹や酒齄にも応用される。

構　成　・荊芥：風の邪を散じて毒を排出させ，痒みをやわらげる。（散風透疹）
けいがい　　　　　　　　　　　　　　　　　　　　　　さんぷうとうしん
　　　　・防風：風の邪を散じて湿を乾かし，痒みをやわらげる。（散風燥湿）
ぼうふう　　　　　　　　　　　　　　　　　　　　　　さんぷうそうしつ
　　　　・薄荷：風の邪を散じて毒を排出させる。（散風透疹）
はっか　　　　　　　　　　　　　　　　　　さんぷうとうしん
　　　　・川芎：血を巡らし，血中の気をスムーズにする。（活血行気）
せんきゅう　　　　　　　　　　　　　　　　　　　　かっけつこうき
　　　　・白芷：風の邪を取り去って湿邪を除去し，排膿を促す。（祛風除湿，排膿）
びゃくし　　　　　　　　　　　　　　　　　　　　　　　きょふうじょしつ　はいのう
　　　　・黄連，黄芩：熱を冷まし，湿邪を乾かす。（清熱燥湿）
おうれん　おうごん　　　　　　　　　　　　　　せいねつそうしつ
　　　　・山梔子：血に入った熱を冷まし，湿邪を排出させる。（涼血利湿）
さんしし　　　　　　　　　　　　　　　　　　　　　りょうけつりしつ
　　　　・連翹：熱を冷まし解毒する。（清熱解毒）
れんぎょう　　　　　　　　　　せいねつげどく
　　　　・桔梗：痰を除去し，排膿を促す。（祛痰排膿）
ききょう　　　　　　　　　　　　きょたんはいのう
　　　　・枳実：停滞して動かない気を通じ，腫れを引かせる。（破気消腫）
きじつ　　　　　　　　　　　　　　　　　　　　　　はきしょうしゅ
　　　　・甘草：熱を冷まして解毒し，諸々の生薬の働きを調和させる。
かんぞう
　　　　　（清熱解毒，諸薬調和）
　　　　　せいねつげどく　しょやくちょうわ

解　説　・清上防風湯は上焦の風熱を散じて清する方剤で，顔面・頭頸部の化膿性皮膚疾患に頻用される。本剤は清熱解毒の作用を持ち，比較的炎症反応の目立つ症状に適する。とくに気血が満ちてエネルギー溢れる若者は，熱が上焦に鬱すると容易に皮疹が炎症を起こして発赤・化膿するので，青年期の尋常性痤瘡によく用いられる。

　　　　・その他に，顔面に熱の滞った赤ら顔の症状の治療にも用いられる。例えば，顔面が火照り痒みを訴えるアトピー性皮膚炎や，顔面の中央に熱が滞り，鼻や頬部に紅斑や紅色丘疹を生じた酒齄などに用いて有効なことがしばしばある。
　　　　　ほて

発　展　・十味敗毒湯と比較して清熱解毒の作用がより強く，鬱熱を清解することを主意としているため，原則として十味敗毒湯のように長期服用による体質改善を目的に用いることはない。

　　　　・化膿しやすい体質のものが長期に十味敗毒湯を服用している間に，急性に症状の

6章
内分泌代謝

7章
神経（頭痛）

8章
小児科

9章
産婦人科・女性医学

10章
皮膚科

177

悪化を認めたときには清上防風湯に変方するか，あるいは二剤を併せて用いるとよい。

・清熱解毒の作用に加えて祛風燥湿の働きも持ち合わせる本剤は，アトピー性皮膚炎の顔面湿疹にも有効であるが，発赤が強く浸出液が目立つ場合には効果が十分得られないことがある。この場合は茵蔯五苓散や茵蔯蒿湯のような清熱祛湿の剤を併用するか，あるいは構成生薬が少なく，より清熱作用の強い黄連解毒湯に変更するなどの工夫をする。

症　例
・48歳，女性
・主訴：赤ら顔
・現病歴：5年以上前から赤ら顔で，鼻とその周りに小さなにきびが出没していた。皮膚科で酒皶と診断され，ミノサイクリン錠を服用したところ症状は軽快した。ところが服用を止めると，しばらくして再び赤みが現れた。なかなか完治しないので，ついには治療を中断し放置していたが，段々と赤みと火照りが増してきたために漢方治療を受けようと思うに至った。鼻と頬部を中心に紅斑があり，毛細血管の拡張と化膿した粟粒大の紅色丘疹を認めた。排尿回数が少なく，尿が濃縮していることがある。舌は紅色で黄苔が見られた。
・既往歴：なし
・処方：清上防風湯，猪苓湯，イオウ・カンフルローション
・経過：漢方薬を服用して間もなく尿量が増え，尿が濃縮することが少なくなった。その後3か月間あまり服用と外用を続けたところ，ミノサイクリン錠に頼らずとも顔面の赤みと火照りが軽快した。

荊芥連翹湯 けいがいれんぎょうとう ……………………………………………………………………

要　点
・荊芥連翹湯は副鼻腔炎や慢性鼻炎，中耳炎，扁桃炎，尋常性痤瘡などの顔面・頭頸部の炎症を起こしやすい体質で，とくに青年期の慢性化したこれらの症状の改善を図る目的で用いられる。

原　典
・『森道伯経験方』 もりどうはくけいけんぽう
（エキス剤で用いられる荊芥連翹湯は森道伯による一貫堂処方である。）

適　応
・一貫堂にいう解毒証の体質改善薬で，副鼻腔炎，慢性鼻炎，中耳炎，扁桃炎，乳様突起炎，尋常性痤瘡によく用いられる。その他に，皮膚科においてはアトピー性皮膚炎や慢性痒疹，蕁麻疹，自律神経の乱れによる多汗症や脱毛症などにも応用される。

構　成
・荊芥 けいがい ：風の邪を散じて毒を排出させ，痒みをやわらげる。（散風透疹 さんぷうとうしん ）

- 防風：風の邪を散じて湿を乾かし，痒みをやわらげる。（散風燥湿）
- 薄荷：風の邪を散じて毒を排出させる。（散風透疹）
- 白芷：風の邪を取り去って湿邪を除去し，排膿を促す。（祛風除湿，排膿）
- 連翹：熱を冷まし解毒する。（清熱解毒）
- 桔梗：痰を除去し，排膿を促す。（祛痰排膿）
- 枳実：停滞して動かない気を通じ，腫れを引かせる。（破気消腫）
- 柴胡：気を巡らせ鬱滞を解く。（疏散解鬱）
- 当帰：血を補い巡らせる。（補血活血）
- 地黄：陰分を滋養し，血を補う。（滋陰養血）
- 芍薬：血を補い，陰分が失われないよう引き止める。（養血斂陰）
- 川芎：血を巡らし，血中の気をスムーズにする。（活血行気）
- 黄連，黄芩，黄柏：熱を冷まし，湿邪を乾かす。（清熱燥湿）
- 山梔子：血に入った熱を冷まし，湿邪を排出させる。（涼血利湿）
- 甘草：熱を冷まして解毒し，諸々の生薬の働きを調和させる。
（清熱解毒，諸薬調和）

解　説
- 荊芥連翹湯は温清飲（四物湯合黄連解毒湯）を基礎に，排膿解毒や疏散祛風の諸薬を配合したもので，薬味は多いが個々の分量は少ないのが特徴である。構成内容の近い清上防風湯が比較的炎症の強い状態に短期的に用いるのに対し，荊芥連翹湯は体質改善を目的に長期連用される。
- 解毒証体質とは結核を患いやすい腺病体質で，生来胃腸虚弱で癇が強く，肌が浅黒い痩せ型で神経質な抑うつ的性格傾向を持つとされる。腹直筋が緊張してくすぐったがり，体調を崩すと扁桃炎や副鼻腔炎，中耳炎，尋常性痤瘡など顔面・頭頸部の炎症を起こしやすい特徴がある。
- 小児期には柴胡清肝湯を，青年期には荊芥連翹湯を用いるという使用の目安がある。

発　展
- 解毒証体質の根底にある病態背景の一つは気滞瘀血であり，腹直筋の緊張や肌の浅黒さ，艶のない乾燥した皮膚などはこのことに由来する。
- 荊芥連翹湯を尋常性痤瘡や慢性痒疹の治療に用いるとき，とくに慢性化した難治例においては瘀血の程度が重くなるので，活血祛瘀の作用を持つ方剤を合わせるとよい。例えば，桂枝茯苓丸加薏苡仁や腸癰湯，大黄牡丹皮湯，通導散などと併用する。
- 青年期であっても，患者によっては荊芥連翹湯よりも柴胡清肝湯の方が適する場合がある。または，解毒証と考えられる場合でも，他の方剤がより優れた効果を現すことがある。長期服用により体質改善を目指すものではあるが，ただ漫然と

用いず，改善点の有無を確認しながら必要に応じて随時変方を考慮することが望ましい。

症 例　・34歳，女性
　　　　・主訴：顔面のにきび
　　　　・現病歴：中学生の頃から顔面ににきびが出現し，ときに皮膚科で抗生剤の外用と内服を処方された。転職を機にストレスが増し，にきびが悪化した。前額や頬部，下顎に紅色丘疹が見られ，瘢痕も混在していた。神経質で緊張しやすく，手足に汗をかきやすい。風邪を引く度に扁桃腺が腫れて痛む。月経痛があり，血塊が見られていた。
　　　　・既往歴：滲出性中耳炎，副鼻腔炎
　　　　・処方：荊芥連翹湯，桂枝茯苓丸加薏苡仁，ナジフロキサシンクリーム
　　　　・経過：2か月ほどで新生しなくなり，約4か月ですべてきれいになった。しばらく継続すると月経痛も軽くなり，血塊が殆ど見られなくなった。

排膿散及湯 （はいのうさんきゅうとう）……………………………………………………………………

要 点　・排膿散及湯は皮膚や鼻，耳，歯肉などの化膿を伴う炎症に対し，排膿や消腫を促したり，化膿や炎症の拡大を予防したりする目的で用いられる。

原 典　・『吉益東洞経験方（よしますとうどうけいけんほう）』：吉益東洞が『金匱要略』の排膿散と排膿湯を合わせて用いた経験方剤である。

適 応　・尋常性痤瘡や癰・癤などの化膿性皮膚疾患のほか，副鼻腔炎，中耳炎，歯肉炎，麦粒腫，霰粒腫に用いられる。このほか，アトピー性皮膚炎や掌蹠膿疱症，尋常性乾癬，膿疱性乾癬などにも応用される。

構 成　・桔梗（ききょう）：痰を除去し，排膿を促す。（祛痰排膿（きょたんはいのう））
　　　　・枳実（きじつ）：停滞して動かない気を通じ，腫れを引かせる。（破気消腫（はきしょうしゅ））
　　　　・芍薬（しゃくやく）：攣急（れんきゅう）して固まった状態を緩め，陰分（水・津液）が失われないよう引きとめる。（緩急斂陰（かんきゅうれんいん））
　　　　・大棗（たいそう）：気血のバランスを調え，津液を生じさせ血を増やす。（調和営衛（ちょうわえいえ），生津養血（しょうしんようけつ））
　　　　・生姜（しょうきょう）：気血のバランスを調える。（調和営衛（ちょうわえいえ））
　　　　・甘草（かんぞう）：熱を冷まして解毒し，諸々の生薬の働きを調和させる。（清熱解毒（せいねつげどく），諸薬調和（しょやくちょうわ））

解 説　・排膿散及湯は化膿しているもの，あるいは膿瘍を生じうる病態に対して，排膿と

消腫を目的に投与される方剤である。

・局所に気血が鬱して津液が巡らず凝滞すると，患部は腫脹して硬くなり，ついには膿が形成される。排膿散及湯は清上防風湯や黄連解毒湯のような清熱解毒の作用は乏しいが，代わりに鬱結した状態を緩めて気を動かし，陰血を巡らせ営衛を調えることによりスムーズな排膿を促す働きに優れる。

・この働きは熱毒を一時的に清解する方剤とは異なり，化膿に至る過程をより本質的に解決するものとも言え，したがって繰り返し局所に炎症や化膿を生じる病態の改善と予防に用いることができる。

・例えば，尋常性痤瘡に用いる場合，十味敗毒湯や荊芥連翹湯，清上防風湯などで効果が十分でない場合は，これらの方剤と一緒に合わせると更なる改善が期待できる。

発　展・皮膚疾患では尋常性痤瘡に頻用される処方であるが，しばしば掌蹠膿疱症にも用いられている。また，これに関連して掌蹠膿疱症性関節炎や，掌蹠膿疱症と併発する乾癬などにも応用される。この場合，単独で処方するよりも，白虎加人参湯や桔梗石膏，温清飲，黄連解毒湯，十味敗毒湯などと合方して用いられる。

症　例・54歳，女性

・主訴：胸鎖肋関節の痛み

・現病歴：発症時期は不祥。長いこと掌蹠膿疱症を患い，皮膚科の外用治療で手掌と足底の症状は概ね落ち着いていたが，天気が崩れたときに胸鎖肋関節の痛みをたびたび感じるようになった。別の皮膚科でミヤリサンとビタミンC，ビオチンを処方され，いくらか症状が軽減したようだったが，それでも寒暖差や雨天などにより痛みが出没した。喫煙歴があり，すでに禁煙をしている。子供の頃から扁桃腺が腫れやすい。頬部に肝斑が見られ，下腿には点状紫斑を認めた。

・既往歴：副鼻腔炎

・処方：排膿散及湯，桂枝茯苓丸加薏苡仁

・経過：漢方薬を服用してから徐々に関節痛が現れる頻度が減った。しばらく続けたが，半年を過ぎる頃に受診しなくなった。その後，雨天などの影響で関節痛が現れるようになったため来院，漢方薬を再開したところ，速やかに症状が消失した。

5 皮膚疾患における漢方治療のヒント

　皮膚疾患の治療を目的に漢方外来へ訪れる患者は，皮膚科での一般的な治療に満足できず，「体質改善」を期待して受診するものが少なくない。中には皮膚科の標準療法に対する患者の誤った理解や知識によって適切な治療が行われていないケースもあるが，日常の様々なストレスや疲労の蓄積などによって，症状のスムーズな改善が阻まれている患者も少なくない。

　アトピー性皮膚炎をはじめとして，慢性蕁麻疹，尋常性痤瘡，乾癬，脱毛症など，一般の現代医学的治療においても難渋するもののうち，心理社会的ストレスの影響と過度の疲労で心身の不均衡を来し，症状の悪化を繰り返す例においては，患者の生活状況や原因背景を詳細に聞き出し，生活指導を併せた漢方治療が求められる。

　生活指導においては，食事内容や睡眠時間（就寝・起床時刻），運動習慣，入浴などに関する問題点を探る。とくに食事に関しては，肉類や揚げ物，乳製品，小麦製品，糖分の多い食物，ジュースやアイスクリームのような冷たい飲食物，辛い食物を控え，規則正しい食生活を実践するよう指導を行う。また，正常な発汗を促すことは体表の営衛の調和を正す上で欠かせないものであり，日々体を動かし，よい入浴を行う習慣をつけるよう指導する。

　漢方薬の具体例としては，例えば，ストレスが関与する場合は四逆散や抑肝散，加味逍遙散，柴胡加竜骨牡蛎湯などの柴胡剤で疏肝解鬱を図る。また，疲労の程度が強く，気血が損なわれた状態と考えられる場合は，補中益気湯や十全大補湯，帰脾湯，人参養栄湯，黄耆建中湯などの処方を用いる。不摂生による脾気の運化機能の低下が背景にあると推察される場合には，六君子湯や人参湯，平胃散，胃苓湯など健脾を図る処方を考える。加齢や過労によって腎気の低下が見られたり，十分に陽気が巡らず冷えを訴えたりする場合には，八味丸や牛車腎気丸，真武湯，附子理中湯などを併用すると，より本質的な改善が期待できる。

　皮膚疾患は症状を肉眼的に確認できるが故に，皮膚の症状ばかりにとらわれ方剤を選択してしまいがちであるが，標本同治を実践するには発症の背景を丁寧に分析し，証の変化があれば随時投薬の調整を行うことが肝要である。患者もまた，目に見える症状の消失の有無だけで短絡的に漢方薬の効果を判断することがある。焦らずに全身的な観点から何処か良い変化がないかを観察してもらうとよい。小さな改善を積み重ねてこそ，根本的な皮膚症状の治癒につながっていく。

6 おわりに

　皮膚は環境因子の影響を受けやすく，また，ストレスや生活の乱れなどによって容易に変化を生じうる臓器である。繊細であるが故に，その治療もまた丁寧な投薬調整が必要となる。随時，患者の食事内容や睡眠状態，疲労やストレスの有無，天候の変化などを考慮しながら，標本同治を目指すのがよい。

　また，現代医学の標準治療で改善が乏しく，ほかの治療選択がないとされる場合でも，東洋医学的な病態評価に基づく治療が奏功することを少なからず経験する。とくに慢性の難治症例には，漢方薬や鍼灸治療を併せて根気よく治療を試みるのがよいであろう。

●参考文献
1) 林高士『中醫皮膚科學精要』知音出版社(台湾)，2004
2) 片山一郎ほか『皮膚科学』文光堂，2006
3) 三浦於菟『実践漢薬学』東洋学術出版社，2011
4) 洪耀騰，根本光人『処方理解のための漢方配合応用』じほう，2001
5) 小山誠次『古典にいきるエキス漢方方剤学』メディカルユーコン，2014

第11章　外科（消化器, 脳, 整形外科）

ポイント

- 大建中湯は術後腸閉塞予防の病名処方として一定の効果がある。
- 急性腹症の中で，虫垂炎の初期，憩室炎に大黄牡丹皮湯，腸癰湯が用いられてきた。
- 排膿作用を有する排膿散及湯は，慢性の皮膚化膿性炎症に補助的に用いるとよい。
- 遷延する化膿性炎症には，補気補血の作用を用いて治癒を促進する。

1 はじめに

外科手術後の有害症状を減らすもの，外傷の際の処置の際に漢方薬を併用するとよいものがある。MRI, CT画像診断など現代医学の診断機器を用いることによって，脳浮腫，慢性硬膜下血腫などに対して，新たに漢方薬が有用とされ，適応範囲の拡張につながった分野でもある。

- 消化器外科：腹部術後腸閉塞の予防，虫垂炎の初期治療
- 脳外科：脳浮腫，慢性硬膜下血腫
- 整形外科：外傷，打撲傷，臨床手技による皮下出血
- 他の外科領域：慢性の局所炎症，術後せん妄，術後の体力回復，創傷治癒促進

2 外科疾患の現代医学的な概念

① 腸閉塞

定　義

物理的な腸管閉塞（腫瘍，狭窄）による機械的イレウスと，腸管運動異常による麻痺性イレウスの二つに分類される。機械的イレウスは，血行障害を伴わない閉塞性（単純性）と，腸管膜の血管が締め付けられ，腸管の血行障害を伴う絞扼性（複雑性）イレウスに分けられる。イレウスの中では機械的イレウスが最も多く，なかでも手術後の癒着で起こる術後癒着性イレウス（閉塞性）が最も多い。

11章執筆：田中耕一郎

機　序

何らかの原因で消化管の閉塞が起こり，閉塞部位より口側の腸管に腸管ガスや腸液などの消化液，摂取物などが貯留し腸管内圧の上昇，次いで腸管での消化液の再吸収機能抑制が引き起こされる。急激な腸液の貯留，消化管の拡張，腸管再吸収抑制によりそれぞれ悪循環に陥る。腸内細菌の増殖による敗血症，腸管内圧亢進に伴う血流障害による潰瘍形成，穿孔，腹膜炎の発症，腸管再吸収抑制による血管内脱水，電解質異常による循環血漿量の減少はショックを引き起こす可能性がある。

診　断

悪心，嘔吐，腹部膨満，腸蠕動音異常，腹膜刺激症状，鼓腸などでは腸閉塞を疑い，腹部X線，エコー，CTでは閉塞機転を疑う。

治　療

保存的療法として絶飲食，電解質補正，抗菌薬投与(不要との意見もある)，胃管，イレウス管による腸管減圧を行う。保存的療法で改善しない場合，絞扼性イレウスが疑われるときは，手術など速やかな対応が必要となる。

②虫垂炎

定　義

虫垂の急性炎症である。

機　序

虫垂の内腔が閉塞することによって生じ，細菌の増殖を伴い，虫垂壁の壊死や穿孔に至る場合もある。病因は十分に解明されていないが，糞石，未消化の食物残渣，リンパ組織過形成，腸管内膜損傷，腫瘍，細菌，ウイルス，炎症性腸疾患が，虫垂炎の発症に関係している。

診　断

腹痛が心窩部から右下腹部に移動したエピソードが典型的であり，若年例では診

断の参考となる。一方，小児，妊婦，高齢者では典型例が少ない。また，これらは虫垂炎の患者以外にも見られる非特異的症状であり，他の消化器疾患，泌尿器，生殖器の疾患を鑑別する必要がある。嘔吐に先行する疼痛は，急性虫垂炎に感度が高く，破裂寸前は嘔気，嘔吐が強くなる。McBurney点，腸腰筋徴候などは，虫垂炎の可能性がある身体所見である。微熱，末梢血白血球増多，エコー，腹部造影CTなどの画像所見と合わせてできるだけ早期に診断する。

治　療

抗菌薬による保存的加療と待機的手術，緊急手術など，適切に判断する必要がある。

③打　撲

定　義

転倒や物に強くぶつかるなど，外からの鈍的な直達外力による皮膚に傷を伴わない軟部組織の損傷で，皮下組織の腫脹，溢血，内出血，浮腫などを伴う。

治　療

RICE療法を行う。Rest(患部の安静を保ち，動かさない)，Ice(氷などで患部を冷やして出血や腫脹を抑える)，Compression(包帯で圧迫して腫脹を抑える)，Elevation(患部を心臓より高くして出血を抑える)。鎮痛薬の貼付，内服で対応する。

④捻　挫

定　義

関節に急激な力が加わることによって生理的な可動範囲を超えた場合，関節包や靭帯組織に破綻が生じる。その結果関節は亜脱臼の状態になるが，すぐに解剖学的にもとの状態に戻る。この状態が捻挫である。

治　療

RICE療法に加え，損傷の程度により，弾性包帯，テーピング，装具，ギプスを適応する。

⑤創　傷

定　義

　　様々な外界からの刺激によって生じた組織の傷害を損傷という。ここでは打撲傷を扱うために，表皮，真皮(線維芽細胞が主)，平滑筋細胞，血管内皮細胞などの損傷である。

機　序

　　表皮，真皮の組織傷害であり，創傷治癒には，出血・凝固期，炎症期，増殖(修復)期，成熟期の4段階がある。

治　療

　　洗浄・消毒，麻酔，止血，デブリードマン(汚染が著しい組織や血行が乏しく壊死に陥ると思われる組織を切除)，創閉鎖とドレナージ，開放傷の処置，抗菌外用薬(スルファジアジン銀，ヨード製剤)，抗菌薬内服による感染予防を行う。

⑥脳浮腫，慢性硬膜下血腫

　　5章「腎臓(浮腫)」を参照されたい。

⑦その他の外科領域

　　慢性の局所化膿性炎症，術後せん妄，術後の体力回復，創傷治癒促進などがある。

3 外科疾患の東洋医学的な捉え方

①術後腸閉塞予防

　　漢方薬で適応となるのは，主に機械的イレウスの中でも術後癒着性イレウスの予防である。緊急時の急性腹症には慎重な対応が求められる。手術直後，術後慢性期の経過観察，慢性期の増悪時などに漢方薬の投与を検討するとよい。

　　漢方薬としては大建中湯が頻用され，一定の効果を上げている。実際には東洋医学的な証が合っていないと効果が得られないのであるが，術後という特殊な病態のために，共通の東洋医学的病理が形成されている可能性がある。

腹部手術によって，

①開腹することにより手術室の低温下に腹腔内がさらされる。

②麻酔下で身体自体も低体温となる。

③手術の侵襲による負荷による身体の気血が低下や，消化管切除などによる機能低下が存在する。

①②によって，消化管は「冷え」により蠕動運動などの消化活動が低し（脾陽虚），③により脾気虚の形成・進行が考えられる。

普段より，脾気虚（胃弱，食欲不振），脾陽虚（冷たいものの摂取による下痢，便秘，腹痛）の傾向があるものがより助長されやすいと考えられ，一律の投与による隠れた反応群と考えられる。

② 虫垂炎などの局所化膿性炎症（腸癰）

虫垂炎を含んだと思われる急性腹症は，腸癰という疾患概念で記載があり，大黄牡丹皮湯，腸癰湯といった漢方薬が現在でもある。腸癰とは腸管の局所炎症であり，痰飲，瘀血が混合した病態と考えられている。そのため，大黄牡丹皮湯，腸癰湯はいずれも活血（駆瘀血），去痰，排膿といった生薬で構成されている。

現在，皮膚科領域で用いられる癰とは，複数の毛包が相接して大きな炎症性浸潤巣となったものをいい，東洋医学の定義と異なっているので注意が必要である。

コラム 1

○東洋医学の癰（皮膚科，形成外科，消化器・腹部外科領域）とは何か

東洋医学での癰とは膿瘍，局所の化膿性炎症のことを指す。肺癰，腸癰，乳癰など場所によって種類があり，細かに生薬を使い分ける。保険内の漢方エキス製剤では臓腑，部位対応が困難であるが，腸癰湯を用いながら，他の処方を合わせて，できるだけ近づける。

どうして癰が形成されるのかという病態生理に東洋医学独特の治療方法がある。局所炎症の初期には，痰飲が熱邪によって濃縮され（ちょうど熱せられて水分を失って粘性を増す様子），さらに病邪が血に及ぶと瘀血が生じ癰となり，それが慢性化すると血，肉が腐敗して膿となる。詳細には，痰飲（初期），癰（成癰器），膿（潰癰期）の3段階あることがわかる。

癰の特徴

①邪が停滞した場所に生じる。癰の場合は瘀血，痰飲と熱毒（強い熱邪，炎症と置き換えることもできる）と関係がある。そのため，活血，去痰に排膿作用のある方剤を用いる。

現代医学的には，解剖学的に食物残渣が貯留しやすく，微小循環が脆弱で，腸内細菌が繁殖しやすいなどが考えられるであろう。そういう点で腸管の中でも虫垂は炎症が生じやすい場所となっているのである。

②気血が到達しない場所に生じる。治癒過程が遷延する要因である。

邪が去った時点で気血を補う必要がある。そのために，治癒過程を早めるために十全大補湯を用いることがある。

(田中耕一郎)

実際の臨床に応用するには慎重な対応が望まれる。それは，虫垂炎そのものの診断が遅れると重症化を招き，死への危険もあることから，正確な診断と軽症であっても保存的な加療が必要であるからである。また，大黄牡丹皮湯，腸癰湯も腸癰の初期対応としての方剤であり，適応には限界がある。虫垂炎には再発例も多く見られることから，術後の経過観察時，再発防止，または軽症の場合は抗菌剤との併用であれば十分使用可能と考えられる。

腸癰という疾患概念は，虫垂炎以外にも憩室炎など他の疾患を含んでいる可能性がある。

③外　傷

打撲傷で治打撲一方などが，補助的に用いられ，予後がよいとの報告がある。創傷の出血は，脈外に出た血ということで瘀血と考えられてきた。組織修復は瘀血の処理によって促進されると古典的には考えられてきた。組織修復機転と活血剤(桂枝茯苓丸など)との関係の科学的検証が望まれる。

④脳浮腫，慢性硬膜下血腫

基礎疾患(脳梗塞，脳腫瘍など)を背景に生じる脳浮腫や，慢性硬膜下血腫に対して用いられている。身体内の浮腫を画像診断により評価できるようになったため，漢方薬において利水薬の効果を検証できるようになった。五苓散とアクアポリンとの関係が明らかになることにより，脳外科で積極的に使用されるようになった。5章「腎臓(浮腫)」も参照されたい。

⑤その他の外科領域

膿瘍，局所可能性炎症，術後せん妄，術後の体力回復，創傷治癒促進などがある。腸癰の考え方を腸に限らず他の部位の慢性の化膿性炎症に応用することができる。東洋医学的な病態としては，痰飲，瘀血が主体でそのために，活血，去痰に排膿を組み合わせた治療を行っていく。

術後せん妄

環境変化を伴う不安，気の停滞(肝気鬱結)，気逆(肝風内動，肝陽上亢など)易興奮性(化熱)に合わせて，術後には身体が気血共に虚して，気虚，血虚の状態となっており，これが感情不安を助長する。疏肝作用と補血作用を併せ持つ，抑肝散がよく用いられている。14章「心身医学」も参照されたい。

術後の体力回復，創傷治癒促進

術後早期からの経口摂取，離床，リハビリなどが必要である。東洋医学では，術後には身体が一層虚するために，気虚，血虚を生じやすいと考えている。気血両虚が，日常的に使われる「体力低下」である。個々人により虚の程度が異なるために，漢方薬を一律に用いる必要はない。普段より，胃腸虚弱など脾気虚の場合は，積極的に使用する意味がある。また，創傷治癒を促進させるのも，患部に到達する気血の量と関係していると考えられており，補気補血をする場合がある。

4 外科疾患に用いられる主な方剤

① 術後腸閉塞予防

大建中湯 だいけんちゅうとう

要 点	・腹が冷えて痛み，膨満感のあるものが適応となる。消化器外科で術後腸閉塞の予防に頻用されている。
原 典	・『金匱要略』腹満寒疝宿食病篇 きんきようりゃく 「心胸の中，大いに寒え痛み，嘔して飲食すること能わず，腹中の寒上衝し，皮起き出でて頭足有るを見る。上下痛みて触れ近づくべからざるは大建中湯之を主る」
適 応	・慢性胃炎，便秘，術後イレウスまたはその予防，腹痛症
目 標	・脾陽虚と考える病態（脾の温煦作用の低下：食欲不振，腸管運動停滞による腹部膨満，冷たいもの摂取による下痢，腹痛）。腹壁は軟弱無力。
構 成	・人参：脾胃（消化器）の気を補い機能を高める。（補気健脾） ・乾姜：腹部を温めて消化管運動を促進する。（温中散寒） ・膠飴：よく脾気を補い温めて止痛する。（補中，緩急止痛） ・蜀椒：腹部を温めて，寒湿を取り除き，消化管運動を促進する。（温中化飲）
解 説	・寒冷刺激（飲食など）による腹痛，膨満感が基本的な目標となる。「冷えて腹部膨満，腹痛」という点を踏まえれば，広く応用可能である。全身麻酔下の手術では，麻酔下での代謝低下，手術室の低温管理，開腹により腹腔臓器が直接低温にさらされるといった状況の中で，医原性の一過性「冷え」（脾陽虚）が生じる。そのため一律に大建中湯を用いる意味がある。手術の内訳は消化管（胃全摘出，結腸，

直腸)，腹腔臓器(肝臓)などに用いて有効であったとの報告がある。

・腸閉塞予防に用いられているとはいえ，急性腹症には用いず標準治療に準拠する。腸管運動が停滞している場合が多く，便秘傾向にあることが多い。そのため，冷えによる便秘，冷えを自覚されている方の便秘にもよい。このようなタイプの方は通常の瀉下作用のある便秘薬を使用すると腹痛が生じたり，下痢となる場合がある。このような場合の便秘を解決するには，いわゆる下剤を使用するのではなく，大建中湯を用いることで体質的に便秘を治療する手段となりうる。冷えると悪化する便秘(冷飲食，冬季)があるかどうか問診することで大建中湯の適応の有無を確かめることができる。

② 虫垂炎などの局所化膿性炎症(腸癰)

腸癰湯 ちょうようとう

虫垂炎の初期治療に用いられてきた。

要　点　・大黄牡丹皮湯よりも瀉下作用が少なく，より軽症の腸癰に使用する。腸管，皮膚などの各種化膿性炎症の治療に用いる。

原　典　・『備急千金要方』 びきゅうせんきんようほう

「腸癰を治する湯方」

適　応　・腸癰(虫垂炎を含む急性腹症と考えられる)，腸管の化膿性炎症に用いる。

・気滞，瘀血の生薬で構成されているために，痰飲，瘀血を示唆する局所の炎症性疾患，腫瘤の治療によい。

目　標　・生薬の構成内容では瘀血・痰飲の処理，排膿作用があり，局所の化膿性炎症に使用可能である。腸管では虫垂炎(軽症または待機手術時に慎重に検討)，大腸憩室炎，痔核，皮膚であればざ瘡，婦人科領域では乳腺炎，月経不順などが挙げられる。

・膿瘍が形成されており，排膿作用を強化したい場合は，排膿散及湯と合わせて用いるか，薏苡仁を単独で加える。

構　成　・薏苡仁：熱を冷まし膿を排泄する。湿を除く。(利水，消腫，排膿) よくいにん りすい しょうしゅ はいのう

・牡丹皮：血を巡らせ，血熱を冷ます。清熱作用を兼ねる。 ぼたんぴ

　　　　　(活血，駆瘀血，清熱涼血) かっけつ くおけつ せいねつりょうけつ

・桃仁：血を巡らせる。瘀血による月経，疼痛，腹痛などの改善(活血，駆瘀血) とうにん かっけつ くおけつ

・冬瓜子：肺や大腸の湿熱を冷まし，排膿する。(利水消腫，清熱，排膿) とうがし りすいしょうしゅ せいねつ はいのう

解　説　・腸癰という名前がついているが，腸以外にも使うことができる。

大黄牡丹皮湯

虫垂炎の初期治療に用いられてきた。

要 点 ・瀉下作用があり，腸癰湯よりもより重症の腸癰に使用する。各種化膿性炎症の治療，痔核，憩室炎，女性生殖器の炎症，前立腺炎，月経不順，慢性便秘などに用いる。

原 典 ・『金匱要略』瘡癰腸癰浸淫病篇

「腸癰は少腹腫れて痞え，之を按ずれば，即ち痛む。淋の如けれども小便自ら調う。時時発熱し，自汗出でて復た悪寒し，其の脈遅緊なる者，膿未だ成らず，之を下すべし。当に血あるべし。脈洪数なる者，膿已に成る。下すべからざる也。大黄牡丹湯之を主る」

「膿有らば当に下すべし。如し膿無くんば当に血を下すべし」

適 応 ・熱邪と瘀血が停滞した病態に用いることができる。

目 標 ・腹証：右下腹部圧痛，臍傍部圧痛

・脈証：渋

・舌証：暗紅色，瘀斑，舌下静脈怒張など

以上のような瘀血の代表的な所見があれば参考とする。

・腸癰（虫垂炎を含む急性腹症と考えられる），腸管，他の臓器の局所化膿性炎症に用いる。瘀血，痰飲，熱邪の混合した病態と考えられている。腸癰湯の「目標」を参照されたい。

構 成 ・大黄：排便により裏熱を冷まし，解毒，活血する。（瀉下，清熱，活血）

・芒硝：排便を促進し，鬱熱を冷まし，肺胃の熱を冷ます。（瀉下，清熱）

・牡丹皮：血を巡らせ，血熱を冷ます。清熱作用を兼ねる。
（活血，駆瘀血，清熱涼血）

・桃仁：血を巡らせる。瘀血による月経，疼痛，腹痛などの改善（活血，駆瘀血）

・冬瓜子：肺や大腸の湿熱を冷まし，排膿する。（利水消腫，清熱，排膿）

解 説 ・腸癰湯と大黄牡丹皮湯の構成生薬上，牡丹皮，桃仁，冬瓜子は共通している。三つの生薬を共有するが，腸癰湯には薏苡仁による利水・排膿作用が強化され，大黄牡丹皮湯は大黄，芒硝による，瀉下，清熱，活血（駆瘀血），軟堅作用が加わっている。両者を併用するのも薬効強化するために大切である。

③打撲，捻挫，創傷

治打撲一方

	整形外科：外傷，打撲傷，臨床手技による皮下出血に用いる。
要　点	・打撲，捻挫，挫傷など外傷後の治癒機転を早め，疼痛予防に用いるとよい。
原　典	・『香川修庵経験方』(同処方の原典と条文は明確ではない) ・浅田宗伯『勿誤薬室方函』に「治打撲一方　香川　萍蓬*・樸樕・川芎・桂枝・大黄・丁香・甘草，右七味，日久しきは附子を加う」と記載がある。
適　応	・打撲，捻挫，挫傷など外傷後の後遺症など
目　標	・外傷性瘀血を鎮痛し，消退する処方である。
構　成	・川芎：血を温めよく気血を巡らせる。(理気活血，化瘀) ・樸樕：外傷性瘀血を破る。(破血薬) ・川骨：外傷性瘀血を破る。(破血薬) ・桂枝：気血を温め，血をよく通じさせる。(温経通脈) ・大黄：排便により裏熱を冷まし，解毒，活血する。(瀉下，清熱，活血) ・丁香：脾胃を温め，大黄による清熱，瀉下を緩和する。(温中理気) ・甘草：大黄による清熱，瀉下作用を緩和する。(調和，止痛)
解　説	・急性期の使用で鎮痛作用は十分でなく，NSAIDSなどと併用が望ましい。創傷治癒を早めること，慢性期での疼痛の予防など瘀血を取ることで予後を改善する目的で使用するのが臨床的な適応となる。 ・侵襲手技による皮下出血にも用いられている。カテーテル治療後，デバイス埋め込み後の皮下出血の治癒促進などもよい適応である。開腹術，腹腔鏡などの体内というよりは，体表部に近い皮下の出血がよい適応と考えられる。 ・本方は，もともとは戦国時代に発展した我が国独自の金瘡治療薬(刀傷)の伝統を継承した処方である。山本巌『東医雑録』では，「受傷後長い期間経過したもの，また受傷直後などの日の浅い者にも有効である。桂枝茯苓丸などの比ではない」とあり，桂枝茯苓丸よりも活血作用が強化された処方とされている。 ・受傷直後は瘀血が生じるため，治打撲一方や他の桂枝茯苓丸などの活血薬にて瘀血を処理する必要がある。また鍼灸にて患部周囲に散針をして瘀血を取る方法もある。瘀血を残したまま放置すると，慢性的な痛みが持続する場合がある。

---

*萍蓬：川骨(せんこつ)のこと。

排膿散及湯 （はいのうさんきゅうとう）

	他の外科領域：膿瘍，局所化膿性炎症
要　点	・局所の化膿性炎症の消炎，排膿に用いる。
原　典	・『金匱要略』『吉益東洞経験方』また瘡癰腸癰浸淫病脈証并治第十八に条文なしで，排膿散，排膿湯が記載されている。 ・吉益東洞『東洞先生投剤証録』には排膿散合方，『薬徴』には「排膿散及湯」とあり，排膿散，排膿湯を省略して呼んでいたことに由来している。
適　応	・局所皮膚の化膿性炎症。腸癰にも排膿作用を期待して用いることができる。
目　標	・化膿性炎症の排膿作用として広く用いることができる。
構　成	・桔梗：化膿性炎症を排膿する。（消炎，鎮痛，排膿） ・枳実：炎症部位の気滞を解除する。（理気消痞） ・甘草：清熱解毒，薬物の薬性を緩和する。（清熱，鎮痛，補気） ・芍薬*：肝の陰血を補う（柔肝）ことで気を緩め，気滞を改善する。止痛作用もある。（養陰柔肝） ・大棗：脾胃の気を補う。血を補う作用もある。（補気補血） ・生姜：脾胃を温め，嘔気を止める。（温中止嘔）
解　説	・排膿散及湯は排膿散，排膿湯を合方したもので，皮膚の化膿性炎症が多いが，皮膚を問わず，消化管，肛門，外耳，内耳，扁桃，歯肉，肺，乳腺，女性生殖器などに排膿作用として広く用いることができる。

④ 術後せん妄

抑肝散 （よくかんさん）

術後せん妄を改善する。詳細は14章「心身医学」を参照されたい。

術前，術後には精神症状や行動異常が出やすい。術後せん妄とは，精神障害の一種で，手術の後1〜3日経過して，回復期に急激に錯乱，錯乱，幻覚，妄想状態を引き起こす。以後，1週間前後で次第に症状が落ち着いていくものの，その後の看護の妨げ，転倒，転落の危険性がある。中でも高齢者に多く，75歳以上での術後合併証では30％弱に及ぶとされている。

---

*芍薬には二種類ある。日本では明確には使い分けられていない。しかし，ここでの芍薬の位置づけを考えるためには知っておいたほうがよい。白芍薬と赤芍薬の植物的な違いについては生薬学の成書を参照されたい。いわゆる芍薬が補血薬として考えられているのは白芍薬である。排膿散及湯の芍薬は赤芍薬の方が抗炎症効果という点では重要である。

195

東洋医学の処方は，日常診断では証という一定の診断基準によって行われている。しかし，術後という一定の割合で誰もが発症する可能性のある術後せん妄は，普段，個々人が有している証を無視しても，医原性につくられた「証」であるため，普段の体質に関係なく，同一の処方で一律に効果が期待できる。

報　告　・参考文献18による。

　　　　　・脳外科から術後せん妄の報告もある。手術の内容を問わず，術後せん妄予防に一定の効果が期待できる。抑肝散に限らず，釣藤鈎，柴胡，黄連などを含む他の漢方薬も選択肢となる。

⑤ 術後の体力回復，創傷治癒促進

十全大補湯（じゅうぜんだいほとう）

要　点　・補気補血の重要処方。体力（気血）の回復，炎症は治まったものの，慢性化した皮膚炎を気血を補うことで治癒促進する。

原　典　・『和剤局方（わざいきょくほう）』補虚損

「男子婦人の諸虚不足，五労七傷，飲食進まず，久しく虚損を病み，時に潮熱を発し，気骨脊を攻めて，拘急疼痛し，夜夢に遺精し，面色萎黄し，脚膝力無く，壱切の病後に気旧の如からず，憂鬱して思慮し，気血を傷動し，喘嗽中満し，脾腎の気弱く，五心煩熱するを治す」

「諸虚百損，栄衛和せず，形体羸痩し，面色萎黄，脚膝酸疼*，頭眩めき耳重く，口苦く，舌乾き，骨熱内煩し，心松多汗，飲食進退し，寒熱往来，喘嗽し吐衄（じく）し，遺精し失血し，婦人の崩漏，経候調わず，凡そ病後旧に復せず，及び憂慮して血気を傷動するを治す」

適　応　・適応は非常に広い。外科分野に限定すれば術後の体力回復，創傷治癒促進など

目　標　・術後に倦怠感が強く，体重減少，また減少した体重がなかなかもとに戻らない場合や，さほど炎症は強くないものの，なかなか治癒しない皮膚の炎症に用いるとよい。

構　成　・人参（にんじん）：脾胃（消化器）の気を補い機能を高める。（補気健脾）
　　　　　・白朮（びゃくじゅつ）または蒼朮（そうじゅつ）：腹部を温めて，脾胃の気を補い，体内に停滞した痰飲，湿を除き消化管運動を促進。（健脾利水）
　　　　　・茯苓（ぶくりょう）：停滞した痰飲，湿を除き，脾の機能を高める。（利水健脾）
　　　　　・甘草（かんぞう）：脾胃の気を補い，薬物の薬性を緩和する。（補気，諸薬調和）

---

*酸疼：だるくて痛む。

- 大棗：脾胃の気を補う。血を補う作用もある。(補気補血)
- 生姜：脾胃を温め，嘔気を止める。(温中止嘔)
- 芍薬：肝の陰血を補う(柔肝)ことで気を緩め，気滞を改善する。(養陰柔肝)
- 当帰：補血，とくに心と肝に作用するとともに活血作用を有する。(補血活血)
- 地黄：心肝の血を補い，腎陰を補い，腎精を生じさせる。(補血滋陰)
- 川芎：血を温めよく気血を巡らせる。(理気，活血化瘀)
- 黄耆：脾，肺気を補い上昇せさる，皮膚，肌肉を密にして体表防御を高める。(補気，固表)
- 桂皮：気血を温め，血をよく通じさせる。(温経通脈)

解 説
- 慢性の炎症がくすぶっている状態とは，邪気が弱まったにもかかわらず，身体の正気が邪気を追い出せない状態である。このときには身体の正気を強め，皮膚の修復過程を促進するためである。補気補血の基本骨格は十全大補湯である。

5 発展編

大建中湯による慢性便秘の改善

病名投与により一定の効果が得られる場合があり，疾患によっては大建中湯反応群を多く含む可能性がある。つまり，東洋医学的には脾陽虚の病態である可能性がある。便秘にもかかわらずセンノシドで腹痛が起こる方にはよい選択である。

報 告
- 参考文献7による。
- 方法：便秘を有する10名(PD6名，多系統萎縮症4名)に対して大建中湯を3か月間投与し，前後で下部消化管機能を検討した。
- 結果：大建中湯群：総大腸通過時間の短縮(94>67時間，$p<0.05$)，排便期の直腸収縮増大(2>11cmH$_2$O，$p<0.05$)が見られた。

大建中湯の「腸を温める」(温裏)機序に関する科学的知見 ("TRPチャネル"の術後炎症の抑制作用)

東洋医学的病態を現代医学の文脈で「翻訳する」試みがある。大建中湯に関しては，東洋医学的な「冷え」を腸管血流の低下，それに伴う腸管運動の停滞と「翻訳」した例が挙げられる。

「冷え」という温度刺激を身体がどのように受け止めているのかを，研究する際に重要となったのが，温度感受性TRPチャネル(温度感受性分子)である。このチャネルは環境温度刺激を受容して，イオンチャネルを開口し，陽イオンが神経細胞内

に流入し，活動電位を生じさせる。つまり，温度刺激を電気信号に変換させる仕組みである。

・TRP チャネルには種類（subfamily）がある。
・TRPV1：唐辛子の主成分カプサイシンの受容体として発見される。
・TRPA1：ワサビなどの侵害化学物質の感知受容体

　大建中湯の構成生薬の中で，腸管の「冷え」に対して，腸管を温める（温裏^{おんり}）作用を有しているのは，蜀椒，乾姜である。香辛料とされているものには，TRP チャネルと関係するものが多い。大建中湯では，TRPV1，TRPA1 チャネルを活性化させて，結果として腸管の微小循環の血管拡張，血流増加を促す。

　また，この翻訳過程の中で，伝統的な使用法にはなかった応用が生まれた。術後の腸管癒着防止というものである。大建中湯は，TRP チャネルに働いて，炎症性サイトカインの抑制やプロスタグランジン E2 の産生を阻害する。これらが腸管癒着防止，つまり術後の予後を改善するという退院後も継続して内服する積極的意味を持ち，かつ炎症性腸疾患の腸管癒着防止にも応用されるようになってきた。

　伝統的に，大建中湯は腸管（脾）の陽虚（気の温煦作用の低下，つまり「冷え」）による，腸管運動の停滞を改善するものであったのだが，炎症に伴う器質化（東洋医学的は瘀血，痰飲といった病態と関係する）にも寄与する。伝統的には活血剤（駆瘀血剤）である桂枝茯苓丸などが用いられてきた分野である。大建中湯は，陽虚証の腹痛の体質改善から，腸管の器質化防止にまで応用が可能である。外科手術の発展により，新たに生まれた「医原性」の病理に対して，腸管血流の正常化により炎症

コラム 2

○生姜と乾姜の違い

　生薬は加工法（炮製）によって薬効が変化する。生姜はその例である。生姜と乾姜は同一の植物である。しかし，薬効は異なり，使い分けも異なる。薬効を変化させているのは加工法である。生姜中の gingerol は加熱処理を加えることで，二次代謝産物である 6-shogaol，zingerone へと変化する。成分分析の手法がない 2000 年前にこの変化がすでに知られ，両者が使い分けられていたことは特筆に値する。

・生姜（しょうきょう）：本来は生のショウガを用いる。発汗作用，解毒作用が強い。寿司や刺身に生姜が付けられているのは薬味としての趣もあるが，生ものを摂取する際の解毒作用が大切である。

・乾姜（かんきょう）：天日干しで乾かした生姜をさらに加熱したものである。6-shogaol が増加し，身体を温める作用が強まる。

　エキス製剤の漢方薬では乾燥した生姜を代用しているため，乾生姜とも呼ばれ，実際の新鮮な生姜とは異なる。なお，中国の生姜は新鮮な生姜，乾姜は天日干しで乾かしたものをいう。

（田中耕一郎）

を未然に防ぐという応用へとつながった。

科学的検証により，伝統的な病態仮説を超えた応用法が存在することが明らかになったわけであり，東洋医学的病態の再検討と再構築が必要な時代となってきたのである。

大建中湯の現代医学的知見での用いられ方

東洋医学ではもともとは伝統的診断に基づいて処方してきたため，現代医学での病名投与は行われてこなかったが，大建中湯の科学的検証を生かして病名処方されている。以下に腹部手術後の腸閉塞予防と治療および術後の腸管癒着防止についての例を挙げる。

▶腹部手術後の腸閉塞予防と治療

胃全摘出，結腸，直腸以外に，肝の腹部外科手術(開腹，内視鏡)の報告がある。術後イレウスの報告は数多く見られる。対象は，腹部外科手術後(内視鏡，開腹手術ともに)で，対象臓器は消化管(胃，結腸，直腸)，肝など腹腔臓器に関したもので，イレウスの改善度に有意差がない場合でも，悪心，嘔吐，腹痛の症状の早期緩和や，イレウスの再発回数，再手術率減少，排ガス，排便時間，在院日数の短縮などの報告がある。

報　告
- 参考文献8による。
- 方法：大建中湯による結腸癌に対する開腹結腸切除術を受けた患者の消化管機能の回復についての検討。
- 対象：患者336例(大建中湯群(男性98名，女性76名，平均年齢68歳)，プラセボ群(男性99名，女性63名，平均年齢69歳))。
- 結果：大建中湯群とプラセボ群における便性状正常化までの期間は，それぞれ6日および7日。プラセボ群では術後8日目の硬便回数が有意に多く，排便頻度も

コラム **3**

○**大建中湯の腹診**

『金匱要略』条文には「皮起き出でて頭足有るを見る」と書かれている。腹診の解説書には『腹証奇覧』があり，図解に合わせて所見が記載されており，江戸時代における使用法を理解することができる。腸管の蠕動を腹壁から見ることができるような場合を指している。実際の臨床で，腸管の蠕動を望見できる機会はさほどないが，従来から行われている方法として，指先で軽く腹壁を刺激して，しばらく凝視していると，腸管の蠕動運動を見ることができるとしている。動きの停滞した腸管が不規則に動くとされている。腸閉塞の際には注意深い観察が必要である。

(田中耕一郎)

術後8日目まで増加し続けた。対照的に，大建中湯群の排便頻度は術後6日目まで増加したが，術後7日目以降は減少し，術後8日目はプラセボ群に比べて有意に低かった。

報　告　・参考文献9による。

・方法：肝切除が施行された原発性または転移性肝癌患者の消化管機能の回復についての検討。

・対象：209例(大建中湯群108例(男性80例，女性28例)，プラセボ対照群101例(男性74例，女性27例))

・結果：FBM-T中央値(抜管から初回排便までの時間)は，大建中湯群が88.2時間，プラセボ対照群が93.1時間であり，大建中湯はプラセボよりも初回排便までの時間を有意に短縮させた。血清CRP値は重篤な有害事象は見られなかった。

▶救急外来でも有効な漢方治療

イレウスの際には，イレウス管からの投与も行われる。簡易懸濁法により，シリンジ内でエキス顆粒2.5gに対して，55℃の微温湯20mlの割合で数回振盪して懸濁させ，5分間放置した後にチューブより投与するとよい。

報　告　・参考文献10による。

・救急受診した急性腹症3例に対して大建中湯を使用した。3例とも腹痛が強く，小腸ガスも認められたが，大建中湯の内服によって症状が改善し，入院することなく帰宅することができた。

・救急診療において機能性イレウスであれば積極的な大建中湯の投与により入院治療を回避できる可能性が示唆された。

▶術後の腸管の癒着防止から炎症性腸疾患への応用へ

腸管炎症に対しての抗炎症効果から，炎症性腸疾患に対する応用が見られる。再手術率の減少や腸内細菌叢への作用などである。「温める」から抗炎症作用への期待がある(伝統的にはあまり注目されていなかった)。

報　告　・参考文献11による。

コラム **4**

○ **医療費削減にも漢方薬が貢献している**
　漢方薬の使用は医療費削減にも寄与することが報告されている[17]。漢方薬そのものの薬価が比較的安く，術後の腸閉塞を減らし，消化管運動の回復を促進することから入院期間への短縮にもつながる。保険医療上，漢方薬処方の積極的意義を考慮されてよい点と思われる。　(田中耕一郎)

・カプサイシン，大建中湯およびhydroxy sanshoolは腸管癒着の形成を予防した。

・大建中湯とhydroxy sanshoolの効果はルテニウムレッド*の皮下投与により減弱した。

・以上より，TRPV1の調節が術後腸管癒着の治療法となる可能性があり，大建中湯の効果はTRPV1の調節を介すると考えられた。

▶門脈の血流増加

報　告　・参考文献12による。

　　　　　・大建中湯は，腸管血流増加により門脈の血流を増加される。血圧，心拍には影響を与えないという安全性も得られた。

▶寛解期潰瘍性大腸炎，クローン病に対する効果

報　告　・参考文献13による。

　　　　　・寛解維持後10例を対象に，メサラジンまたはサラゾスルファピリジンと大建中湯を併用し，その投与前と投与後1か月の胆汁酸分画を空腹時採血によりHPLC法で測定。

　　　　　・寛解期UC患者に対する大建中湯の投与は脱水酸化酵素活性を持った腸内細菌叢を回復し，UC患者の寛解維持に寄与する可能性が示唆された。

報　告　・参考文献14による。

　　　　　・多変量Cox解析の結果，術後の大建中湯投与と術後の5-aminosalicylic acid投与は，クローン病患者の術後3年時の再手術率と有意に独立して関連していた。

　　　　　・結論として，大建中湯の継続的投与は，クローン病患者の術後再手術予防において臨床的に有用かつ実行可能な維持療法である。

▶下部消化管内視鏡の前処置としての使用方法

報　告　・参考文献15による。

　　　　　・2001年1月から12月までに大腸内視鏡検査を予定した285例を対象に，検査前処置としてポリエチレングリコール電解質液（PEG）に大建中湯（DKT）を併用する144例（A群）およびPEGのみの141例（B群）に無作為に振り分けた。

　　　　　・腹痛と嘔気は，A群でそれぞれ17％，24％，B群でそれぞれ15％，21％に認めた。処置スコアはA群で0.28 ± 0.52，B群で0.81 ± 0.77となり，盲腸までの到達時間はA群で6.4 ± 3.6分，B群で7.3 ± 4.0分となった。

　　　　　・A群の処置スコアはB群と比較して有意に良好で，また盲腸までの到達時間が短

---

*ルテニウムレッド：カプサイシン受容体アンタゴニスト

く，大腸内視鏡検査の前処置としてポリエチレングリコール電解質液に大建中湯を併用することの有用性が示された。手術歴，癒着があればさらによい適応である。

大建中湯は術後いつまで使うか

まだ明確なガイドラインはなく，また長期使用に伴う大きな問題点はない。注意点として，更年期症状であるホットフラッシュに類似した症状を呈することがある。伝統的には，慢性期には瘀血が生じやすく，桂枝茯苓丸または桂枝茯苓丸加薏苡仁が用いられてきたため，大建中湯をこれらに変更する方法もある。

報　告
・参考文献16による。
・大建中湯はイレウスに対して広く使用されているが，長期投与することによって，熱証をきたすということはほとんど知られていない。漢方を処方する医師に対し，病名処方一辺倒になることに警告を鳴らし，一定の東洋医学的な知識の習得の重要性や副作用を未然に防ぐための注意喚起していく必要があると考えられた。

6 おわりに

外科領域でも漢方薬が有用な分野がある。消化器外科領域では，腹部術後腸閉塞の予防，虫垂炎の初期治療，脳外科では，脳浮腫，慢性硬膜下血腫，整形外科では外傷，打撲傷，臨床手技による皮下出血，他の外科領域として，慢性の局所炎症，術後せん妄，術後の体力回復，創傷治癒促進などがある。画像診断によって内服後の微細な変化も評価できるようになったこともあり，漢方薬の応用範囲が広がっている。外科そのものの技術的進歩と共に，漢方薬の併用により，日本にしかない高水準の医療を実現することが望まれる。

●参考文献

1) 小俣政男，千葉勉 監修『専門医のための消化器病学 第二版』，医学書院，2016
2) 福井次男，黒川清 日本語版監修『ハリソン内科学 第5版』，メディカル・サイエンス・インターナショナル，2017
3) 土屋弘之ほか編『今日の整形外科治療指針 第7版』，医学書院，2016
4) 北村順『循環器医が知っておくべき漢方薬』，文光堂，2013
5) 小山誠次『古典に生きるエキス製剤漢方』，メディカル・ユニコーン，2014
6) 石原明『入門現代漢方−もう一つの医学』，立風書房，1972
7) 榊原隆次「Parkinson病の消化管運動障害と漢方治療 六君子湯と大建中湯の他覚的評価」神経治療学，**32**，pp.506-510，2015
8) Katsuno H., et al.:「結腸手術後消化管機能障害に対する大建中湯の臨床的有効性 無作為化二重盲検多施設共同プラセボ対照試験」*Japanese Journal of Clinical Oncology*，**45**，pp.650-656，2015
9) Shimada Mitsuo「肝癌患者において肝切除後に投与した漢方薬TU-100の効果 多施設 第III相試験 (JFMC40-1001)」*International Journal of Clinical Oncology*，**20**，pp.95-104，2015
10) 中永士師明「救急外来において大建中湯が奏功した三症例」日本東洋医学雑誌，**59**，pp.77-81，2008
11) Tokita Y., et al.:「術後癒着性腸閉塞におけるtransient receptor potential vanilloid 1チャネルの関与の可能性と漢方薬，大建中湯による予防」*Journal of Pharmacological Sciences*，**115**，pp.75-83，2011
12) Ogasawara T. "Influence of Dai-kenchu-to (DKT) on human portal blood flow, *Hepatogastroenterology*, **55**, pp.574-577, 2008
13) 佐藤真司ほか「寛解期潰瘍性大腸炎に対する大建中湯の効果」漢方と最新治療，**24**，pp.223-226，2015
14) Kanazawa A.「伝統的な日本の漢方薬である大建中湯によるクローン病患者に対する外科的寛解導入の維持 258例のレトロスペクティブ解析」*Surgery Today*，**44**，pp.1506-1512，2014
15) Saida Y.「漢方薬の大建中湯は，大腸内視鏡検査前のポリエチレングリコール電解質液による腸管処置の効果を向上させる」*Digestive Endoscopy*，**17**，pp.50-53，2005
16) 糸賀知子ほか：「大建中湯を漫然と服用することによって熱証をきたした一例 大建中湯の適正使用と副作用に対する適切な対応について」日本東洋医学雑誌，**68**，pp.123-126，2017
17) Yasunaga H., et al.: "Effect of the Japanese Herbal Kampo Medicine Dai-Kenchu-To on Postoperative Adhesive Small Bowel Obstruction Requiring Long-Tube Decompression: A Propensity Score Analysis", *Evid Based Complement Alternat Med*, 2011
18) Kikui S., Takeshima T.: "A combination of ramelteon and Yi-gan san* successfully improved post-surgical delirium in a patient with subarachnoid hemorrhage", *Japanese Journal of Geriatrics*, **50**, pp.546-549, 2013

*Yi-gan san：抑肝散の中国語読みである。

第12章　加齢医学

ポイント

- 人参養栄湯は，全身倦怠感や息切れを主として，冷え，畏寒(寒がり)を伴うときに用いられる。
- 腰痛や排尿の異常など加齢に伴う症状の原因は，伝統的には「腎」の衰え(腎虚)と表現されることが多い。
- 腎虚証のうち，腎陽が虚して冷えや畏寒を呈するものを腎陽虚証といい，八味地黄丸が代表的な方剤である。
- 腎陰の虚が顕著で，口渇やほてりなどが見られるものを腎陰虚証といい，六味丸やその関連方剤が用いられることが多い。

1 はじめに

　　近年，介護状態になる手前の高齢者についてフレイルという言葉が用いられるようになった。フレイルでは転倒や感染などのリスクに脆弱であり，それらを契機に生活機能が急激に低下する危険性が高い。このため適切な介入によって寝たきり状態となることを予防することが必要とされる。

　　高齢者医療の分野でも，現代医学は，整形外科や泌尿器科など専門科別に細分化して大きな成果を上げている。一方で，フレイルという概念が提唱されているように，いまいちど，心理面，社会面を含めて統合的に患者をとらえる視点が求められている。

　　東洋医学は，心身の機能を統一的な視点から捉え治療する経験を有し，八味地黄丸や人参養栄湯などのエキス製剤は，高齢者向けの漢方薬として普及している。これらの方剤の適切な理解と運用によって，この分野での一層の活用が期待される。

2 加齢の現代医学的な概念

　　加齢に伴って細胞レベル，臓器レベルで老化が進行して運動機能，心肺機能，認知機能などが徐々に低下する。さらに虚血性心疾患，脳血管障害など循環器系の疾患や，骨粗鬆症による易骨折，変形性関節症など筋骨格系のトラブルが大きく影響する。2007年に日本整形外科学会は，運動器の障害によって移動機能の低下を来

12章執筆：奈良和彦

した状態について，ロコモティブシンドロームという概念を提唱している。

　老化による身体機能の低下は多岐にわたるが，それに加えて孤独，不安，抑うつなど精神的・心理的・社会的な要素も関係してくる。したがって，介護の前段階にある高齢者について，これらを包括したフレイルという用語が用いられるようになった。フレイルは英語のFrailtyに相当し，「虚弱」や「脆弱」を意味する。フレイル状態では転倒や感染などのリスクに脆弱で，それらを契機に生活機能が急激に低下する危険が高い。そこで適切な介入によって生活機能の維持，向上を図り，寝たきり状態になることを予防することが重要となる。

　厚生労働省研究班による『後期高齢者の保健事業のあり方に関する研究』では「加齢とともに心身の活力(運動機能や認知機能など)が低下し，複数の慢性疾患の併存などの影響があり，生活機能が障害され，心身の脆弱性が出現した状態であるが，一方で適切な介入，支援により，生活機能の維持，向上が可能な状態像」とされている。フレイルの診断法は各種あるが，代表的なものとしてFriedらによるCardiovascular Health Study(CHS)基準を挙げることができる。CHS基準は全部で5項目あり，3項目以上該当するとフレイル，1または2項目でプレフレイルと判断される。

▶CHS基準の概要

・体重減少：意図しない年間4.5 kgまたは5％以上の体重減少
・疲れやすい：何をするのも面倒だと週に3～4日以上感じる
・歩行速度の低下
・握力の低下
・身体活動量の低下

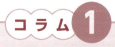

○寒冷時に頭痛が増悪するが，葛根湯の効果が出ない
　「以前より寒がりになっている(とくに男性の場合)」「たくさん着込むようになった」「夜間，冬期によく風邪を引く」「冷え込んだ日に腰痛が起こる」「寒い朝に風邪もひいていないのに透明な鼻水が出てくる」，このような場合，東洋医学的には腎虚(とくに腎陽虚)が進んでいる可能性がある。
　「過労が続いている」のは上記の前段階ともなり，腎陽虚を加速させる要因ともなりうる。感冒罹患時の脈も弱く，身体の防御力も弱いために，太陽病という初期の段階を飛ばして，身体の抵抗力の低下した少陰病という段階へと急激に増悪する。腎陽虚の場合，感冒時には葛根湯では効果が不十分で，腎陽をしっかり温めなければならない。それには附子，細辛を含んだ処方が必要である。代表的な漢方薬として，麻黄附子細辛湯を使用する。腎陽を補うために日頃から八味地黄丸を内服しておくとよい。

(田中耕一郎)

③ 加齢の東洋医学的な捉え方

東洋医学の古典である『黄帝内経・素問』上古天真論では，女性は7歳，男性は8歳ごとにライフステージが変化して女性では35歳から気血が衰えはじめ49歳で閉経を迎え，男性も40歳で気血が衰え始めるとされる。気血が衰えると，髪が抜け，歯の艶がなくなり，顔の輝きが失われ，キビキビと動けなくなり，体が目に見えて衰えて来る。

東洋医学では，このような全身の気血の根本となるのは腎に蔵された「精」であるとされる。したがって，東洋医学における「腎」には，水の代謝・調節以外に，成長，発達，生殖，老化に関連した役割が配当されている。

したがって，加齢に伴う諸症状（排尿の異常，腰や膝関節のだるさ・疼痛，聴力の低下，耳鳴り，倦怠感，ふらつきなど）は腎の衰え（腎虚）としてとらえられることが多い。

とくに全身を温める腎陽の衰えが問題となる場合は，腎陽虚といい，全身を潤すもととなる腎陰の低下が目立つ場合は腎陰虚という。腎陽虚の場合には畏寒（寒がり）や冷えを伴い，腎陰虚では口渇，ほてり，寝汗など虚熱や乾燥症状が特徴となる。

④ 加齢医学領域で用いられる主な方剤

人参養栄湯

要　点　・加齢，病後，虚弱体質などが原因で気血がともに衰えて倦怠感が強く，体が冷えているときに用いられる。とくに咳，息切れなど呼吸器症状や，不安感，不眠，驚きやすいなどの精神症状を伴う場合によい。高齢によるフレイル状態，悪性腫瘍の治療後の体力低下，進行した肺気腫などに応用できる。

原　典　・『太平恵民和剤局方』巻五 痼冷門
「積労虚損，四肢沈滞，骨肉酸疼，吸吸として気少く*，行動喘啜**，小腹拘急，腰背強痛，心虚驚悸，咽渇き唇燥き，飲食無味く，陰陽衰弱，悲憂惨戚，多臥少起，久しき者は積年，急なる者は百日，漸く痩削に至る。五臓の気竭き，振復すべきこと難きを治す。又肺と大腸と倶に虚し，咳嗽下利喘乏少気，嘔吐痰涎を治す」

適　応　・倦怠感，畏寒（寒がり），冷え症，慢性咳嗽，息切れ，食欲不振，不安，驚きやすい，不眠多夢など

---

*少気：呼吸が浅くて弱く，声に力がないこと。
**喘啜（ぜんてつ）：あえぎすすり泣くこと。

目　標	・脈証：沈，細，弱

・脈証：沈，細，弱

・舌証：淡白

・冷感を伴う自汗（少しの体動で汗がでる）

構　成

・桂皮：陽を補い，気を温め通りをよくする。（補陽散寒，温陽通脈）

・黄耆：気を補い体表を丈夫にして汗を止める。（補気，固表止汗）

・人参：気を補い消化機能を高める。（補気健脾）

・白朮：湿を乾かし消化機能を高める。（燥湿健脾）

・茯苓：余計な水分を尿に導き消化機能を高める。（利水健脾）

・当帰，芍薬，地黄：血を滋養する。（補血養陰）

・五味子：津液を生む，汗を止める，咳を止める，精神を安らかにする。
（生津，止咳，止汗，安神）

・遠志：精神を安らかにする，痰を解消する。咳を止める。（安神，化痰，止咳）

・陳皮：消化器系を調え，痰を解消し，咳をとめる。（健脾，化痰，止咳）

・甘草：構成生薬を調和させる。（諸薬調和）

解　説

・体力が消耗して気血が衰え，畏寒，冷えを伴うときに用いられる。消化機能を改善して全身を元気にする四君子湯と，血を滋養する四物湯を合わせて，さらに気を補う黄耆，補陽・散寒の桂皮を加えた十全大補湯に似る。

・十全大補湯との主な相違点は，気を消耗させる恐れのある川芎を除いて，安神作用と止咳作用のある五味子，安神作用と化痰作用のある遠志，やはり化痰作用のある陳皮が加わっていることである。このため，肺気不足による息切れや慢性咳嗽，心神不安による不安感や不眠などを伴う場合にとくによい。高齢に伴うフレイル状態，悪性腫瘍の治療後，進行した肺気腫などで気力・体力ともに消耗した場合に用いることができる。

八味地黄丸（八味丸） ……………………………………………………………

要　点

・腎陽虚証に用いられる代表的な方剤である。

・腰痛，坐骨神経痛など腰以下の痛み，排尿の異常（頻尿，尿漏れ，排尿困難，尿量減少），浮腫などに用いられる。

・寒がりで下半身の冷えが強く，倦怠感やふらつきなどを訴えるときによい。

・地黄を多く含むので，胃腸虚弱者には慎重に用いる必要がある。

原　典

・『金匱要略』血痺虚労病脈証并治

「虚労，腰痛，少腹拘急し小便利せざるは，八味腎気丸之を主る」

・『金匱要略』消渇小便不利淋病脈証并治

「男子消渇，小便反て多く，飲むこと一斗，小便一斗，腎気丸之を主る」

・『金匱要略』婦人雑病脈証并治

「問ひて曰く婦人病みて，飲食故の如く，煩熱して臥すことを得ず，反って倚息*するは何ぞ也。師曰，此れ転胞**と名づく，溺するを得ず。胞系了戻するを以ての故に此れの病を致す，ただ小便を利せば則ち癒ゆ。腎気丸之を主るに宜し」

・『金匱要略』中風歴節病脈証并治

「脚気上りて少腹に入り不仁するを治す」

適 応　・加齢に伴う畏寒(寒がり)，冷え症，倦怠感，ふらつき感，下肢のダルサ，腰痛，坐骨神経痛，頻尿，尿漏れ，尿失禁，排尿困難，浮腫，尿量減少など

目 標　・脈証：脈沈，尺脈無力

・舌証：舌質は淡白で湿潤している。

・腹証：臍下部が軟弱である。

・腰痛や頻尿など諸症状は冷えで悪化し，温めると改善する。

構 成　・附子，桂皮：腎陽を温め補い，寒邪，湿邪を除く。(温腎散寒，除湿)

・地黄：腎陰を滋養する。(滋陰補腎)

・山茱萸：肝腎の陰を補い，津液を守る。(補陰肝腎，収斂)

・山薬：脾(消化器)の気陰を補う。(補益脾陰)

・沢瀉：湿を除く。(清泄腎濁)

・牡丹皮：不要の熱を冷ます。(清排肝火)

・茯苓：湿を除き脾機能を調整する。(利水健脾)

解 説　・畏寒(さむがり)，冷え，倦怠感，ふらつき感，腰や膝のだるさ・痛み，浮腫，排尿の異常に用いられる。八味地黄丸の適応証では，腰痛や排尿の異常は冷えで悪化し，温めると緩和される傾向にある。『金匱要略』を原典とする古方であり，後代の医家によって腎陽虚の代表的な処方と見なされている。

・構成は，腎陽を補い寒邪・湿邪を除く附子・桂皮に加えて，陰を補う地黄・山茱萸・山薬，水湿を尿より排出する茯苓・沢瀉，不要な熱を冷ます牡丹から構成される。地黄を比較的多く含むため，胃腸虚弱者では胃もたれや下痢の原因となることがあり注意を要する。

---

*倚息(いそく)：起坐呼吸のこと。

**転胞(てんぽう)：尿閉(とくに産後の尿閉)のこと。

六味丸

要　点	・腎陰の不足に用いる代表的な方剤である。
	・原典の『小児薬証直訣』では小児の発達遅延を主治とするが，高齢者に応用されている。
	・膝・腰のだるさ，排尿異常，浮腫などは八味地黄丸と共通する症状であるが，八味地黄丸の適応証で見られる冷えや畏寒(さむがり)はなく，逆に口渇，のぼせや盗汗(寝あせ)などを伴うことが多い。
	・胃腸虚弱者では，胃もたれや下痢などを起こすことがあるので慎重に用いる。
原　典	・『小児薬証直訣』巻下諸方(源名 地黄円)
	「腎怯*失音，顖(泉門)開不合，神不足，目中白睛多く，面色㿠白等の証を治す」
適　応	・下肢や腰の重だるさ・痛み，頻尿，尿漏れ，尿量減少，浮腫，皮膚搔痒，口渇，手足のほてり，のぼせ，めまい，耳鳴りなど
目　標	・脈証：細，尺無力
	・舌証：舌質紅，乾燥，少苔など
	・腹証：臍下部が軟弱である。
	・口渇，のぼせ，火照り，盗汗(寝あせ)など乾燥や虚熱症状を伴う。
構　成	・地黄：腎陰を滋養する。(滋陰補腎)
	・山茱萸：肝腎の陰を補い，津液の流失(尿，精液，汗など)を収める。(補陰肝腎，収斂)
	・山薬：脾機能を潤し高める。(補益脾陰)
	・沢瀉：湿を除き，熱を冷ます。(清泄腎濁)
	・牡丹皮：陰虚の熱を冷ます。(清排肝火)
	・茯苓：湿を除き脾機能を調整する。(利水健脾)
解　説	・原典は宋代の銭乙による『小児薬証直訣』である。小児の腎虚による発達遅延を主治とする。八味地黄丸から，体を温める附子と肉桂を除いたものにほぼ相当する。
	・地黄を主薬として，山茱萸，山薬とともに陰を補うことを主眼とするが，一方で不要な水分を除く茯苓・沢瀉と余計な熱を除く牡丹皮が配合されてバランスをとっている。
	・もとは小児の薬であるが，中高年で倦怠感，ふらつき感，腰や膝のダルい痛み，排尿異常など腎虚の症状があるが，八味地黄丸と違って畏寒や冷えはなく，逆に

---

*怯：おびえる，おじける，ひるむ，弱いという意味。

ほてり・のぼせや口渇などが強いときに用いられる。

・主薬の地黄は，胃腸虚弱者では胃もたれや下痢の原因となることがあるので慎重に用いる必要がある。

抑肝散
（よくかんさん）

要　点　・心身の緊張が強いときに用いられる。

　　　　　・不眠(主に入眠困難)，イライラしやすい，癇癪(かんしゃく)，肩こりなどに用いられる。

　　　　　・アルツハイマー型認知症における問題行動に応用されている。

原　典　・『保嬰撮要』(ほえいさつよう)急驚風門

　　　　　「肝経の虚熱，畜を発し，或は発熱咬牙，或は驚悸寒熱，或は木土に乗じて嘔吐，痰涎腹脹食少なく，睡臥不安なるものを治す」

適　応　・イライラ，怒りやすい，癇癪，不眠症(主に入眠困難)，アルツハイマー型認知症における問題行動，脳血管障害による片麻痺部位の緊張や痛み，食いしばり，歯ぎしり，肩こりなど

目　標　・腹証：季肋部(きろくぶ)や腹直筋の緊張

　　　　　・脈証：弦脈

　　　　　・舌証：淡紅色，薄白苔(はくはくたい)など

　　　　　・手指振戦

構　成　・釣藤鉤(ちょうとうこう)：肝陽を鎮めて肝風を終息させる。(平肝熄風(へいかんそくふう))

　　　　　・柴胡(さいこ)：滞った肝気を巡らせる。(疎肝理気(そかんりき))

　　　　　・当帰(とうき)：血を潤して，緊張や痛みを和らげる。間接的に肝気の巡りを改善する。(補血(ほけつ)，柔肝(じゅうかん))

　　　　　・川芎(せんきゅう)：気血の巡りをよくし，瘀血を防ぎ，痛みを止める。(行気(こうき)，活血止痛(かっけつしつう))

　　　　　・白朮(びゃくじゅつ)(蒼朮(そうじゅつ))，茯苓(ぶくりょう)，甘草(かんぞう)：胃腸を元気にし，機能を改善する。(補気健脾(ほきけんぴ))

解　説　・やや虚弱で心身の緊張が強く，癇癪や不眠(主に入眠困難)などの精神症状，片麻痺における麻痺側の緊張や肩こりなどに用いられる。

　　　　　・精神的な緊張やストレスで誘発・増強される手指振戦，歯ぎしり，食いしばりなどの存在は，抑肝散の適応を考える上で参考となる。このような症状は伝統的には「肝風」の軽症とされる。(「肝風」は自然界の風のように，一過性の動きのある症状を引き起こす)抑肝散の構成生薬に含まれる釣藤鉤は肝陽を鎮め，肝風を終息させる効能を持つ。

　　　　　・元来は成長過程にあり未発達な小児のための方剤であったが，現在では広い年齢

層で用いられている。とくにストレス耐性の落ちた高齢者にはよい適応があり，アルツハイマー型認知症患者における問題行動に応用されている。

・抑肝散に痰飲を除く陳皮・半夏を加えた抑肝散加陳皮半夏も，ほぼ同じ目的で用いられている。分ける場合には，腹証や消化器症状が参考になる。季肋部や腹直筋の緊張がより強い場合は抑肝散を用い，やや胃腸虚弱で腹部が相対的に弛緩している場合は抑肝散加陳皮半夏とする。

八味丸，六味丸とその関連方剤 ……………………………………………

腎陰を補う六味丸に，腎陽を補う附子，肉桂(桂皮)が加わったものが八味丸であるということができるが，歴史的には八味丸の方が古い。八味丸は，後漢の時代に編纂された『傷寒雑病論』を宋代に再編集した『金匱要略』を原典とする「古方」である。一方，六味丸は宋代の小児科医である銭乙が，その小児科の書物『小児薬証直訣』に記載したものである。さらに様々な方剤が，八味丸・六味丸より派生しており一部を紹介したい。

▶牛車腎気丸

八味地黄丸に，腰や膝を強くする牛膝と，利水作用のある車前子を加えたものである。適応は八味地黄丸とほぼ同じであるが，とくに腰痛，坐骨神経痛や，浮腫が主訴である場合によい。

コラム 2

○現代の応用例—認知症の周辺症状の改善とADL向上に抑肝散

認知症の症状には，中核症状と周辺症状の二つに大きく分けられる。中核症状とは，いわゆる認知機能の低下である，記憶力(記銘力)，判断力の低下，論理的に順序立てて考え，状況を把握して行動に移す力の低下(実行機能障害)などの認知機能障害が挙げられる。一方，周辺症状とは，認知症に伴い生じてくる認知機能以外の精神(抑うつ，幻覚，妄想，睡眠障害)と行動(暴言，暴力，徘徊，不潔行為など)に関する症状であり，行動・心理症状(BPSD: Behavioral and Psychological Symptom of Dementia)とも呼ばれている。幻覚・妄想，うつ，無気力，焦燥，行動異常などが挙げられる。

これらの中でも，妄想，幻覚，興奮／攻撃性，抑うつ，不安，焦燥感／易刺激性のような症状に対して，抑肝散は有効であった。認知症の病型に関わらず，アルツハイマー型，レビー小体型にも効果が得られている。

(田中耕一郎)

▶知柏地黄丸

六味丸に虚熱を清熱する知母と黄柏を加えたものである。六味丸が適応となる腎陰の不足した状態（腎陰虚証）で虚熱の症状が強いときに用いられる。

▶杞菊地黄丸

六味丸に狗杞子と菊花を加えたもので，眼精疲労，眼のかすみや乾燥などに用いられる。

狗杞子は肝腎の陰血を補い，菊花は肝の熱を除くことで視界をはっきりさせる働き（明目作用）を持つ。東洋医学では肝は眼と関係が深いが，その肝の陰血は腎に支えられている。

杞菊地黄丸は肝腎の陰血を補い，肝の熱を除くことで，加齢に伴う上記症状に用いられる。

5 おわりに

加齢に伴う身体機能の低下，不安感，不眠など幅広い領域に漢方薬を応用することができる。全体的な体力の低下，息切れ，易感染，さらには不安感や不眠などには人参養栄湯，腰痛・坐骨神経痛や排尿異常，下腿浮腫などには八味地黄丸や牛車腎気丸，易怒性や入眠困難には抑肝散などが用いられる。このほかにも多彩な選択肢があるが，紙面の関係や保険エキス製剤の適応の関係で割愛せざるを得なかった。

東洋医学では，種々の症状の原因の核心を腎虚や気虚，血虚など加齢に伴う根本的な変化に求める。対症療法的な効果を期待する場合も，これらに配慮したアプローチをとることによって体質改善的な要素を兼ね備え，また複数の愁訴に対して対応できる場合も少なくない。このような特徴はフレイルのように加齢に伴う問題を包括的にとらえようとする昨今の風潮とも適合するものと考えられる。

●参考文献
1) 厚生労働省研究班「後期高齢者の保健事業のあり方に関する研究」
2) 大塚敬節ほか『症候による漢方治療の実際(第5版)』南山堂，2000
3) 矢数道明『臨床応用漢方処方解説』創元社，1966
4) 張伯臾ほか『[標準]中医内科学』東洋学術出版社，2009
5) 三浦於菟『実践東洋医学[第1巻診断篇]』東洋学術出版社，2018
6) 神戸中医研究会 編著:中医臨床のための方剤学』医歯薬出版，1992
7) 三浦於菟『[新装版]実践漢薬学』東洋学術出版社，2011
8) 長谷川弥人『勿誤薬室「方函」「口訣」釈義』創元社，1985

第13章　悪性腫瘍（がん，癌）

ポイント

・漢方治療では，がんの根治はできない。
・がんに対する漢方サポートは，病名投与ではなく，がんによって引き起こされている病態を東洋医学的に考え，漢方薬を処方する必要がある。

1 はじめに

　　癌という文字は，「疒」に岩の古代文字である「嵒」から構成されている。すなわち，岩の様に硬く，その表面が凸凹である「腫瘤」を指す漢字である。そして，癌に対する診療は相当に古い時代から行われてきた。この間，様々な"抗がん生薬"が使用されてきたが，悪性腫瘍を根治せしめるに至ってはいない。様々な研究が進んだ現代の東洋医学においても同様である。このため，漢方や生薬の治療そのものだけで「がんを根治したい」という要望には応えることができない。

　　がん治療における東洋医学には，どのような意義があるのであろうか？　現在のがん治療はまだ発展途上であり，手術，放射線，化学療法などを併用して治療を行うが，いずれも侵襲的な治療で，これらは東洋医学でいう瀉法であり，患者の正気を大いに損傷して，ADL（日常生活動作）やPS（全身状態）を低下させてしまう。このため，現代医学的に試みたい治療手段があっても，治療を開始できなかったり，治療中に多くの合併症を引き起こすことで中断せざるを得ないことも多い。一方，東洋医学には，正気を回復させる治療法である補法，崩れた体のバランスを調える和法があり，いずれも現代医学だけではアプローチできない有用な治療手段である。この章では，がんに対する治療ではなく，がん治療におけるサポート治療で，現在どのような漢方治療が一般的に行われているかについて記載する。

13章執筆：板倉英俊

2 悪性腫瘍の現代医学的な概念

定 義

　悪性腫瘍をあらわす用語の表記にはいくつかあり，「癌」は上皮性悪性腫瘍の総称として使用され，これに対して非上皮性悪性腫瘍は「肉腫」と総称される。「がん」という呼称は，病理学的にはこれら「癌」「肉腫」のいずれの疾患群をも包括した「悪性腫瘍」を意味する。

機 序

　悪性腫瘍は，1)特定の細胞の形質転換(遺伝子の異常)，2)形質転換された細胞の増殖，3)局所浸潤，4)遠隔転移という経過をたどる。このため，適切な治療でコントロールしないと，悪性腫瘍は無限に局所浸潤と遠隔転移を繰り返すため，身体機能を大いに損傷し，ときには死にいたる病となる。

治 療

　手術，放射線，化学療法を三大療法とし，それらが順当に進むようにサポートケアを行う。また痛みや苦しさに対する緩和ケアも併用する。東洋医学は，サポートケアと緩和ケアの一部を担う。

3 悪性腫瘍の東洋医学的な捉え方

　風寒熱痰瘀湿といった邪とは一線を画す無形の邪気である「癌毒」が人体と結合することで，有形な「がん」が発生するとされる。癌毒は，①深部に存在し，②病勢が激しく，③他臓腑に伝変し，④正気を大いに損傷するという特徴を持つ。この癌毒が，風寒熱痰瘀湿といった病理素因と結合して腫瘍に特徴的な症状を引き起こす。このため，中国の腫瘤科や日本のがん専門漢方医院では，癌毒に対する解毒薬(白花蛇舌草，半枝蓮など)に加えて，その腫瘍が持つ風寒熱痰瘀湿の邪を去り(莪朮，三稜，天南星，附子など)，正気を温存(霊芝，黄耆，茯苓など)する生薬を組み合わせて治療を行っている。

　ただし，こうした漢方治療を行っても，残念ながら現代医学の標準治療には及ばず，この章ではこれら生薬を使った治療についてはこれ以上記載しない。

4 悪性腫瘍のサポートケアで用いられる主な方剤

　この章では，一般の病院でも行われている漢方サポートケアについて最低限触れることとする。

　化学療法に伴う食欲低下に六君子湯，イリノテカン投与による下痢に対する半夏瀉心湯，抗がん剤による舌炎に対して行われる半夏瀉心湯のうがい，分子標的薬投与による下痢に対する啓脾湯，放射線照射後の口の乾燥に対する麦門冬湯と六味丸，タキサン系・白金系製剤投与後の末梢神経障害に対する牛車腎気丸，乳がんホルモン療法による関節痛に対する麻杏薏甘湯，全身倦怠感を改善する十全大補湯，人参養栄湯などについて記載する（図13.1）。

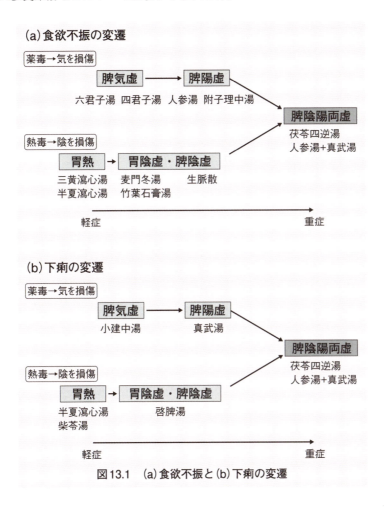

図13.1　(a)食欲不振と(b)下痢の変遷

六君子湯
りっくん し とう

要 点 ・化学療法の副作用である嘔気・食欲低下の予防

・放射線治療後患者の腹部愁訴(腹部膨満感，便の回数，胃もたれ感)に対して有効

原 典 ・『万病回春』補益

「脾胃虚弱，飲食少しく思い，或は久しく瘧痢*を患い，若しくは内熱を覚え，或は飲食化し難く，酸を作し，虚火に属するを治す。須く炮姜を加えて其の効甚だ速やかなり」

目 標 ・胃もたれ，食欲不振，全身倦怠感，冷えは軽度

・腹証:腹部は軟弱，心下痞，胃内停水，ときにベニヤ板状の腹直筋

・脈証:沈無力

・舌証:舌質淡白，滑舌，白苔，歯痕あり。

構 成 ・半夏，陳皮:胃内の停留する水を減らす。(理気化痰)

・人参:元気を補い，脾気を補陽する。(大補元気)

・白朮，茯苓:健脾して運化を促進する。また脾湿を除去する。(健脾利水)

・甘草:津液を補う。諸薬を調和する。(益気生津，諸薬調和)

・大棗:脾胃の気を補う。血を補う作用もある。(補気補血)

・生姜:脾胃を温め，嘔気を止める。(温中止嘔)

症 例 ・59歳，女性

・卵巣癌，食欲不振

・54歳に卵巣癌を指摘され手術を受けるが，56歳で再発したため化学療法(DC療法:タキソテール＋CBDCA)を受け，57歳で再再発し，化学療法(PTX＋CBDCA)を再開した。59歳で腹膜播種となり，化学療法のたびに強い嘔気により体重が減少して，体力が低下するため東洋医学科を受診した。脈は沈細，舌は羸痩，歯痕あり，腹診は腹力極めて無力，心下痞あり，胃内停水あり，心下悸を認めた。このため，脾気虚と考え六君子湯を処方したところ，化学療法を受けても摂食は保たれており体重が維持できるため，化学療法の継続が可能となった。

解 説 ・六君子湯は腸管内分泌のグレリンの分泌量を増強し，グレリンの感受性も増強する。グレリンは脳と胃の双方に働き食欲を増加させ，視床下部に働き成長ホルモンの分泌も増加することで筋・骨格の同化も促進する。一部の肺がんでは，体内のグレリン血中濃度が上昇するのに，グレリン感受性が抑制されているため食欲が低下する。こうした例でも，六君子湯のグレリン感受性を増強することで食欲

---

*瘧痢(ぎゃくり):慢性下痢の傾向を指している。

の増加を期待することができる。

・化学療法の副作用は，薬によって気を損傷するタイプ(薬毒型)，陰を損傷するタイプ(熱毒型)に分けられる。六君子湯の効果があるのは薬毒型の軽症例である(臨床的には薬毒型の軽症例が多い)。

・さらに重症となると陽気を損傷し，脾陽虚に陥る。このときには人参湯や附子理中湯などを処方しなくてはいけない。また熱毒型で陰を損傷するときは，舌や口腔粘膜の乾燥が目立ち胃陰虚となる。このときは，六君子湯の適応ではないため注意が必要である。

半夏瀉心湯 (はんげしゃしんとう)

要 点
・化学療法で起こる舌炎の軽減には，食後にうがいする。
・イリノテカンで起こる下痢の軽減には内服する。

原 典
・『傷寒論』太陽病下篇
「傷寒五六日，嘔して発熱する者は，柴胡の証具わる。而るに他薬を以てこれを下し，柴胡の証仍ある者は，また柴胡湯を与う。此れ已に之を下すといえども，逆と為さず。必ず蒸々として振い，却って発熱し汗出でて解す。若し心下満して鞕痛する者は，此れ結胸と為す成り。大陥胸湯之を主る。但だ満して痛まざる者は，此れを痞と為す。柴胡之を与うるに中らず。半夏瀉心湯に宜し」
・『金匱要略』嘔吐噦下痢病篇
「嘔して腸鳴り，心下痞する者は半夏瀉心湯之を主る」

目 標
・化学療法で起こる舌炎の軽減(軽度)
・腹証：心下痞
・脈証：沈弦滑
・舌証：舌尖から舌炎の発赤，黄白苔

構 成
・半夏(はんげ)：胃内の停留する水を減らし，胃のつかえを治療する。(化痰除痞(かたんじょひ))
・乾姜(かんきょう)：辛味により脾胃を温め，脾の昇清を助ける。(温中散寒(おんちゅうさんかん))
・黄芩(おうごん)，黄連(おうれん)：苦味により胃の降濁を助ける。粘膜の炎症を除去する。(胃気降逆(いきこうぎゃく)，清熱瀉火(せいねつしゃか))
・人参(にんじん)，大棗(たいそう)，甘草(かんぞう)：脾を補し，胃の和降を助ける。(補気健脾，胃気降逆(いきこうぎゃく))

解 説
・口内炎に使うときは，半夏瀉心湯のうがいのみでも効果がある。もちろん胃腸症状が併存するときは，内服が好ましい。うがいの時間は，食後で舌の血流が一番盛んになる時間に行う。うがいをすると口が苦くなるが1時間は口をそそがず，薬剤が粘膜に付着している時間を維持する。黄芩による肝障害や間質性肺炎はう

がい治療での報告はないため，より安全な運用が行える。

・塩酸イリノテカンを投与すると投与直後に一過性の下痢が見られ，その数日後に再び遅延性の下痢が見られる。この遅延性の下痢は発生頻度が高く，かつ症状が激しく体力の消耗を招き，抗コリン薬によって抑制できないことから，しばしば半夏瀉心湯が使用される。黄芩に含まれるバイカリンのグルクロン酸抱合体の作用により，下痢が予防されると考えられている[1]。

症　例　・74歳，男性

・大腸癌，多発肝・肺転移

・抗癌剤治療中(アバスチン＋XELOX療法)，舌痛のため紹介となった。舌尖から舌縁の軽度の発赤を認め，同部の痛みを自覚した。肺胃熱による舌炎と考え，半夏瀉心湯エキス顆粒をお湯にといて，食後に口に含み，うがいしてもらった。その他の胃腸症状はなく，うがい後は吐き出してもらい，1時間経つまでは口をゆすがないように指導した。3週間後，粘膜の発赤は軽減し，痛みも減少していた。この後は，痛みに応じて適宜うがい使用してもらい，症状のコントロールを継続した。

啓脾湯 けいひとう

要　点　・分子標的薬による下痢を軽減する。

原　典　・『万病回春』(小児泄瀉門) まんびょうかいしゅん

「食を消し，瀉をとめ，吐を止め，疳を消し，黄を消し，脹を消し，腹痛を定め，脾を益し，胃を健やかにす」

目　標　・下痢，食欲不振，舌粘膜の乾燥，手足症候群，消化不良

・腹証：腹部は軟弱，ときに胃内停水

・脈証：沈無力

・舌証：舌質やや紅色，やや乾燥舌，薄苔，歯痕は認めないことが多い。

構　成　・人参 にんじん：元気を補い，脾気を補陽する。(大補元気 だいほげんき)

・白朮 びゃくじゅつ，茯苓 ぶくりょう：健脾して運化を促進する。また脾湿を除去する。(健脾利水 けんぴりすい)

・甘草 かんぞう：津液を補う。諸薬を調和する。(益気生津 えっきしょうしん，諸薬調和 しょやくちょうわ)

・陳皮 ちんぴ：理気して，腹部の膨満感や胃のもたれを軽減する。(理気化痰 りきかたん)

・山楂子 さんざし：消化を助けることで，食後の胃もたれ下痢を緩和する。(消食化積 しょうしょくかしゃく)

・山薬 さんやく，蓮肉 れんにく：補益作用に加え，収斂作用あり，下痢を減らす。(補脾 ほひ，収斂止瀉 しゅうれんししゃ)

・沢瀉 たくしゃ：小腸の泌濁を調え，腸内の水を膀胱より排泄する。(利水滲湿 りすいしんしつ)

解 説　・分子標的薬による下痢は，殺細胞型の一般の抗がん剤（イリノテカンなど）と比べて下痢の発症が1週ほど遅れて出現する（図13.2）。一般の抗がん剤による下痢が胃熱証なのに対して，分子標的薬の下痢では陰を損傷し，脾陰虚証の下痢が認められることが多い。陰が損傷しているため，舌粘膜が乾燥し，皮膚も乾燥して角質剥離を伴う手足症候群を合併していることが多い。このときは，身体の陰を補いながら下痢を減らす啓脾湯が望ましく，分子標的薬の下痢には第一選択として使用される。

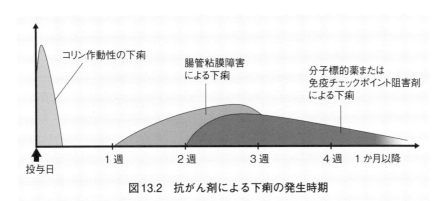

図13.2　抗がん剤による下痢の発生時期

症 例
- 72歳，男性
- B型肝炎，肝細胞がん
- 1年前からStageIVの肝細胞がんとなり，分子標的薬（ネクサバール）を投与された。それから毎日2〜4回，魚の腐ったような匂いを伴い不消化物を含む下痢を認めた。このため東洋医学科紹介受診となった。脈は沈細無力，舌体は淡で乾燥，舌苔は薄苔，腹力は無力，小腹不仁あり。その他に皮膚の乾燥が目立った。
- 脾陰虚の下痢と考え，啓脾湯を投与したところ，月に数回の下痢に減少して治療が維持できるようになった。

牛車腎気丸

要 点
- 化学療法による末梢神経障害
- 慢性蓄積障害をしめす白金製剤の予防投与には推奨されない。

原 典
- 『済生方』水腫論治
  「腎虚して腰重く，脚腫れ，小便利せざるを治す」

目 標
- 手袋ストッキング型の末梢神経障害で，寒さでしびれが悪化するとき。
- 腹証：下腹部の中央部が軟弱（小腹不仁），腹直筋の下方が緊弱（小腹拘急）
- 脈証：沈無力

	・舌証：やや湿潤舌，薄苔，歯痕は認めないことが多い。

構　成
- 地黄，山茱萸，山薬：腎肝脾を補う。（補腎，補肝，補脾）
- 沢瀉，牡丹皮，茯苓：痰飲と虚熱を除く。（利水滲湿，清虚熱）
- 附子，桂皮：腎陽を補い通陽する。（温腎通陽）
- 牛膝，車前子：血を巡らし利水する。（活血利水）

症　例
- 63歳女性，子宮内膜がん
- 単純子宮全摘，骨盤リンパ節郭清後，TC療法（パクリタキセルとカルボプラチン）を2回行ったところ，末梢神経障害がひどくなり，当科を紹介された。足首から下に5-6/10のしびれ，手の第2関節より先に3/10のしびれを自覚していた。
- 牛車腎気丸と桂枝茯苓丸を処方したところ，4か月後，しびれは部分的にあるものの，受け入れられる範囲（足首から下に2-3/10のしびれ，手の第2関節より先に1/10のしびれ）に軽減した。

解　説
- 白金製剤とタキサン系製剤に頻発する副作用に，末梢神経障害が挙げられる。この末梢神経障害によるしびれは，一度発症してしまうと自然寛解する以外に治療法がない。そのため，しびれに使用されてきた牛車腎気丸を応用することが行われている[2]。
- 末梢神経障害に対する薬理作用として，アストロサイト活性化抑制作用，ダイノルフィン放出抑制，NO産生抑制，TRPチャネル活性化作用があげられる。
- 牛車腎気丸は，急性神経障害においては冷感過敏，機械的アロディニア，ともに抑制効果が認められるものの，慢性蓄積障害では，冷感過敏には抑制効果あるものの，機械的アロディニアには抑制効果が認められない。このため，白金製剤の末梢神経障害に牛車腎気丸を予防投与で行うと早期の神経痛を減らし，忍容性を改善することで，白金製剤の総投与容量が増え，かえって慢性神経障害を増悪させてしまう可能性がある[3]。したがって，白金製剤の末梢神経障害に対して，牛車腎気丸を予防投与することは推奨されない[4]。
- 突発的な激しい神経痛を伴うときには芍薬甘草湯を適宜併用する。また上肢主体の神経痛の場合は桂枝加朮附湯や薏苡仁湯が奏効することもある。

麦門冬湯
（ばくもんどうとう）

要　点
- 放射線による口腔粘膜障害

原　典
- 『金匱要略』肺萎肺癰欬嗽上気病篇
  「大逆上気，咽喉不利。逆を止め，気を下すものは，麦門冬湯之を主る」

目　標	・口腔の乾燥，難治性口内炎
	・腹証：腹部軟弱，心下痞
	・脈証：沈細数
	・舌証：紅舌，乾燥して薄苔もしくは無苔

構　成
・麦門冬：肺胃の虚火を降ろし，津液を生じさせる。（養陰生津，清虚熱）
・半夏：胃を開き，津液を巡らす。（開胃行湿）
・人参，粳米，大棗，甘草：中気を補い，これによって津液を生じる。（益気生津）

症　例
・49歳，男性
・上咽頭癌，放射線治療後，ピロカルピン塩酸塩を処方されるも無効であった。口腔乾燥が持続するため漢方外来を受診した。口の渇きをつねに自覚し，舌の強張りも自覚する。夜間頻尿あり。脈診は沈細で無力，舌色は紅色で舌体は乾燥し，舌溝を認めた。
・胃陰虚に加えて腎陰虚もあると考え，麦門冬湯と六味丸を処方したところ，2か月後口の渇きは改善し，頻尿も改善した。半年継続した後には舌のこわばり感も改善した。

解　説
・麦門冬湯は気管のみならず，口腔，消化管粘膜の乾燥も改善することから，シェーグレン症候群の口の渇きに応用されている。東洋医学的に考えると，放射線治療は熱邪が消化管粘膜の陰を損傷すると考える。口腔乾燥が軽度であれば，肺胃の陰を補う麦門冬湯を投与し，慢性例や中等度以上であれば腎陰（元陰）を補う六味丸を麦門冬湯と合わせて処方することで，潤す作用を増強することができる。
・煎じ薬が利用できるならば，麦味地黄丸を使用するのがよい。

麻杏薏甘湯 ·······

要　点
・乳がんホルモン療法による関節痛に使用する。

原　典
・『金匱要略』痙湿暍病篇*
「病者，一身盡く疼み，発熱日所劇なる者は，風湿と名く，此病汗出で風に當るに傷れ，或は久しく冷を取るの致す所なり」

目　標
・乳がんホルモン療法による関節痛，ごく軽度の浮腫，朝のこわばり。
・腹証：特別な腹証なし
・脈証：弦滑
・舌証：特別な舌証なし

---

*暍（えつ）とは熱中症に関連した病態である。

11章　外科器（整形外科）・消化器・脳・

12章　加齢医学

13章　悪性腫瘍（がん・癌）

14章　心身医学

15章　睡眠障害

構　成
- 麻黄：肺の宣発を増強して，体表の水を発散し，気を巡らす。
  （宣通肺気，利水消腫）
- 杏仁：肺の粛降を増強して，痰飲を除去する。（降気祛痰）
- 薏苡仁：脾肺を補い，水を巡らす。筋肉の拘攣を治す。（利湿，健脾，除痺）
- 甘草：筋けいれんを緩解する。諸薬を調和する。（緩急止痛，諸薬調和）

症　例
- 39歳，女性
- 右乳がん，関節痛
- 乳がん術後，タモキシフェンの補助化学療法中に，右手首の痛みが持続するため来院した。文字を書くのも痛み，箸を掴むことも困難で，ドアノブを回すのも痛む。整形外科を受診したがレントゲンで異常なく，消炎鎮痛薬を処方されたが無効だった。右手は手術してから，むくみやすい。水滞による痛みと考え，麻杏薏甘湯を処方したところ，1週間後から症状軽快し，2か月後には痛みはごくたまに出現する程度まで軽減し，生活に支障がなくなった。

解　説
- 乳がんホルモン療法による関節痛は，水滞を伴うことが多く，麻杏薏甘湯を使用することが多いが，その証に応じて適宜変更が必要である。例えば，慢性痛の症例で麻杏薏甘湯の効果が不十分なときは薏苡仁湯を使用する。水太り体質で多汗があるときは防已黄耆湯を使用する。やや痩せ型で，寒さで増悪し発汗が認められるときは桂枝加朮附湯を使用する。

十全大補湯，人参養栄湯

要　点
- がん治療に伴う虚証，貧血，汎血球減少，サルコペニア，免疫増強目的

原　典
- 十全大補湯：『和剤局方』補虚損
  「男子婦人，諸虚不足，五労七傷，飲食進まず，久病虚損，時に潮熱を発し，気骨脊を攻め，拘急疼痛，夜夢遺精，面色痿黄，脚膝力無く，一切病後，気旧の如からず，憂愁思傷，気血を傷動し，喘嗽中満，脾腎の気弱く，五心煩熱するを治す。並に皆之を治す。此の薬性温にして熱せず，平補にして効あり。気を養ひ，神を育し，脾を醒まし，渇を止め，正を順らし，邪を避く。脾胃を温暖して其効具に述ぶべからず」
- 人参養栄湯：『和剤局方』治癇冷
  「脾肺倶に虚し，発熱，悪寒，四肢倦怠，肌肉消痩，面黄，短気，食少なく，瀉を作し，驚悸，自汗，若しくは気血虚して諸症を現わすを治す」

目　標　・食欲不振，全身倦怠感，冷え症，四肢倦怠，ふらつき

　　　　・腹証：十全大補湯：腹力は軟弱，ときに微かな心下痞，ときに臍上動悸を触知

　　　　　　　　人参養栄湯：腹力は軟弱，心下悸

　　　　・脈証：沈細，微弱

　　　　・舌証：湿潤，薄白苔，薄苔

症　例　・32歳，男性

　　　　・急性リンパ性白血病，同種移植後，閉塞性細気管支炎

　　　　・閉塞性細気管支炎のため非侵襲的陽圧換気法（NIPPV）を導入したが，二酸化炭素の貯留による呼吸不全症状が続くため入院となった。症状の緩和目的で東洋医学科を受診した。息切れ，食欲低下，睡眠不足あり。脈は細無力，舌質は淡く暗紅色，腹力は無力であった。

　　　　・気虚があることから補中益気湯を投与したが，効果不明であった。その他に，リハビリなどの意欲がわかないこと，脈細で不眠があることから，気のみでなく血も補い，遠志が含まれる人参養栄湯に変更したところ，リハビリが進むようになり，食欲も増加し，体重も2 kg増加したため，退院となった。

⑤ 発展編

十全大補湯と人参養栄湯の違い

　十全大補湯から川芎を除き，行気化痰作用のある陳皮・遠志，収斂止咳作用のある五味子を加えると人参養栄湯となる（**表13.1**）。人参養栄湯は行気作用（胃腸も動かす）のある陳皮が配合されているため，補血薬（当帰・地黄）による胃もたれが少なく，また，化痰・止咳作用のある陳皮・遠志・五味子が配合されているため，咳痰などの呼吸器症状を伴うがんに使用しやすい。

表13.1　十全大補湯と人参養栄湯の構成生薬

	十全大補湯	人参養栄湯
補　気	黄耆，人参，白朮，茯苓，甘草	黄耆，人参，白朮，茯苓，甘草
補　血	当帰，川芎，芍薬，地黄	当帰，芍薬，地黄
補　陽	桂皮	桂皮
化　痰 収斂止咳		陳皮，遠志，五味子

また，人参養栄湯に含まれる遠志はコリンアセチルトランスフェレースを含むため，アセチルコリン合成酵素を活性化させ，アパシー(無気力)のある患者に使用するとやる気を改善する可能性がある。

一方，十全大補湯は活血作用がある川芎を含むため，瘀血による痛みの患者に使用することで虚痛(重だるい痛み，手を当てると緩和する痛み)を軽減する。

両者のマウス実験での比較を見ると，人参養栄湯は横隔膜上がん，十全大補湯は横隔膜下がんのがん転移を抑制すると報告されているため[5]，気血両虚証でどちらかを選択するときに，がんの原発位置が参考になるであろう。

なお，補剤には免疫増強の報告されている方剤も多く，補中益気湯はNK細胞活性化，十全大補湯はマクロファージとTリンパ球活性化が報告されている[6]。

6 おわりに

がん治療に対する補法・和法は，西洋薬物療法にはない概念であり，これらを意識して漢方治療を行うと，身体を守ることなく攻撃する現代医療を，より適切にサポートできるだろう。

●参考文献

1) Narita M., et al.: "Inhibition of 6-gluclonidase by natural glucuronides of Kampo medicines using glucuronide of SN-38 (7-ethyl-10-hydrox-ycamp-tothecin) as a substrate", *Xenobiotica*, **23**, 5–10, 1993

2) Kono T., et al.: "Preventive effect of goshajinkigan on peripheral neurotoxicity of FOLFOX therapy: a placebo-controlled double-blind randomized phase II study (the GONE Study)", *Jpn. J. Clin. Oncol.*, **39**, pp.847–849, 2009

3) Eiji O., et al.: "Preventive effect of Goshajinkigan on peripheral neurotoxicity of FOLFOX therapy (GENIUS trial)", *Int. J. Clin. Oncol.*, **20**, pp.767–775, 2015

4) がん薬物療法に伴う末梢神経障害マネジメントの手引き(2017年版)

5) Mitsuhiro M., et al.: "Organ selectivity of Juzen-taiho-to and Ninjin-yoei-to in the expression of anti-metastatic efficacy", *J. Trad. Med.*, **19**, pp.93–97, 2002

6) Ohnishi Y., et al.: "Oral administration of a Kampo (Japanese herbal) medicine Juzen-taiho-to inhibits liver metastasis of colon 26-L5 carcinoma cells", *Jpn. J. Cancer Res.*, **89**, pp.206–213, 1998

第14章　心身医学

ポイント

・心身医学分野の身体化症状に漢方薬は一定の効果がある。

・病名処方は難しいが，抑うつ，不安，身体化と大きく分類して処方する。

・副作用が少なく安全に使用できる面も利点がある。

1 はじめに

　　心身医学の分野は，精神科と内科をつなぐ領域である。精神症状と身体症状を共に有しており，相互に関連している場合が多い。心身医学的な疾患として代表的なものに，過敏性腸症候群，神経性食思不振症，疼痛性障害などがある。

　　過敏性腸症候群や疼痛性障害は，原因や治療法も確立されておらず，種々の鎮痛剤，抗不安薬，抗うつ薬などが試みられている分野である。漢方での相談も多く，重症例は治療に難渋することも多いが，一定の効果が期待できる領域である。一方，神経性食思不振症は重症の場合，生命の危険もあるために，精神科的・内科的な診察が必要となり，通常は漢方薬の適応にならない。

　　従来，精神科とされてきたうつ病，神経症も患者層の広がりや，SSRI（選択的セロトニン再取り込み阻害薬），SNRI（選択的セロトニン・ノルアドレナリン再取り込み阻害薬），NaSSA（ノルアドレナリン作動性・特異的セロトニン作動性抗うつ薬）など，抗コリン作用の少ない新規の向精神薬の登場により，軽症うつ病に対して，精神科以外にも内科などの他科でも広く使用されている。精神科医や心療内科医自身の処方，ないしは精神科医や心療内科と連携しながらの漢方薬の投与が望ましい。統合失調症，双極性障害（躁うつ病），うつ病（抑うつ症候群）においては，精神科での治療が必要である。

　　また，疼痛性障害などで，器質的疾患が明らかでないものや器質的疾患を有するもので想定される以上の痛みを自覚するものに対して，SSRI，SNRIが使用されている。そのような訴えの患者に漢方薬を処方する場合もある。季節性のうつ症状，月経前症候群などの周期性のあるものは，漢方のよい適応である。

　　精神症状であっても，背景にある器質的疾患がないかを念頭に置き，精査し，除外診断をする必要がある。

14章執筆：田中耕一郎

② 精神疾患の現代医学的な概念

定　義···

- ・精神医学：精神障害を対象とする医学の一分野である。
- ・心身医学：心身症を対象にする医学領域である。
- ・心身症：独立した疾患単位を指すものではなく，例えば消化性潰瘍や蕁麻疹のように，すでに身体医学の立場から分類記載されている疾患や病態状態について，これを心身相関の立場から整理しなおしたものである。
- ・心身相関：心と身体の関係性。唯心論，唯物論，一元論，二元論と諸説ある。精神医学においては，心（精神現象）は中枢神経系（脳）の機能という身体機能に基礎を持っているが，心は高度な分化を遂げているので，全面的に身体に支配されているのではなく，それ独自の法則によって働きうるという経験的二元論の立場がとられている。

機　序···

　　精神障害については，成因が十分に解明されていない部分がある。従来は身体因（内因：素因，外因：器質的）や心因，器質的・機能的という分類がなされていたが，遺伝子，MRIなどの画像解析などにより，心因性とされてきたものにも，脳の形態学的異常や神経化学的変化といった器質的変化が示唆される研究により区別が明らかでなくなっている。

治　療···

　　薬物療法（抗精神病薬，抗うつ薬，抗不安薬など），精神療法など。詳細は精神科の成書を参照されたい。

③ 精神疾患の東洋医学的な捉え方

　　東洋医学では精神症状も身体症状のように唯物的に考えており，精神症状は気血水の流れ，五臓のバランスの失調と考える。そのため，気虚，陽虚，気滞，気逆，水滞などという観点を取る。

心身医学の領域では，身体化された症状を有するが，その背景にある精神症状に注目するとよい。ここでは前述の精神疾患の分類法に沿いながら，抑うつ，不安，身体化の状態の一部を東洋医学的に述べる。

抑うつ

感情面では憂鬱，悲しみ，苦しみが主だが，不安感や焦燥感が強い場合もある。意欲・行動面では寡言・寡動，力のない声で話す，元気がない，などが見られる。うつ状態は気分・欲動の低下によるものである。

東洋医学的には，抑うつ症状の中の「抑圧された感情」を気滞という病理でとらえる。気滞とは気がうっ滞して留まった状態を示しており，非物質的なものとされる感情も，気滞として自分の中に停滞していると考える。東洋医学では，感情の気滞というある種のエネルギーの停滞した状態を想定しているのである。例えば，クヨクヨと同じことを考えるというのは，その感情が自分を離れず停滞している状態と考えるのである。その治療のためには，疏肝理気*または理気によって，停滞した気を巡らせる。そのことによって，停滞していた感情も離散し，軽減するとしているのである。

肝の病態とともに，虚証の抑うつとして，過労などによる意欲の減退がある場合，気虚と診断する場合がある。身体の気が量的な減少を引き起こし，肝が感情調節しようにも巡らせる気が十分にない状態である。その場合には肝ではなく脾の問題として捉え，脾を補うために補気（気を補い増す）を行う。「疲れ切って何も考えたくなく，考えられない」などはその症状の一つである。

東洋医学的な「肝」の概念

感情の動きを停滞させずに円滑に処理しているのは，肝という機能系統である。肝とは，情動に関係し，ストレスを処理し，感情安定化を図る機能である。東洋医学的にいえば，疏肝理気（気の流れを円滑にしている）と表現されている。他の機能として射精，排卵，月経などの調節機能を有している。そのため，月経が開始する場合には，精神的なストレスを受けた場合と同様の精神症状が出る場合がある。女性は意図せずとも，感情の起伏に左右されやすいと考えられていたのは，感情の調節と月経のリズムが同じ肝という機能系統が担当しているためである。更年期症状にも同様のアプローチをすることが可能である。

---

*肝は気の流れの調節をしているとされる。

東洋医学の肝とは肝臓ではなく，感情の「消化」調整 ……………………………

　肝というと肝臓を指すが，東洋医学では，肝では感情，自律神経症状などを精神症状の調整機能を指している。肝は「きも」とも呼ぶことができ，こちらの方が東洋医学の指す肝を理解する助けとなる。例えば，「肝を冷やす」「肝っ玉が大きい」「肝が据わる」「肝が太い」といった表現は，肝（きも），つまり度量を指している。「度量の狭さが，感情の乱れにつながる」と東洋医学では考えてきた。肝（きも）という感情を整理する機能があり，感情の処理が容量を超えることで，とくに怒りという感情が誘発されると考えられてきた。その度合いには主に3段階であり，

　　①気滞（肝鬱気滞）
　　②実証では肝鬱化火，虚証では肝陽上亢
　　③肝鬱化風

の3段階がある。①は気の流れの停滞で，ある種（とくに怒りの感情）を貯め込んでいる状態である。②は貯め込んだ怒りの感情が次第に亢進し，非常に激しい感情（火）となったもので，「頭に血が上る」「目が血走る」というのは，日常的な表現の一つである。③は感情の亢進とともに，全身の筋緊張や身体の動揺感が伴う。例えば，手足の震え，歯ぎしり，歯の食いしばり，手の震え，めまいのような症状である。「髪の毛が逆立つ」というのは，実際に髪は逆立ってはいないが，気が上に昇

コラム ①

○「神経症」という言葉は使わない？

　統合失調症や感情障害など主要な精神障害については，成因が十分に解明されていないため，種々の考え方がある。その中で分類の標準化と診断基準の設定のために，国際的な診断分類（ICD，DSMなど）がある。これらは病因に立ち入らず，各疾患を症状レベルで規定し，症状の評価によって診断を行う。

　その中で，従来の意味での「神経症」という言葉は，現在ではあまり使われなくなってきている。もともと神経症とは「精神的原因（心因）によって精神的あるいは身体的症状が引き起こされた状態」を指していた。精神疾患の分類については，DSM（「精神疾患の診断・統計マニュアル（Diagnostic and Statistical Manual of Mental Disorders）」）という米国精神医学会が作成する，精神疾患・精神障害の分類マニュアルがあり，国際的に使用されている。

　従来，神経症と呼ばれていた諸類型は，DSM-5では不安症群／不安障害群（中でも全般性不安障害），抑うつ障害群，身体症状症などの分類に解体した形となっている。そのため，従来の神経症は，不安，抑うつ，身体化（身体の症状として出るもの）が主たるものといったように主症状によって分かれる。

　東洋医学では，比較的軽度の不安症状，うつ症状，身体症状の軽減に対して，これらの群の患者に対して横断的に用いられている。正確な診断のためには精神科医による診断または併診が望ましい。

（田中耕一郎）

っていることを表現したものである。

③では感情の抑圧とともに，身体化症状が出現しやすい段階と考えることができる。この症状は神経内科的に有意な所見が含まれるために，内科的な疾患が隠れていないかを十分念頭に置く必要がある。

不安とは未分化な恐れ，身体症状を伴う

精神医学的な「不安」の概念は，参考文献1によると以下のようなものがある。

・恐怖は対象のある恐れの感情であるが，不安は対象のない恐れ，すなわち漠然とした未分化な恐れである。

・恐怖は外的ではっきりしていて葛藤を含まない脅威に対する反応であるが，不安は内的で不明瞭で，源泉において葛藤を含む脅威に対する反応であるとされる。不安はしばしば身体症状を伴い，これは胸が締めつけられる感じ（胸内苦悶感），呼吸困難，動悸，冷感，振せん，めまい感，頭痛などの不快な自律神経症状である。

・不安は差し迫った危険を知らせ，人がその危険に対処するための方策を立てることができるように覚醒度を上げる信号である。

このように不安の源泉は，未分化な恐れであり，多様な身体症状を伴うことが特徴である。

全般性不安障害の不安症状として心配（将来の不安，イライラ感，集中困難）などが挙げられ，身体症状として運動性緊張（そわそわして落ち着かない，筋緊張型頭痛，震え，くつろげないなど），自律神経性過活動（頭のふらつき，発汗，頻脈，呼吸促迫，心窩部不快感，口渇など）などが挙げられる。

東洋医学的に見ると，心神不安，心陽虚，気逆（とくに不安の際の頭部，胸部の身体症状）と診断する場合がある。東洋医学的な驚きは対象の明確なもの，恐れは対象が不明確なものを指している。精神医学的な定義に基づけば，後者にあたる東洋医学的な恐れが，不安と最も関係がある。また腎虚となると，驚きや恐れの感情が強くなるとされて，過労や加齢に伴って出現しやすいと考えられている。

東洋医学的な「心」の概念

不安と密接な関係としているのが，東洋医学の心という五臓の内の一系統であるが，東洋医学の心はいわゆる「こころ」ではない。

東洋医学の心の働きには主に二つある。一つは，「血脈を主る」という循環器的役割，もう一つは「神を蔵す」といい，精神活動の元締めである。神とは，意識を生理的に覚醒させ，精神活動を統御している。そのため，人体における「君主」に

例えられている。

　身体化症状とは，「いきいきとした健康感が感じられず，いつも身体がだるく調子が悪い」という精神状態の中で，睡眠障害（入眠障害，中途覚醒），朝方の気分が悪く離床しにくい，食欲低下，性欲低下，口渇，夜間睡眠時の発汗，頭重，頭部熱感，肩こり，手足のしびれ，倦怠感，寒気を訴えることが多い。

4 抑圧された感情（とくに怒り）に用いられる主な方剤

　気滞（肝鬱気滞）では柴胡や香附子など，肝鬱化火・肝陽上亢では黄芩や黄連など，肝鬱化風では釣藤鈎や天麻などが組み合わされる。

抑肝散 よくかんさん

　虚証の肝陽上亢と肝鬱化風に対応する。柴胡を含んでいるという点で，広義の「柴胡剤」（狭義は小柴胡湯加減）であるが，釣藤鈎を含んでいるのが抑肝散の特徴である。とくに肝鬱化風という身体症状を含む病態に幅広く対応できるのが，抑肝散が頻用されている理由でもある。

要　点　・抑肝散の肝とは「きも」であり，感情の器を表している。
　　　　　・ドパミン系を介さない漢方の鎮静薬であるため，過鎮静が少なく，錐体外路障害がなく，高齢者，小児にも安全で適している。
　　　　　・身体化症状に向く。
　　　　　・人間関係の調節。本人だけではなく，関連する家族に用いる。

原　典　・『薛氏医案』保嬰撮要一・肝臓 せつしいあん　ほえいさつよう

コラム 2

○甘草は悪者か

「精神症状には甘草を増量するとよい」と古来より考えられてきた。例えば『金匱要略』には狐惑病という精神疾患の一種の章がある。そこでは，動悸，夢が多い，不眠，焦燥感に対して，甘草瀉心湯という半夏瀉心湯に甘草を増量させたものが使用されている。 こわくびょう

　甘草は，砂糖が現在のように容易に手に入らない高級品であった頃には，天然の甘味として，最も甘いものであった。甘味は心身を和らげる。その意味での鎮静効果を期待していたことが考えられる。もう一点は，偽アルドステロン症として副作用で知られている側面である。これは実は甘草の主作用であり，効能である。点滴のない時代には，血管内ボリュームを増やす作用は非常に大切であり，その意味で甘草は非常に優秀であった。

　循環血漿量が不足すると身体や精神症状が出現するために，体液バランスの正常化は東洋医学では精神症状の安定に用いられてきた治療法の一つである。　　　　　　　（田中耕一郎）

「抑肝散肝経の虚熱，搐を発し，或いは発熱して咬牙（歯の食いしばり）し，或いは驚悸して寒熱し，或いは木，土に乗じ，而して痰涎を嘔吐し，腹脹り食少なく，睡臥安からずを治す」

適 応
・虚弱な体質で神経が高ぶるものの次の諸症状。神経過敏で興奮しやすく，怒りやすい，イライラする。眠れないなど。小児夜泣き，落ち着きがない，ひきつけ。

目 標
・抑肝散は情動，とくに怒りや不安からくる興奮性の情動を抑える。

・感情の表現は，せん妄など，興奮性に見えても，身体は虚弱で，身体的にも精神的にも弱っている場合にもよく用いられる。そのため，高齢者，小児に安全なため，よく使用される。術前術後の不安にも応用可能である。

・身体症状としては，眼瞼（がんけん）けいれん，手足の震え，腹直筋の緊張など筋緊張症状（多くは身体化された症状である）に用いることが出きる。例えば，手足の震え，歯ぎしり，歯の食いしばり，手の震え，めまいのような症状である。「髪の毛が逆立つ」というのは，実際に髪は逆立ってはいないが，気が上に昇っていることを表現したものである。

構 成
・釣藤鉤（ちょうとうこう）：肝と心包の熱を冷まし，よく肝陽を抑え内風（けいれん，震え，めまいなど）を鎮める。（平肝熄風（へいかんそくふう））
・柴胡（さいこ）：肝気をのびやかに巡らせ，気滞を除く。（疏肝理気（そかんりき））
・当帰（とうき）：補血，とくに心と肝に作用するとともに活血作用を有する。（補血活血（ほけつかっけつ））
・川芎（せんきゅう）：血を温めよく気血を巡らせ，止痛する。（理気（りき），活血化瘀（かっけつかお），止痛（しつう））
・蒼朮（そうじゅつ）または白朮（びゃくじゅつ）：脾胃（ひい）の気を補い，体内に停滞した痰飲（たんいん）・湿を除く。（健脾利水（けんぴりすい））
・茯苓（ぶくりょう）：停滞した痰飲，湿を除き，脾の機能を高め，心神を安定させる。（利水健脾（りすいけんぴ），安神（あんしん））
・甘草（かんぞう）：脾胃の気を補い，薬物の薬性を緩和する。（補気（ほき），諸薬調和（しょやくちょうわ））

解 説
・本邦での臨床各科での主な報告例は多岐に及ぶ。認知症の周辺症状，神経症，うつ症状，身体表現性障害，片頭痛，不眠，過換気症候群，顔面けいれん，眼瞼けいれん，三叉神経痛，更年期障害，月経前症候群，線維筋痛症，アトピー性皮膚

コラム3

○関係性を治療する：高齢社会における母子同服

8章 小児科で説明した母子同服は，本来の意味からすれば，母と子に拘らない。症状を呈している本人と密接な関係性を有する二人に用いればよい。例えば，年老いた母に対して，介護者の子が挙げられる。かつての親子関係が違った形で現れる。夫婦関係も同様である。両者に用いると関係性と症状の改善に相乗効果がある。東洋医学における家族療法ということができる。

（田中耕一郎）

炎，小児科：夜尿症，夜泣き，癇症，チック，てんかん，小児喘息など

・臨床報告例は多岐に及ぶが，傾向としては，感情の高ぶり（怒りは外に表現されていても，内に秘められていてもよい）に筋緊張所見（疼痛，震え，こり）の両者を合わせ持つのが，抑肝散のよい適応である。器質的疾患であっても，これらの傾向を有するものがよい。

四逆散 しぎゃくさん

要　点　・精神症状（抑うつ，緊張症候）と精神的ストレスに関係した食欲不振，心窩部痛，腹部膨満感。精神症状（焦燥感，精神不安）を伴うものにもよい。

・感染症の経過中の，こもった熱，手足の冷感がもともとの使用法に近い。詳細は3章「消化器」を参照されたい。

原　典　・『傷寒論』しょうかんろん 少陰病脈篇

「少陰病，四逆し，其の人或いは欬し，或いは悸し，或いは小便利せず，或いは腹中痛み，或いは泄利下重する者，四逆散之を主る」

適　応　・神経性胃炎，腹痛，軽度の不安障害，神経症，過敏性腸症候群，月経前症候群

目　標　・精神症状（抑うつ，緊張症候）の緩和と精神的ストレスに関係した胃腸症状（食欲低下，心窩部痛），筋緊張など

・腹診で胸脇苦満という所見が強く診られると，よりよい適応である。

構　成　・柴胡さいこ：肝気を伸びやかにして巡らせ，気滞を除く。（疏肝理気そかんりき）

・芍薬しゃくやく：肝の陰血を補う（柔肝）ことで気を緩め，気滞を改善する。止痛作用もある。（養陰柔肝よういんじゅうかん）

・枳実きじつ：強力に気を巡らせ脹満・停滞を除く。（破気消積はきしょうせき）

・甘草かんぞう：脾胃の気を補い，薬物の薬性を緩和する。（補気ほき，諸薬調和しょやくちょうわ）

解　説　・後世方，中医学のグループでは，気滞の基本薬としている。柴胡，枳実，芍薬，甘草と構成生薬数が少ないために，他の処方と合わせることもよく行われる。

香蘇散 こうそさん

要　点　・軽度の抑うつ気分に用いる。

原　典　・『和剤局方』わざいきょくほう 巻二 傷寒附中暑

「四時の瘟疫＊うんえき傷寒を治す」

＊瘟疫（うんえき）：急性伝染病。

適　応	・胃腸症状の強い感冒，抑うつ気分など
目　標	・普段から気滞の強い方の感冒薬，すっきりしない感情気分，不安症状に適する。
構　成	・香附子：よく肝気を巡らせ，気の流れを調整し止痛する。（疏肝理気，調経止痛）
	・蘇葉：気を巡らせ，脾胃の気滞を緩和し，胸悶感，悪心嘔吐，腹満を取る。（理気和中）
	・生姜：脾胃を温め，嘔気を止める。（温中止嘔）
	・陳皮：気を巡らせ，脾胃を調え，湿痰を除去する。（理気化痰）
	・甘草：脾胃の気を補い，薬物の薬性を緩和する。（補気，諸薬調和）
解　説	・もともとは感冒薬としてつくられたが，構成生薬上から疏肝理気薬として頻用されるようになった。胃腸の気滞にも配慮した疏肝理気薬である。
	・生薬学では，香附子は柴胡と同様に疏肝理気の代表的処方である。

その他

　　肝鬱化火では，貯め込んだ怒りの感情が次第に亢進し，非常に激しい感情（火）となったもので，四逆散よりも熱・湿を帯びた状態である。黄連，竜胆草など清熱薬（とくに清熱祛湿薬）を含んでいるものを用いる。竜胆瀉肝湯などがよく用いられている。薬効を強化するために，合わせて使用することも可能である。

5 心神不安，気逆に用いられる主な方剤

　　不安が生じる場合は，心の働きである心神が不安定となった場合である。主な治療法として，心神の動揺を抑え，心を安定させる重鎮安神薬（竜骨，牡蛎など），心陽虚には，心の気の温煦作用を高める桂枝・附子，心気に悪影響を与える体液バランスを調えるものに茯苓・桂枝などを組み合わせる。

コラム 4

○「肝」（精神活動）の高ぶり

　　もともと抑肝散は小児の夜泣きなど，「刺激に感じやすく，興奮しやすい」小児に用いられてきた。小児の肝は，人生経験の少ない中の発達途上段階であり，個人差はあるものの器が小さい。成人になって，豊富な経験を通じて器は大きくなるものの，それを上回る多忙や重い責任が重なる場合がある。「年を取って丸くなるといわれる」が，東洋医学では高齢者では肝の機能は低下し，精神活動の制御不良が起こり，怒りやすくなると考えられている。そのため，東洋医学では，「年を取って丸くなるには肝の機能を維持する努力が必要」といった方が正確である。抑肝散は年齢のそれぞれのステージに合わせて使用可能である。　　　　　　　　　　（田中耕一郎）

11章 外科器（消化器・脳・整形外科）

12章 加齢医学

13章 悪性腫瘍（がん・癌）

14章 心身医学

15章 睡眠障害

柴胡加竜骨牡蛎湯 （さいこかりゅうこつぼれいとう）．．

要　点　・小柴胡湯証でイライラ，不安感，不眠，動悸など精神症状に対しての鎮静薬。も
　　　　　　ともとは感染症に伴う症状であったが，慢性の精神症状に対しても使用可能であ
　　　　　　る。

　　　　　・現在頻用されているものには生薬構成から2種類ある。大黄が入っているものと
　　　　　　入っていないものである。大黄が入っているものの方が鎮静効果は高い。

原　典　・『傷寒論』（しょうかんろん）太陽病中篇

　　　　　「傷寒八九日，之を下して胸満ちて煩驚し，小便不利，譫語（せんご）し，一身尽く重く，
　　　　　転側すべからざる者，柴胡加竜骨牡蛎湯之を主る」

適　応　・不安障害，不眠障害，高血圧など

目　標　・肝鬱気滞，化熱（かねつ）に使えて，心神不安(動悸，不眠，多夢)などがある場合は，基礎
　　　　　　疾患に関わらず，広く応用可能である。

構　成　・柴胡（さいこ）：肝気を伸びやかにして巡らせ，気滞を除く。(疏肝理気（そかんりき）)
　　　　　・黄芩（おうごん）：熱，とくに肺火，肝火（かんか）をよく冷まし，湿を除く。(清熱燥湿（せいねつそうしつ），清熱化湿（せいねつかしつ）)
　　　　　・桂皮（けいひ）：気血を温め，血をよく通じさせる。(温経通脈（おんけいつうみゃく）)
　　　　　・生姜（しょうきょう）：脾胃を温め，嘔気を止める。(温中止嘔（おんちゅうしおう）)
　　　　　・人参（にんじん）：脾胃(消化器)の気を補い機能を高める。(補気健脾（ほきけんぴ）)
　　　　　・茯苓（ぶくりょう）：停滞した痰飲，湿を除き，脾の機能を高める。(利水健脾（りすいけんぴ）)
　　　　　・半夏（はんげ）：去痰と悪心，嘔吐を止める。(止嘔（しおう），去痰（きょたん）)(化痰理気（かたんりき）)
　　　　　・大棗（たいそう）：脾胃の気を補う。血を補う作用もある。(補気補血（ほきほけつ）)
　　　　　・竜骨（りゅうこつ）：心神を鎮める。浮いた陽を下ろし内風*を鎮める。(重鎮安神（じゅうちんあんしん），平肝潜陽（へいかんせんよう）)
　　　　　・牡蛎（ぼれい）：浮いた陽を下ろし内風を鎮め，心神を鎮める。(平肝潜陽（へいかんせんよう），重鎮安神（じゅうちんあんしん）)

解　説　・便秘を有する場合，大黄が入っているものは鎮静効果が高く有効である。また，
　　　　　　不安症状が強い場合，下痢とならないことが多い。徐々に精神症状が緩和される
　　　　　　と，軟便傾向となってくる。これは大黄入りの柴胡加竜骨牡蛎湯が効いてきた兆
　　　　　　候であり，その際には大黄が入っていないものに変更するとよい。

　　　　　・大黄なしものは体質が虚証の場合にも運用できる。寒証，陽虚などがある場合は
　　　　　　不向きで，桂枝加竜骨牡蛎湯が適する。

　　　　　・大黄は瀉下作用だけではなく，上逆した気を下ろしたり，清熱したり，瘀血（おけつ）を取
　　　　　　ったりする作用があるため，大黄が入っているものの方が鎮静効果は高い。

---

*内風：五臓のバランス失調の結果，体内で生じた「風」のこと。めまい，動揺感，けいれん，震え，筋肉の緊張，
麻痺などの症状をいう。熱や陽が高ぶったり，血虚陰虚の結果，虚熱に伴って生じることが多い。

桂枝加竜骨牡蛎湯 ···

要 点 ・虚証の精神不安に用いられる。

原 典 ・『金匱要略』血痺虚労病篇

「それ失精家，少腹弦急し，陰頭寒え，目眩み，髪落つ。脈極めて虚芤遅なるは精穀を為す。亡血：失精の脈，諸々の芤動，微緊を得れば男子は失精し，女子は夢交す。桂枝加竜骨牡蛎湯之を主る」

適 応 ・精力減退(遺精，夢精，インポテンツ)，不安障害，不眠障害など

目 標 ・もともとは生殖機能の低下との記載があるが，虚証の心神不安に対して広く用いることができる。

・柴胡加竜骨牡蛎湯が肝の気滞，化熱をベースにした実証(比較的強い興奮症状)に対し，桂枝加竜骨牡蛎湯は虚証(陽虚，気血両虚の傾向)で，精神的な刺激にも敏感で，胃腸も弱いことが多い。

構 成 ・桂皮：気血を温め，血をよく通じさせる。(温経通脈)

・芍薬：肝の陰血を補う(柔肝)ことで気を緩め，気滞を改善する。止痛作用もある。(養陰柔肝)

・大棗：脾胃の気を補う。血を補う作用もある。(補気補血)

・生姜：脾胃を温め，嘔気を止める。(温中止嘔)

・竜骨：心神を鎮める。浮いた陽を下ろし内風を鎮める。(重鎮安神，平肝潜陽)

・牡蛎：浮いた陽を下ろし内風を鎮め，心神を鎮める。(平肝潜陽，重鎮安神)

・甘草：脾胃の気を補い，薬物の薬性を緩和する。(補気，諸薬調和)

解 説 ・生薬構成は，桂枝湯に竜骨と牡蛎を足したものとなっている。

苓桂朮甘湯 ···

要 点 ・感情不安を伴う場合の動悸，めまいに対して用いられ，即効性の鎮静効果が期待できる。詳細は5章「腎臓(浮腫)」を参照されたい。

原 典 ・『傷寒論』太陽病中篇

「傷寒，若しくは吐し，若しくは下して後，心下逆満し，気上りて胸に衝き，起くるときは頭眩し，脈沈緊，汗を発するときは経を動じ，身振振と揺らぐを為す者，茯苓桂枝白朮甘草湯之を主る」

・『金匱要略』痰飲咳嗽病脈証并治第十二

「心下に痰飲有りて，胸脇支満し，目眩するは苓桂朮甘湯之を主る」

237

適 応	・起立性調節障害，自律神経失調症，本態性低血圧症，めまい症，動悸など
目 標	・上記はいずれも苓桂朮甘湯が守備範囲とする身体化症状である。感情不安に上半身の症状（頭痛，めまい），比較的突発的なものにも有効である。
構 成	・茯苓：停滞した痰飲，湿を除き，脾の機能を高める。（利水健脾） ・桂皮：気の温煦作用を高めて，全身の水の代謝を改善する。（温陽化気） ・白朮：消化の機能を改善して水の吸収を促す。（利水健脾） ・甘草：脾胃の気を補い，心神を安定させ，薬性を緩和して副作用防止する。（補気，諸薬調和）
解 説	・不安，身体化の一部は，体液の偏在に生じると考えられていた。心陽虚（心の温煦作用が低下）となると，体液（水，津液）が心に集まり，痰飲を形成する。その状態が不安や動悸を引き起こすと考えられてきた。この病理を読み解くと，心不全とは言えないものの，微細な循環動態の変化が生じていると考えることができる。 ・「微小な循環動態」ということであれば，病的な病理産物の除去に比べて，正常化へかかる時間が短い。実際に苓桂朮甘湯には即効性がある。 ・上半身，胸部の体液偏在に桂枝と甘草，桂枝と茯苓の組み合わせが用いられてきた。

6 身体化症状に用いられる主な方剤

　東洋医学では，身体化症状に関しては多くの選択肢がある。ここまでに出てきた処方を診ても，精神症状と身体症状の両者を治療目標としている。広義には，多くの精神症状は身体化症状を伴っている。逆も言うことができる。もともと東洋医学では精神と身体を分けていないために，精神症状でも身体化症状でも証に応じて一つの処方で対応可能である。

　比較的よく用いられているのは，咽喉頭異常感（「喉に何か詰まったような感じ」）に対しての半夏厚朴湯がある。このほかにも前述の苓桂朮甘湯は，めまい，動悸にも使える。

　東洋医学の強みは，この「得体の知れない」身体化のメカニズムに対し，気血水（津液）や痰飲，瘀血，経絡，五臓といった概念を用いて一定の理論化を試みていることである。理論化により，病態生理を考察することができる。また，効果の有無によって，病態生理を考察し直し，ほかの処方によって治療することもできる。

　半夏瀉心湯は，腸脳相関に，ストレス（肝）とそれに伴う胃腸症状（脾）に用いられてきた。

半夏瀉心湯 (はんげしゃしんとう)

要　点	・嘔吐, 下痢, 心窩部の痞えを伴う食欲不振。詳細は3章「消化器」を参照されたい。
原　典	・『傷寒論』太陽病下篇 「但満して痛まざる者, 此れ痞と為す。柴胡之を与うるに中たらず。半夏瀉心湯に宜し」 ・『金匱要略』嘔吐噦下利病篇 「嘔して腸鳴し, 心下痞する者, 半夏瀉心湯之を主る」
適　応	・胃炎, 胃腸症状(胃もたれ, 嘔気, 下痢), 口内炎, 口角炎など
目　標	・嘔吐, 下痢, 心窩部の痞えの三点が使用目標となり, 広く消化器疾患に用いることができる。詳細は3章「消化器」を参照されたい。
構　成	・黄連：心火(煩躁, 焦燥感など), 胃熱(口内炎, 嘔気, 胃もたれなど)を冷ます。(清熱, 鎮静) ・黄芩：熱, とくに肺火, 肝火をよく冷まし, 湿を除く。(清熱燥湿) ・半夏：去痰と悪心, 嘔吐を止める。(止嘔, 去痰) ・生姜：脾胃を温め, 嘔気を止める。(温中止嘔) ・人参：脾胃(消化器)の気を補い機能を高める。(補気) ・大棗：脾胃の気を補う。血を補う作用もある。(補気補血) ・甘草：脾胃の気を補い, 薬物の薬性を緩和する。(補気, 諸薬調和)
解　説	・腸脳相関には使える漢方薬は多いが, その中の代表的な処方である半夏瀉心湯は脾胃不和, 柴胡桂枝湯は肝脾不和という概念である。詳細は3章「消化器」を参照されたい。

柴胡桂枝湯 (さいこけいしとう)

要　点	・精神的負荷による腹痛。神経性胃炎によりよい適応である。詳細は3章「消化器」を参照されたい。
原　典	・『傷寒論』太陽病脈下篇 「傷寒六七日, 発熱, 微しく悪寒し, 支節煩痛し, 微しく嘔, 心下結して外証未だ去らざる者, 柴胡桂枝湯之を主る」 ・『傷寒論』発汗後病篇 「発汗多くして亡陽し, 譫語する者は下すべからず。柴胡桂枝湯を与えて其の栄衛を和し, 以って津液を通ずれば, 後自ずから癒ゆ」

11章 外科器(整形外科)・消化器・脳

12章 加齢医学

13章 悪性腫瘍(がん・癌)

14章 心身医学

15章 睡眠障害

・『金匱要略』腹満寒疝宿食病篇

「心腹卒中して痛む者を治す」

適　応・胃炎，胃腸症状(胃もたれ，嘔気，下痢)，口内炎，口角炎など

目　標・肝(ストレス)と脾(消化器)が関係し，食欲不振，胃もたれ，腹痛などが生じている際に用いる。

構　成・柴胡：肝気を伸びやかにして巡らせ，気滞を除く。(疏肝理気)

・桂皮：気血を温め，血をよく通じさせる。(温経通脈)

・黄芩：熱，とくに肺火，肝火をよく冷まし，湿を除く。(清熱燥湿)

・半夏：去痰し，悪心，嘔吐を止める。(止嘔，去痰)

・芍薬：肝の陰血を補う(柔肝)ことで気を緩め，気滞を改善する。止痛作用もある。(養陰柔肝)

・生姜：脾胃を温め，嘔気を止める。(温中止嘔)

・人参：脾胃(消化器)の気を補い機能を高める。(補気)

・大棗：脾胃の気を補う。血を補う作用もある。(補気補血)

・甘草：脾胃の気を補い，薬物の薬性を緩和する。(補気，諸薬調和)

解　説・原典の条文にあるように，もともと柴胡桂枝湯は感染症の処方である。方剤の生薬構成から，五臓の関係性の中で，肝と脾のバランス調整にも用いられるようになった。

・日本で「柴胡剤」というときには，感染症ではなく，精神症状の処方としての意味を有している。精神的負荷による腹痛は，生活上の問題と関係している場合が多く，症状にも波がある。生活上の背景を患者本人に尋ねるとよい。腹痛の性状は痛みに伴いお腹が張った感じする場合があり，移動性で間欠的である。げっぷ

コラム 5

○身体化症状の東洋医学的解釈

　肝・胆という機能は人体の精神的ストレスの処理を担当している。その精神的な負荷は，精神症状として出現する場合もあれば，身体症状として出現する場合もある。東洋医学では，両者を同じ病態生理として診断している。

　それを可能にしているのが，経絡という概念である。経絡はいわゆる「ツボ」(経穴)の一連の流れ，つまり身体表面の気・血の主な流れを表している。それぞれの臓腑とその経絡はそれぞれ関連していて，肝・胆が担当している経絡は，主に身体の側面を流れ，顎関節，顎，咽喉部，側胸部，季肋部，卵巣・子宮，鼠径部などを通っている。

　そのため，肝・胆の機能失調では身体表面の経絡の運行に沿ってこり，しびれ，痛みが出ると考えられてきた。この考え方によって，精神症状と身体症状を一元的に診断し，治療することが可能となっているのである。

(田中耕一郎)

や放屁により痛みは軽減し，怒りの感情により痛みは増悪する。

・柴胡，桂枝，芍薬による向精神，抗けいれん作用，さらに黄芩が加わっていることで，清熱(敢えて翻訳すれば鎮静，抗炎症作用)も期待できる。

7 発展編

抗炎症剤と精神疾患の関係性

慢性炎症によるミクログリア活性化が，うつ病のメカニズムと考えられてきている。サイトカインに持続的に暴露されると，シナプス可塑性や神経内分泌機能などに障害を引き起こす。現代医学でも精神科と内科の病理が器質的に近づきつつあり，興味深い分野である。

柴胡剤と呼ばれるものの多くは，精神症状とそれに伴う身体症状にもよく用いられている。もともと柴胡は，『傷寒論』という感染症マニュアルで用いられたように，少陽病という感染症の中期の段階で用いられてきた小柴胡湯の主薬であり，柴胡に黄芩を組み合わせて用いられてきた。小柴胡湯は抗炎症剤として用いられてきた。以後，精神症状に応用されるようになったが，精神症状を炎症と捉えることができるようになると，感染症，精神症状という今までは，別のものとされてきた病理を一元化して考えることができるようになる。

実際には多岐にわたる鎮静作用を有する生薬として，その他にも黄連，香附子などがあり，鎮静作用を臨床上用いている。抗炎症と鎮静効果が同時に漢方では用いられており，上記の病態生理に貢献できる時代が来るだろう。

東洋医学の全人的側面

東洋医学を用いる利点として，レジリエンスから観てみる。レジリエンスとは，もともとははね返り，弾力，回復力，復元力という意味を有し，物理学の分野で用いられていた用語である。「ストレスに対するレジリエンス」というのは物理現象を説明する際に用いられていた。近年ではストレスとレジリエンスという言葉をそのまま，個々の人間，集団に応用するようになった。例えば，現実の精神的なストレスに対して，押しつぶされるのではなく，柔軟な対応による精神的な回復力をレジリエンスという。硬い石のように力とぶつかっていると，力をそのまま受け止めることになり，強い力の場合は，文字通り「こわれて」しまう。様々な環境変化にもレジリエンスを発揮することが精神医学的な健康にもつながっている。

現実と向き合う，つまり直面化はレジリエンスが高くない場合には，精神症状を

悪化させることがある。正論はときとして苦く，非常に苦しいものである。一方，東洋医学の体系に落とし込めば，精神症状も気の動きの一つとして捉える。例えば「気が胃で痞えている」「気が上っている（頭に血が上っている）」という際に，患者は自分の状態を客観的に比較的に冷静に受け止めることができる。その中に自分への状態への気づきが少しずつ芽生えていく。それはレジリエンスを高める助けとなる。東洋医学での問診は多岐に及ぶために，臨床経過がレジリエンスを高める方向に向かっているかを意識しないと，患者が自分の症状への関心を一層強めてしまう結果ともなりうる。このように身体化症状を強めてしまう危険があり，レジリエンスに注意して診察に当たる必要がある。

抑肝散の現代医学的研究

　鎮静作用を期待して処方されてきた漢方薬は多種に及ぶが，臨床研究でも科学的検証が進んでいるのが，抑肝散である。抑肝散の構成生薬の中で，最も特徴的なものは釣藤鈎である。釣藤鈎は抗けいれん作用を有し，肝鬱化風の作用の一側面を現代医学的に検証したものである。現在の抗けいれん薬もまたてんかん以外にも，バルプロ酸のように脳の興奮の安定化目的で頭痛，躁うつ病に応用され，適応が拡大している。釣藤鈎も平肝熄風という四字熟語に集約しきれないほど，多様な精神症状や筋緊張症状に用いられている。

　釣藤鈎には，リンコフィリン，ガイソシジンメチルエーテルが含まれており，鎮痙，鎮静効果が報告されている。しかし，揮発性が高く，長く煎じると大幅に薬効が減じる。そのため，煎じる際には注意点がある。院外処方箋に「後下」と書いてあるのは，他を煎じた後に最後に加えて3〜5分だけ煎じる方法である。

当帰が入っている柴胡剤と入っていない柴胡剤の違い

　江戸時代の留守番用処方（師匠や先輩医師が出張で不在の場合の約束処方）として言い伝えられてきた。「男が来たら小柴胡湯，女が来たら逍遙散を処方せよ」というものである。必ずしもそう言い切れないが，当たらずとも遠からずというものである。東洋医学的に女は血と非常に密接に関係しているということと関係している。

　方剤の構成生薬から解説する。共通点はいずれも柴胡が主薬として含まれており，気滞に有効である。留守番用処方としてこの二剤が選ばれたことから，古来より気を病む人々が非常に多かったことがわかる。相違点としては，小柴胡湯が柴胡・黄芩と，気滞と湿・熱に対応しているのに対して，逍遙散は柴胡・当帰・芍薬

と，気滞・血虚・瘀血に対応した構成となっている。

「血」とは何であろうか？　一つには，女性の月経・出産など「血」の病と関係
がある。つまり血虚・瘀血の病理である。また，血虚・瘀血があると，肝の疏泄機
能が障害されやすく気滞となり，感情のトラブルが生じる。

逍遙散のほかに抑肝散にも，柴胡に当帰，川芎が組み合わせられている。逍遙散，
抑肝散は女性の月経周期に対応したものであり，かつ男女に関わらず，血虚の病態
を有しているものにもよい。一見，興奮性に見える症状にも，虚した部分があるの
がこれらの処方の得意分野である。例えば，抑うつ症状は気虚，血虚を背景に持っ
ている場合がある。血は後述するように感情の安定と関係がある。現代医学的には
神経保護作用についての科学的検証が途上である。

東洋医学の「血」とは ……………………………………………………………………

血とは血液であろうか。貧血であれば血虚なのであろうか。血とは，滋養に富む
赤い液体であり，血虚所見から見ると，①身体所見(皮膚，眼，爪など)，②性ホル
モン動態，③精神症状から得られる広義の概念を指している。

血とは，血液そのものは含まれるが，鉄欠乏性貧血そのものは，当帰や地黄によ
る補血によって必ずしも回復しない。このことから，鉄欠乏，つまりヘモグロビン
の低下と血虚とは直接的な関係はないようである。一方，爪との関係も述べている
ために，鉄を含めた他の微量元素との関係が今後，明らかになるかもしれない。

▶滋養に富む(身体を滋養する)液体成分

「滋養に富む」とは抽象的な表現であるが，身体所見と相関させてみる。まず，
皮膚の異常(肌のかさかさ，皮膚色白，艶のない黄色)，眼がショボショボする，髪
が細い，爪が割れやすい所見は，血によって滋養されていないことを表している。
滋養されていないものは何なのかは具体的にはわかっていない。酸素，血中を流れ
る栄養素，ミネラルなどを指しているのかもしれない。ただ興味深いのは，いずれ
も身体の末梢の所見であるということである。現代医学では血中の物質を測定する
のに，比較的太い静脈からの採血に頼っている。東洋医学では，末梢に「滋養分」
が行き渡っているかによって，血の状態を把握している。

滋養されていることと，体力，体つきとは関係がある。例えば，母乳は白い「血」
である。血と母乳の違いは赤血球を含むかどうかであり，もう一つは濃縮度の違い
である。母乳は乳腺組織において，血中の栄養素が濃縮されたものである。その意
味で「滋養された液体」である。授乳中は食べても食べても太らず，食欲も旺盛で，
疲労感があり，髪の毛が抜ける。つまり血虚状態になっている。身体を構成する

「肉」のもとは血である。血虚になると，健全な「肉」(筋肉または脂肪組織を指していると考えられる)を構成できず，不健康に痩せる。術後，産後そしてさらに授乳といった身体に負荷のかかるイベントにより，血虚となり体重が減少する。術後に十全大補湯が用いられるのもこれが理由である。

▶主に女性に特有の病に関係する「血の道症」

女性の生殖器に影響する因子と血の関係は，臨床的に実感できるものである。補血の効果のある当帰は，エストロゲン，プロゲステロンのホルモン動態を良好とし，卵胞期(低温期)の卵胞発育，黄体期(高温期)の体温上昇，期間を改善させたという報告がある。臨床経過では経血量の多少，月経周期の長短などを診断と効果判定に用いていく。経血量の多少は子宮内膜の厚さと関係があるために，ホルモン動態の変化をある程度反映していると考えられる。

▶精神不安

血は精神活動を支えると考えられていて，血虚になるととくに心・肝が影響を受け，心血虚となると不安が強くなり，肝血虚になると感情(とくに怒り)の処理が困難となる。現代医学的な科学的検証では，末梢循環が円滑に保たれることで神経保護作用が発揮されているのではないかと考えられてきている。それは酸素の供給にとどまらず，活性酸素処理や栄養素の供給などの仮説が構築されつつある。

抑肝散の適応となる身体化症状

中国では女性の精神症状に加味逍遙散が頻用されている。日本でも同様だが，それと同じがそれ以上に，抑肝散は江戸時代から愛用されてきた。このことから，精神症状と身体症状には国民性が反映される場合があり，「抑肝散は日本人の気質に合っている」と思われる。

抑肝散の特徴は，感情の抑圧が前提となって，それが昂じることで不満や怒りの表出になるという側面と，身体化症状に対して優れた効果を発揮するところにある。そうだとすれば，日本人は中国人よりも「言葉で言い表さずに我慢して身体化しやすい」傾向があるのかもしれない。

抑肝散と抑肝散加陳皮半夏の違い

　類似処方であるが，臨床的には興味深い使い分けがある。参考文献4によれば，抑肝散証に弛緩沈鬱型と緊張興奮型という二つの型があるとしている。それぞれ抑肝散に生薬を加えて対応する。

- ・弛緩沈鬱型には，抑肝散に陳皮，半夏を加える。
- ・緊張興奮型には，抑肝散に芍薬，甘草，黄連を増量する。

　弛緩沈鬱型に陳皮と半夏を加えるのは胃腸の保護のためである。抑肝散証でも胃腸虚弱型の場合は，怒りの表出が一層うまく行かず内向しやすい。そのため，傍目には沈鬱な印象を与え，それがさらに胃腸症状を生み出し，脾気虚になれば，ますます思い悩みやすくなる。そして気虚へ向かうため，筋緊張を維持できず，身体はグッタリと弛緩する。

　緊張興奮型では，抑肝散証でも怒りが強くなり，身体の筋緊張が高まっている。そこで筋弛緩作用のある芍薬，甘草を用いる。黄連は焦燥感を緩和する働きがある。弛緩沈鬱型のように虚証へではなく，気逆，気滞化熱という症状が加速したものを治療目標としている。

五臓の臓腑系統を和解しよう

　人間が感情の生き物である以上，人間社会でも種々の問題が生じている。個々人での関係はもちろん，社会でも同様である。

　東洋医学では，身体機能もまた現実の人間社会と同様に，各機能系統は必ずしも「仲がよくない」。そしてその不仲が病と関係がある。とくに問題となるのが，肝と脾，脾と胃の関係性である。そしてその不仲の問題を仲介し解決するのが和解薬*である。

例：不仲の代表的なパターン

①肝（自律神経系，筋系統）と脾（消化機能系統）

　　→ストレスと胃痛：小柴胡湯，逍遙散

②脾（消化機能を支える系統：神経，内分泌，血管系など：司令塔，中枢）と胃（消化管：実際の消化吸収：実務）

　　→消化不良：黄連湯，半夏瀉心湯

---

*和解薬とは，身体の臓腑機能の亢進と低下の調整を図る漢方薬のこと。

8 おわりに

　漢方薬は，軽度の抑うつ，不安，身体化症状に用いられるものがあり，心身医学の分野でも一定の効果がある。現代医学的な診断名や重症度などを見極めるためには，精神科医との連携が必要である。また，この分野では漢方薬の病名処方が難しいが，抑うつ，不安，身体化と症状に焦点を絞って漢方薬を選択すると，比較的整理しやすい。心身医学で用いられる現代医学の薬剤に比べて，漢方薬の副作用は比較的少なく，安全であるという利点がある。

●参考文献
1)大熊輝雄 原著『現代臨床精神医学　改訂第12版』金原書店，2015
2)張伯臾ほか『標準中医内科学』東洋学術出版社，2009
3)大塚敬節『症候による漢方治療の実際』21，南山堂，1963
4)大塚敬節「抑肝散について」日本東洋医学雑誌，15，pp.89-94，1965
5) Iwasaki K., et al.: "A randomized, observer-blind, controlled trial of the traditional Chinese medicine Yi-Gan San for improvement of behavioral and psychological symptoms and activities of daily living in dementia patients", *J. Clin. Psychiatry*, **66**, pp.248-252, 2005

第15章　睡眠障害

ポイント

・酸棗仁湯は不眠症の代表的な処方で，心肝血虚を改善し不眠症を治療する。とくに寝汗を伴う更年期や高齢者の不眠症に広く用いられる。
・帰脾湯と加味帰脾湯は心身ともに疲れている者に用いられる。
・精神神経症状はよく不眠症に見られる。そのような場合は，肝に効く柴胡剤や抑肝散などが適応する。
・高齢者の不眠では，腎虚を考慮する必要がある。

1 はじめに

　不眠症とは，その人の健康を維持するために，必要な睡眠時間が量的にあるいは質的に不足し，そのために日中の生活に支障をきたし，自覚的にも悩んでいる状態である。調査によれば，日本人の約20％が不眠を訴え，3～5％の人が睡眠薬を飲んでいるとされる。原因には身体的原因，生理学的原因，精神的ストレス，精神疾患，薬剤性などの原因が明らかなものと，原因が明らかではないものがある。

　現代医学では，不眠症は入眠困難，中途覚醒，熟睡障害，または早朝覚醒の四つのパターンに分類される。原因が明らかなものには原因に対する治療をまず行う。原因が同定されない場合にはベンゾジアゼピン系薬剤などが睡眠導入剤として用いられ，なるべく自然の睡眠に近い眠りが得られるように治療を行っていく。また，薬物と非薬物療法を組み合わせて治療することもある。不眠症はQOL(Quality of Life)を大きく低下させるため，早期に改善させることを臨床的目標とする。

　一方，漢方薬は睡眠導入のみを目的に作られた薬ではない。東洋医学では，精神活動・感情は五臓の機能の一つとして認められる。いわゆる「心(精神活動)身(身体・内臓)一如」，肉体と精神は分けてはいけないといった考え方である。怒喜思悲憂恐驚のような様々な感情活動はそれぞれ五臓に属す一方，激しい感情刺激はそれぞれの所属する臓の機能失調を招く。そこで，不眠症の治療は臓腑機能の失調による全身症状の一つとして捉え，自然な睡眠を妨げている原因を解決し，五臓の機能を調え，気血水の偏衰の是正によって自然な眠りに導くのが治療方針である。

　漢方薬治療による入眠困難の急激な改善は難しく，また，患者ごとの病態が異な

15章執筆：喩　静

るため特異的な「睡眠の方剤」といえるものはない。しかし，漢方薬による睡眠の治療は薬物依存を作ることがなく，証に基づいて処方することで，現代医学の睡眠剤よりも熟眠感を得やすい場合がある。寝汗や多夢改善，神経症状軽減などの利点があるため，睡眠薬の漸減・離脱にも補完的に用いうる。

不眠症の漢方治療では，身体症状と精神神経症状を同時に治療できるのが特徴である。心身ともに過労が続いている不眠症では酸棗仁湯，帰脾湯や加味帰脾湯などの補剤を用いる。精神的な緊張が高く不安感が強い不眠症には，黄連剤，柴胡剤などを主として用い，抑うつ気分が強いものでは，加味逍遙散などの気剤を用いる。

現状では，不眠症の漢方治療についての科学的エビデンス(EBM)の情報はまだ不足しているが，加味帰脾湯はベンゾジアゼピン系薬剤よりも依存性を起こしにくいと考えられている。

2 不眠症の現代医学的な概念

定 義

不眠症とは，適切な時間帯にベッドで過ごす時間が確保されているにもかかわらず，夜間に就床してもよく眠ることができず，これによって日中に生活の質の低下が見られる場合をいう。少なくとも週2日以上出現し，かつ1か月以上続き，日中に倦怠感，意欲低下，集中力低下などの身体的精神的不調が現れる。国際疾病分類上では睡眠障害の一つのパターンとして考えられる。ベッドで過ごす時間が確保できない場合は，不眠症といわず，睡眠不足あるいは断眠という。

分 類

症状別に，次の四つのパターンに分類される。
①入眠困難：寝付きが悪い。入眠に2時間以上にかかる。
②中途覚醒：入眠したあとに2回以上目が覚める。
③早朝覚醒：普段よりも2時間以上早く覚醒し，その後に入眠できない。
④熟眠障害：深く眠った感覚が得られない。

原 因

・身体的要因(physical)：皮膚疾患，中枢神経疾患，呼吸器疾患，循環器疾患など
・生理学的要因(physiological)：時差ぼけ，交代勤務，環境の変化，騒音，温度湿

度など

・心理的要因(psychological)：精神的ストレス，恐怖など

・精神疾患(psychiatric)：うつ病，統合失調症など

・薬剤性(pharmacological)：向精神薬，アルコール，降圧薬，インターフェロン，甲状腺治療薬など

治　療

　　原因の治療を行うことが原則であり，睡眠導入剤の投与を行う。ベンゾジアゼピン受容体に作用するベンゾジアゼピン系睡眠薬がよく用いられる。近年，筋弛緩作用などの副作用が少ない非ベンゾジアゼピン系睡眠薬，メラトニン受容体やオレキシン受容体に作用する睡眠薬もよく使用されている。気分障害や不安障害などを合併していれば，抗うつ薬や抗不安薬を主体とする。

睡眠導入剤の問題点

　　睡眠導入剤は治療として有効でも，昼間も眠くて仕事にならない，倦怠感，QOLの低下，依存性などの副作用がありえる。とくに高齢者には安易に睡眠導入薬で対応することは望ましくなく，とくにベンゾジアゼピン系の睡眠薬は，高齢者の逆行性健忘や譫妄，筋力低下などによる転倒リスクの増大などが指摘されている。

3 不眠症の東洋医学的な捉え方

　　東洋医学では，不眠症を目不瞑，不得眠，不得臥，失眠，不寐とも呼ばれる。不眠症の機序を説明するには，まず基本的な原則である陰陽説を取り上げることで理解の助けをしたい。

① 陰陽バランスの失調

　　『黄帝内経・霊枢』邪客篇には，不眠を「目不瞑」と記載している。その発症機序を陰陽説で解説している。気は，日昼は体表を中心とする陽のエリアを巡り，夜は体の深部を中心とする陰のエリアを巡る。陰が充実していれば陽が鎮まり，陰と陽のバランスがとれた正常状態と考えられている。ところが，陽に余りがある，または陰不足であれば，気は夜になっても体表部にあり，体の深部に入れず，その力が有り余り，精神が昼間のように活動するために不眠になる。いわば，陽は体を動かす力，陰は体を鎮める力で，何らかの原因で，陽に余りがあり，または陰に不足

11章　外科器（消化器・脳・整形外科）

12章　加齢医学

13章　悪性腫瘍（がん・癌）

14章　心身医学

15章　睡眠障害

249

があれば，陰陽間の交通が妨げられ不眠となる。これは現代医学的に解釈すると，夜になっても副交感神経が優位にならず，交感神経の興奮が続く状態である。

『黄帝内経』には13処方しか載っていないが，半夏秫米湯(半夏，秫米)はその中の一つであり，非常に重要な方剤であると記されている。

②臓腑機能の失調

陰陽失調の五臓での具体的表現としては，主に心(肝)血虚，気血両虚(心脾両虚)，腎精不足などの陰の不足，または陽の余りの心肝火旺などが挙げられる。

心血虚または肝血虚

心は血を巡らせ，神を蔵す。または「心は神明を主る」ともいわれる。これは心に精神，意識，思惟活動を含むすべての生命活動を統率する機能があることを表したものである。心の神を蔵す機能が正常であれば，意識や精神も正常に機能する。機能が失調すると，不眠や多夢，精神障害，意識障害などの状態となる。このような，不眠に関わる主な臓は心である。

肝は気を巡らせ血を蔵して，感情をコントロールする。『黄帝内経・素問』五臓生成篇に「人臥血帰於肝」(就寝時，血は肝に戻る)とあるように，肝に血が満ちていることは，安眠の一つの条件である。肝血虚があれば，血の心への供給が不足になり，ひいては不眠を起こしうる。

血虚による不眠症では，神を養う力，沈ませる力が不足するため，浅眠あるいは断眠，熟睡障害が見られる。進行すれば血虚から腎虚になり，早朝覚醒が現れる。

失血や不正出血，流産や出産，更年期や加齢，七情過度による陰血損耗などは心と肝の血虚の原因である。肝血虚不眠症の原因は，女性の月経，出産，哺乳などによる血の消耗によるものであり，更年期女性にもよく見られる。

不眠と心血虚は悪循環になりがちであり，不眠が長期になると，心血が消耗し，心血虚を増悪させ，さらに不眠となる。心肝血虚不眠症を治療する代表処方として酸棗仁湯が挙げられる。

心火または肝火

過剰な精神，感情の起伏やストレスにより心と肝に熱がたまり，不眠，多夢，精神的に興奮が続く状態になる。火や熱は陽の気を強めるため，このような場合は主に入眠障害や，多夢と熟眠障害が現れる。精神が亢進する症状も伴い，精神緊張が続いた後に誘発されたり，増悪することもある。

心火，肝火による不眠の治療として，主に熱を清めて血を冷やすものを用いる。つまり，黄連，黄芩，柴胡，山梔子，牡丹皮などを含む方剤がよく用いられる。代表処方は心火を取る黄連解毒湯，肝火を取る柴胡加竜骨牡蛎湯，大柴胡湯などである。柴胡は神経過敏になっている場合にも用いられるが，抗ストレス作用とともに清熱作用を持ち，鎮静作用も期待できる。また，大黄を主剤とした処方は，鎮静作用が強いことが知られており，強い興奮状態に適し，代表処方は三黄瀉心湯，桃核承気湯などである。しかし，大黄は瀉下作用も持つので，便秘傾向の患者にはよいが一般的には使いにくい面もある。修治(生薬を加工処理すること)した酒大黄や熟大黄，または煎じ薬では30分以上煎じることにより，瀉下作用を減弱させ，鎮静作用は残すような方法が用いられることもある。

脾胃虚弱による気血不足

　東洋医学では，脾の概念は消化器のみならず，血液凝固系，思考などの精神活動にも関わっている。脾は運化を主り，すなわち食物を消化し，気血津液を生じて全身に栄養物質を運搬する。これによって人体の正常な生理活動は維持されている。心血の心神を滋養すること，心気の拍動および心神を守ることを維持するためには，脾から生じた気血が必要である。肉体的な過労，思慮過度や消化器系疾患を持つ人は，気血の産生不足で不眠症の発症につながる。

　また，「脾は意」ともいわれ，脾は思考する際の精神状態と密接な関係にある。思慮過度や身体的な過労が，脾の虚を招き不眠，不安などの精神症状を来すことがある。このような心身的な疲労状態は，気と血が共に不足しており，心脾両虚と呼ばれる。長年にわたり脳を使う知識人によく見られる。代表処方に，心脾の気血両虚による不眠症を治療する帰脾湯，肝火を伴う場合には加味帰脾湯が挙げられる。

加齢による腎虚

　老化により脳の機能が衰えると，若者に比べ睡眠の質が悪くなり，量も減る。東洋医学では腎虚と考えられる。腎は精を蔵し，精は脳を充実させ，精神活動に影響を与える。精血同源(精と血の源は同じ)のため，精が充実していれば，神を安定させることができる。精不足であれば，神が安定しない。加齢や持病，虚弱体質などの人は，腎虚になりやすい。

　多くの慢性疾患では，最終的に臓腑の根幹としての腎虚となることが多いため，治療として腎を補うことが大切である。高齢者の不眠では，腎虚を考慮する必要があり，六味丸や八味丸などが腎虚の治療に用いられる。

4 不眠症に用いられる主な方剤

　現在の日本の臨床では，不眠症の治療に用いられる漢方処方には酸棗仁のほかに柴胡や山梔子が配合されているものが多いのが特徴である。「不眠症」の疾患名で保険診療処方可能なものは酸棗仁湯，帰脾湯，加味帰脾湯，抑肝散，抑肝散加陳皮半夏，半夏厚朴湯，大柴胡湯，柴胡加竜骨牡蛎湯，柴胡桂枝乾姜湯および温経湯であり，それぞれの適応症，「証」が異なる。保険診療処方の記載はないが，不眠症に用いられる方剤として，その他には加味逍遙散，香蘇散などが挙げられる。

　本節では，心の治療に関わる処方を中心にし，心血虚の酸棗仁湯，心気虚の甘麦大棗湯，（心脾）気血両虚の帰脾湯や加味帰脾湯，心熱の黄連解毒湯を詳細に紹介する。また，陰陽のバランスを調え，不眠症を治療する最古の処方である半夏秫米湯をコラム①で解説する。

コラム 1

○最古の不眠治療薬

　半夏秫米湯（はんげじゅつべいとう）は『黄帝内経・霊枢』邪客篇を出典とし，東洋医学では，不眠症治療に最も歴史の長い処方といえる。『黄帝内経』では陰陽学説で不眠症の発症機序を解釈している。気が昼は陽のエリアを巡り，夜には体の内部，陰のエリアを巡る。気が陰のエリアに入る前，最後に通る陽のエリアは胃・大腸とつながる陽明経絡である。胃と大腸に問題があると気は陰のエリアに入れなくなり，眠れなくなる。このような状況は『黄帝内経・素問』逆調論篇で「胃不和則臥不安」（消化器系の機能が悪いと眠れない）といわれている。

　近年，腸内菌叢と脳や中枢神経機能との関係について続々と報告され，脳と腸との双方向的な情報伝達が相関していることが注目されている。腸に老廃物がたまり，腸で発生した毒素がうつ病や不安，精神神経疾患，睡眠障害につながると考えられる。いわば東洋医学での痰または痰熱による精神神経疾患との関連に当てはまる。

　半夏は辛燥の性質で，脾胃に効き，燥湿化痰（余分な水分を乾かし，痰を取り除く）作用を持つ。暦からいえば，半夏という植物は夏至から11日目（夏の半分，7月1日または2日）頃に生え，この時期は陽（夏）の極る状態から陰（秋）へと移り変わり時期ともいえる。薬用として使うその根の収穫は夏と秋の間で，つまり，すでに陽（夏）から陰（秋）へと移行している。自然界の気を含む半夏は気を陽から陰へと導き，まさに入眠導入剤といえる。

　現在の日本漢方では，半夏は化痰薬，止嘔薬としてよく使われる。ところが，『黄帝内経』をはじめ，歴代多くの不眠症治療処方には半夏が含まれている。半夏を主薬とする二陳湯（半夏，陳皮，茯苓，甘草，生姜）は不眠症の治療に使われる。また二陳湯の母体である温胆湯，竹筎温胆湯，黄連温胆湯，加味温胆湯なども不眠や認知症の治療にも適応されている。

　秫米は甘微寒の性質で，津液を生じ和胃（胃を調える）安神に働き，また半夏の燥性を和らげる。

　半夏秫米湯は胃腸機能障害のみならず，陰陽のバランスを是正し，飽食時代の現代人の不眠症のベース処方といえる。日本薬局方には，半夏秫米湯は含まれていないが，秫米と半夏のお粥にし，薬膳として考えることもできる。

（喩　静）

252

酸棗仁湯
さんそうにんとう

要 点
- 睡眠，覚醒と関わる心と肝の血を養いながら血を巡らせ，神を安定させる。
- 虚弱で慢性不眠症を治療する基本的な処方である。
- 眠りが浅い，多夢，断眠や熟睡障害，または早朝覚醒の場合に適応する。
- 更年期と高齢者で，寝汗や自汗，ややのぼせを伴うものに適応する。
- 比較的体力があり，赤ら顔，イライラして寝つきが悪いものには適さない。

原 典
- 『金匱要略』血痺虚労病篇
きんきようりゃく
「虚労虚煩して眠るを得ず」

適 応
- 心身の疲労による不眠症，神経症，自律神経失調症など

目 標
- 脈証：細や弱など（血虚を反映している脈）
- 体力が低下した更年期や高齢者で，血色が悪く，胸がもやもやしたり，寝汗や多夢を伴う不眠症

構 成
- 酸棗仁：主薬である。心神活動の物質である血を補い，不眠，動悸，精神不安を
さんそうにん
改善する代表的な安神薬。酸味で収斂性があり，心神を収斂させる（鎮まる）と同様，止汗の効果もあり，とくに血虚，陰虚に伴う寝汗に有効である。（養心安神，養陰収汗）
ようしんあんしん　よういんしゅうかん
- 茯苓：気血を作る脾胃機能を高める効能を持つ。直接的な安神作用も有する。
ぶくりょう
（補気安神）
ほきあんしん
- 知母：苦寒（苦みがあり，冷やす作用を持つ性質）であり，さらに潤す作用を持つ。
ちも
熱や火を取り除き煩悶感を緩和する。（清熱瀉火，滋陰潤燥）
せいねつしゃか　じいんじゅんそう
- 川芎：気血を巡らせる。（活血行気）
せんきゅう　　　　　　かっけつこうき
- 甘草：不安や動悸を伴う急迫症状を緩める。諸薬薬性を調和する。
かんぞう
（緩急，諸薬調和）
かんきゅう　しょやくちょうわ

解 説
- 酸棗仁湯は補血の酸棗仁，活血の川芎，清熱滋陰の知母，補気安神の茯苓から構成され，心身が疲れて血虚となり，結果として興奮を抑制する機能が低下したため精神が高揚し，眠れても眠りが浅く夢が多い場合や，すぐに目が覚める熟睡困難の場合によく処方される。知母は，心神を不安定にしている熱や火を取り除くことで煩悶感を緩和する。川芎は収斂の酸棗仁と合わせ，血や神の動と静のバランスをとることにも働いている。
はんもん　　　　　　　　　　しゅうれん

・方剤全体として酸味で収斂し，更年期や高齢者でよく見られる，のぼせや夜間発汗で何度も目覚めて不眠になるような場合には最適な処方である。酸味のものは肝に入るとされ，酸棗仁はもともと肝血虚に働くものであるが，肝血を補うことにより心血を充実させる。いわば，血を貯蔵する肝はダムのようなもので，ダムの水が充実していれば，川に流れる水も潤沢となる。

甘麦大棗湯 <small>かんばくたいそうとう</small> ··

要　点
・心気を補い，臓を潤す処方である。
・本来は臓躁(ヒステリー様症状)に対する処方である。いわゆるヒステリーで感情が爆発して制御しがたいときに有用である。
・つねに悲しく，泣きそうになり，不安があり，甚だしい場合はパニック発作も伴う場合に用いる。
・ぼんやりして(精神恍惚)不眠，眠りが浅い，あくびがよく出る場合にも用いる。
・小児夜泣き，ひきつけの処方としても知られている。

原　典
・『金匱要略』婦人雑病篇
「婦人の臓躁，しばしば悲傷して哭せんと欲し，象神霊の作すところの如く，しばしば欠伸*するは，甘麦大棗湯之を主る」

適　応
・夜泣き，ひきつけ，ヒステリー，不眠症，自律神経失調症など

目　標
・虚弱体質で心気不足で眠りが浅い不眠，情緒不安定などの症状に用いられる。

構　成
・小麦：甘涼で心と肝に入り，心気を補い神を安定させる。肝を潤し躁を緩和する。（養心除煩）
・大棗：甘温で心血心気をともに補い，神を安ずる。（養血安神）
・甘草：甘平で心気と脾気を補い，急迫を緩める。（補気心脾，緩急）

解　説
・処方の特徴として，三つの生薬は皆甘味で心の気を補い，安神の効を持ち，神経過敏状態または興奮による不眠を治療する。臓を潤し緩急の働きもあるため，ひきつけなどの急迫症状にも用いる。また，気血の生成の原料として消化器系の虚弱を改善し心身ともに養うことができる。
・本処方は精神安定作用の基本方剤の一つとして，他薬との併用により，不眠や種々の精神神経疾患に適用されている。

---

*欠伸：あくび

帰脾湯
きひとう

要 点
- 気と血をともに補い，神を安定させる。心と脾の気血両虚を治療する処方である。
- 気血不足の虚弱体質で倦怠感があり，血色が悪く心身ともに疲労状態のものに適する。
- 夜間に不眠であるが，日中，とくに食後に眠気があるという昼夜逆転の傾向がある場合。
- 元来，胃腸虚弱や消化器系に持病を持つもの，貧血気味，または長年で脳を使う知識人によく見られる。
- 過度な精神疲労（思慮過度）や肉体過労により誘発または増悪する。
- 比較的体力があり，赤ら顔，イライラして寝つきが悪いものには適さない。

原 典
- 『済生方』巻之三，健忘論治
  さいせいほう
  「帰脾湯，思慮制を過ぎ，心脾を労傷し，健忘怔忡*するを治す」
  せいちゅう

適 応
- 過労や思慮過度による不眠症，精神不安，または貧血など

目 標
- 脈証：細や弱などのいわゆる虚脈
- 体力低下，虚弱，貧血気味，不眠，健忘（記憶力低下），精神不安，動悸など

構 成
- 人参：気を補い内臓機能を高める。また益智効能で，記憶力や認知機能低下を改
  にんじん
  善させる。（補脾益肺，益知安神）
- 黄耆：気を補い，汗を止める。虚弱で自汗のものに適する。（補気固表，止汗）
  おうぎ
- 白朮：気を補い，脾胃機能を高める。汗を止め，黄耆と協力し固表（免疫機能を
  びゃくじゅつ
  高める）し自汗の治療に用いる。（補気健脾，固表止汗）
- 茯苓：気を補い，脾胃機能を高める。また，安神作用もある。（補気安神）
  ぶくりょう
- 酸棗仁，竜眼肉：補血することで心を鎮める。（補血安神）
  さんそうにん りゅうがんにく
- 遠志：痰を除去することで，体内の火（陽）と水（陰）の代表する心と腎を調えるこ
  おんじ
  と（自律神経調節）で安神させる。（化痰安神）
- 大棗：甘温で心血心気をともに補い，神を安ずる。（養血安神）
  たいそう
- 当帰：血を補い，巡らせる。（補血活血）
  とうき
- 木香，生姜：気を巡らせ，温めることで胃腸を調える。（行気調中，温中）
  もっこう しょうきょう
- 甘草：諸薬を調和する。（諸薬調和）
  かんぞう

解 説
- 帰脾湯は補気の四君子湯に補血の当帰補血湯（黄耆，当帰），補血安神の酸棗仁と竜眼肉，交通心腎の遠志，理気の木香を配剤した処方である。心血虚による不眠・精神不安，脾胃気虚による食欲不振，倦怠感，集中力低下など，気血両虚の症状

11章
外科器（消化器・脳・整形外科）

12章
加齢医学

13章
悪性腫瘍（がん・癌）

14章
心身医学

15章
睡眠障害

---

*怔忡（せいちゅう）：動悸，不安のこと。

255

に用いる。帰脾湯の適応症は健忘や動悸という「心」の症状である。ところが，その心血虚の症状を招く原因となっているのは脾虚である。脾が虚して，気血が作れなくなり，心血が不足する病態に対して，帰脾湯は養心安神のほかに健脾益気も行い，気血を生み，心血虚を改善させる，すなわち標本同治の考えである。

・宋厳用和『済生方』の驚悸怔忡健忘門には，驚悸を治療する処方には温胆湯と遠志丸(遠志，姜汁)，健忘を治療する処方には帰脾湯がある。現在も三処方は皆不眠，健忘や動悸を治療する常用処方である。もともとの帰脾湯の構成生薬には当帰と遠志はないが，明代の薛立斎がこの二つの生薬を加えた。当帰，遠志が加えられることで，養血安神，交通心腎(心と腎を調える)作用が強められ，その適応症も大幅に広げられ，気血不足による不眠や出血，婦人科疾患の治療に用いられるようになった。帰脾湯は気血不足の不眠症を治療する代表的な処方である。

・本処方の構成生薬の半分以上は補気補血の薬なので，活気，食欲の増進や免疫力の向上，虚証の出血性疾患や血球減少性疾患に用いられることもある。

加味帰脾湯(かみきひとう)

要　点　・帰脾湯に山梔子，柴胡を加味した処方である。
　　　　・帰脾湯に準じるが，イライラ，のぼせ，怒りっぽいなどの気分の障害や焦燥感，いわゆる肝気鬱滞，肝火(病的亢進)を伴う場合にこの処方が適している。

原　典　・『済世全書』(さいせいぜんしょ)帰脾湯に準ずる。

適　応　帰脾湯の適応に加え，イライラ，のぼせ，怒りっぽいなど

目　標　・脈証：帰脾湯の虚脈に弦脈を伴う。
　　　　・帰脾湯の目標に加え，イライラ，のぼせ，怒りっぽいなどの気分の障害や焦燥感，いわゆる肝気鬱滞，肝火(病的亢進)を伴う場合に用いられる。

構　成　・帰脾湯の構成生薬に次の二つの生薬を加える。
　　　　・柴胡(さいこ)：肝気をのびやかに巡らせ，気滞を除く。(疏肝解鬱(そかんげうつ))
　　　　・山梔子(さんしし)：鬱熱を冷まし，煩躁を除く。(清熱除煩(せいねつじょはん))

解　説　・山梔子は熱を清め，気鬱の進展したのぼせや煩悶を治し，柴胡は気を巡らせ，肝気鬱結(うっけつ)による抑うつ感，胸脇苦満(きょうきょうくまん)などを改善する。加味帰脾湯の使用指標は，帰脾湯の(心脾)気血両虚の証に，さらにイライラ，のぼせ，怒りっぽいなどの気分の障害や焦燥感などの肝気鬱滞，肝火を兼備する場合である。
　　　　・加味帰脾湯は，ベンゾジアゼピン系薬剤よりも依存性の問題を引き起こしにくく，薬効とのバランスを考慮したうえで，選択肢になる場合がある。

黄連解毒湯

要 点
・苦寒で清熱の代表処方である。
・実熱証の人の，のぼせを下げる目的で広く用いられる。
・不眠の特徴は寝つきが悪い。寝ても夢が多く熟睡できない。
・赤みの強いまたは顔の赤い，高血圧や脳血管疾患に伴う不眠症に有用である。

原 典
・『外台秘要方』第一巻，傷寒上，崔氏方
「前軍督護劉なる者，時疫を得て三日，已に汗して解す。因て，酒を飲み，復た劇して，煩悶乾嘔口燥を苦しむ。呻吟錯語臥することを得ず，黄連解毒湯一服を服し，目明かに再服して粥を進む，此に於いて漸く差ゆ。余以て凡そ大熱盛んに，煩嘔，呻吟，錯語，眠るを得ざるを療するに，皆佳し。語り伝えて諸人之を用い亦効あり。此れ直ちに熱毒を解し，酷熱を除く，必ずしも酒を飲んで劇しきもの此の湯にて療するにあらず」

適 応
・不眠，めまい，動悸，ノイローゼ
・高血圧症，高血圧や脳梗塞による不眠や精神不安
・急性胃腸炎，二日酔い，口内炎，薬物中毒
・喀血，吐血，衄血(鼻血)，脳溢血などの出血症状
・皮膚化膿性疾患，アトピー性皮膚炎，火傷

目 標
・舌証：紅色，黄苔
・比較的体力があり，のぼせ傾向の赤ら顔で，イライラする傾向のあるもの。

構 成
・黄連：大苦大寒で心と胃，胸中の熱を清める。鎮静作用がある。（清熱瀉火）
・黄芩：肺の熱を清めて，黄連を補助して上焦の熱を清める。山梔子を補助して肝の熱をとる。鎮静作用がある。（清熱瀉火）
・黄柏：下半身の熱を清める。（清熱瀉火）
・山梔子：体全身の熱を瀉して下へ導き尿から出す。（清熱利湿，除煩）

コラム 2

○睡眠と寒熱

東洋医学では，体温が高いとき，または興奮のとき，いわば，裏に熱があると，眠れなくなるといった説がある。睡眠を誘導するために，熱を清め体温を低めにするとよいことが古くからの智慧である。黄連解毒湯や三黄瀉心湯は暑がりの体質に向き，熱を清め裏の熱をとる代表処方である。

現代では，入眠前のお茶やコーヒーの摂取を控え，入浴や運動の直後に寝ないように指導する。それは熱産生を抑えたり，交感神経を沈静させるためである。一方，冷え症のような人で体が冷え過ぎると，安眠できなくなる。そのときは温経湯など温性の処方を選ぶべきである。（喻 静）

解　説　・この処方は苓連剤の代表的なものである。黄連，黄芩，黄柏，山梔子はすべて熱を清め解毒作用があり，実熱証を治す。とくに黄連は心火に効き，心火によるのぼせや不眠を治す。黄芩，山梔子は肝火に効き，肝火によるイライラ，怒りっぽい，目の充血などを治す。

・東洋医学でいわれる実熱証とは，

▶ 炎症性疾患，とくに急性炎症性疾患の急性胃腸炎，急性口内炎，赤くて腫れる皮膚化膿性炎症，火傷

▶ イライラ，怒りっぽい，不眠などの精神興奮状態

▶ 急性充血性や出血性疾患

などを指す。苦寒薬からなる処方は上述した実熱証によく用いられる。

5 発展編

不眠症に肝と関わる精神神経症状がよく見られる。本節では，肝の失調による精神症状を治療する処方として，柴胡加竜骨牡蛎湯，大柴胡湯，柴胡桂枝乾姜湯，抑肝散などの使い分けについてまとめて紹介する。

肝に効き，精神神経症状を治療する方剤 ……………………………………………

不眠症に精神神経症状を伴う場合がよくあり，心の治療のほかに，精神や感情をコントロールする肝の治療を加える。柴胡加竜骨牡蛎湯，大柴胡湯，柴胡桂枝湯，抑肝散，抑肝散加陳皮半夏などの柴胡剤は不眠症患者の様々な愁訴に効果があるが，それぞれの証と不眠のタイプで使い分ける。

▶柴胡加竜骨牡蛎湯

疎肝理気の小柴胡湯の甘草の代わりに，竜骨，牡蛎，桂枝，茯苓を加えた処方である。竜骨は古代の大型動物の化石，牡蛎は牡蛎の貝殻で，どちらもカルシウムが主成分で，精神不安，不眠，動悸，焦燥感などを改善する代表的な安神薬である。茯苓，大棗も安神の効能を持ち，桂枝はのぼせを降下させる。そのゆえ，柴胡加竜骨牡蛎湯は小柴胡湯の適応で精神神経症状のひどい人に適応する。比較的体力のある人で，精神不安があり，驚きやすく，動悸や不眠などを伴う神経性心悸亢進症や更年期障害，ヒステリー，高血圧などにも適応されている。胸脇苦満や臍上悸を伴う高血圧症，心悸亢進症，不眠症に最適な処方と考えられる。

258

▶大柴胡湯

大黄を含有するため，鎮静と瀉下作用が期待でき，柴胡加竜骨牡蛎湯より胸脇苦満は高度で，うつ気分はより強い場合で，便秘傾向のある場合によい。

▶柴胡桂枝乾姜湯

柴胡加竜骨牡蛎の適応で，すこし虚証に傾いているような場合に使う。本来，六病位の診断上では，少陽病の心煩，心下の膨満感と太陰病の下痢や腹痛，冷えを併存しているものを治す処方であるが，臓腑弁証診断上で，むしろ胃腸の冷えによる下痢や腹痛傾向を伴う肝熱の鬱滞による神経症状や心身症(心煩)によく用いられる。柴胡，黄芩は清熱で胸脇部の熱気の鬱滞を去る。桂枝はのぼせを降下させ，牡蛎の安神作用を増強する。温める働きが強い乾姜は，冷えによる消化機能の衰えを改善することから，冷えによって症状を増悪する人に有効である。

▶抑肝散

肝気の昂り(肝陽上亢，肝風内動)による神経過敏を抑える名方である。体力が中で，神経過敏で怒りやすい，イライラ，不眠，小児のヒステリーや夜の歯ぎしりなど。最近では，認知症の行動異常，心理症状(BPSD)に応用される。肝陽上亢，肝風内動および抑肝散の方意解釈は，14章「心身医学」を参照されたい。

▶抑肝散加陳皮半夏

抑肝散に気を巡らせて，化痰の陳皮，化痰・陰陽バランスを調える半夏を加えた処方である。抑肝散より気滞や消化器症状はより強く，痰の証はより高度である。

その他の方剤 ……………………………………………………………………………

▶三黄瀉心湯

三黄瀉心湯は黄連解毒湯と同じく，強い苦寒薬から構成され，黄連，黄芩に大黄を加えたものである。裏熱が強く，便秘症を伴う場合に用いるが，のぼせが強く精神的不安や充血性・出血性疾患の治療にも用いられる。

一般的に，大黄は清熱瀉下の生薬として考えられているが，その他にも大黄は血を冷まし強く鎮静する作用があり，精神不安や狂症(躁症状)によく使用される。桃核承気湯での大黄の使用はその代表である。傷寒の邪気が裏に入って，熱に化した譫語(うわごと)を大黄の強い鎮静作用により治療するのである。

▶竹筎温胆湯

『万病回春』に収載されている竹筎温胆湯は，本来は発熱，心煩，動悸，不眠などを呈する「傷寒」を治療する処方である。半夏，陳皮，柴胡，香附子，枳実，黄連，竹筎，麦門冬，茯苓，桔梗，生姜，甘草，人参より構成され，つまり小柴胡湯の黄芩に変えて清心の黄連を用い，これに温胆湯(半夏，陳皮，竹筎，枳実，茯苓，炙甘草)を配合したものと考えてもよい。

温胆湯は痰熱が上擾して心神不安による不眠，動悸，驚きやすい病状に使用されるが，気分を晴らす小柴胡湯を加えることにより，竹筎温胆湯は，痰熱に気滞を伴う場合が適応となる。風邪や肺炎などの回復期に熱が長びく場合や，平熱になっても気分がさっぱりせず，咳や痰が多くて安眠できないものにふさわしい。または胆嚢炎や慢性肝炎に伴う不眠にも使用される。

5 おわりに

不眠症の漢方治療は個々の体質に合わせて選方し根本治療となりうるが，即効性がないため，多くの場合はまだ補助的に用いられている。また，緊張の和らげや不安を取り除く働きがあるが，気分障害や不安障害などの強い精神神経症状に合併していれば，漢方薬と抗うつ薬や抗不安薬の併用が必要である。

漢方処方の選択にあたっては，現代医学的病態の把握とともに全体の虚実などの東洋医学的尺度をもって臨むことが大切である。証に合わせて最適な漢方を選び，証が合えば症状の一つである不眠が自然に改善し，すべての症状がそれに従うよう

表15.1　四つのパターンの不眠症の適応処方

不眠のパターン	虚実	適応処方	不眠のベース処方
入眠困難	心火，肝火などの実証が多い：陽の余り	黄連解毒湯，三黄瀉心湯，柴胡加竜骨牡蛎湯，大柴胡湯	
熟眠障害			
四つのパターンの中間証	虚実兼備	加味帰脾湯，加味逍遙散，抑肝散，抑肝散加陳皮半夏	半夏秫米湯
中途覚醒	心肝血虚，心脾の気虚，腎虚などの虚証が多い：主に陰の不足	酸棗仁湯，帰脾湯甘麦大棗湯	
早朝覚醒			
高　齢	腎虚	不眠処方＋六味丸または八味丸	

260

に軽快することがある。しかし現代医学の睡眠薬の処方に比べて処方の選択が困難に感じられることが多く，また科学的エビデンスも少ないため，現代医学的な病名による漢方処方の投与がこの対象では有効とはなりにくい。

　現代医学で分類される四つの不眠パターンと東洋医学の発病機序を当てはめると大まかに**表**15.1の通りである。このようにわかりやすく不眠のパターンと虚実，適応処方を分けることは，必ずしも適切とは言えないが，不眠症の処方選択に便利である。

　不眠症の非薬物療法も大切である。東洋医学からの発想として，いろいろ工夫が挙げられる。最も重要なのは，正しい睡眠や覚醒リズムをつくることである。そのため，

・朝起きたら太陽の光を浴びたり，運動したり，体を温かいものを飲んだりして，覚醒を主る陽のスイッチを入れる。
・夜になると，肝に血を戻らせ，心血心神を養い，陰のスイッチを入れるため，できるだけ23時までに就寝する。
・寝る前に激しい運動や目と脳への刺激が強い行動は避ける。

また，ツボのマッサージやストレッチなどの方法もある。

●参考文献
1）福井次矢ほか 編『今日の治療指針』医学書院，2019
2）金澤一郎ほか 編『今日の診断指針』医学書院，2015
3）岡村信幸『漢方薬物解析学』廣川書店，2004
4）曽野維喜『東西医学よりみた金匱要略』南山堂，2005
5）曽野維喜『東西医学よりみた傷寒論』南山堂，2002

索　引

【方剤名】

※太字のページは見出しになっている

胃苓湯(いれいとう)・・・・・・・・・・・・・・・・・・・・・・・・・・・・182

茵蔯五苓散(いんちんごれいさん)・・・・・・・・・・・・・・・・・173

温経湯(うんけいとう)・・・・・・・・・・・・・・・・**149**, 153, 257

温清飲(うんせいいん)・・・・・・・・・・・・・10, 109, **173**

温胆湯(うんたんとう)・・・・・・・・・・・・・・・**3**, 252, 260

越婢加朮湯(えっぴかじゅつとう)・・・・・・・・・・・・・・・・・ 93

黄耆建中湯(おうぎけんちゅうとう)・・・・・・・109, 110, 182

黄連温胆湯(おうれんうんたんとう)・・・・・・・・・・・・・・・・252

黄連解毒湯(おうれんげどくとう)・・・・2, **9**, 172, 251, 257

黄連湯(おうれんとう)・・・・・・・・・・・・・・・・・・・・・・・・・・・245

葛根芩連湯(かっこんごんれんとう)・・・・・・・・・・・・・・・・・ 47

葛根湯(かっこんとう)・・・・・・・・・・68, **96**, 105, 206

加味温胆湯(かみうんたんとう)・・・・・・・・・・・・・・・・・・・252

加味帰脾湯(かみきひとう)・・・・・・・・・・・・・・・・248, **256**

加味逍遙散(かみしょうようさん)・・・・・・93, 109, 138, 140, **148**, 182, 248

甘麦大棗湯(かんばくたいそうとう)・・・・・・・109, **113**, 138, **254**

帰脾湯(きひとう)・・・・・・・・・・・・・・・・182, 248, **255**

芎帰調血飲(きゅうきちょうけついん)・・・・・・143, **150**, 153

芎帰膠艾湯(きゅうききょうがいとう)・・・・・・・・・・・・・・・143

荊芥連翹湯(けいがいれんぎょうとう)・・・・・・93, 109, **178**

桂枝加芍薬湯(けいしかしゃくやくとう)・・・・・・・・52, 110

桂枝加朮附湯(けいしかじゅつぶとう)・・・・・・・・・**76**, 222

桂枝加竜骨牡蛎湯(けいしかりゅうこつぼれいとう)・・・・・・**5**, 109, **237**

桂枝茯苓丸(けいしぶくりょうがん)・・・・・・10, **37**, 42, 143, 145, 146, 153, 194

桂枝茯苓丸加薏苡仁(けいしぶくりょうがんかよくいにん)・・・145

啓脾湯(けいひとう)・・・・・・・・・・・・43, **48**, 52, 109, **220**

荊防敗毒散(けいぼうはいどくさん)・・・・・・・・・・・・・・・176

血府逐瘀湯(けっぷちくおとう)・・・・・・・・・・・・・・・・・・・ 2

香蘇散(こうそさん)・・・・・・・・・・・・・・・・・・・・・・・・・・・234

杞菊地黄丸(こぎくじおうがん)・・・・・・・・・・・・・・・・・・・213

五虎湯(ごことう)・・・・・・・・・・・・・・・・・・・・・・・・・・・・・ 17

五虎二陳湯(ごこにちんとう)・・・・・・・・・・・・・・・・・・・・・ 19

五積散(ごしゃくさん)・・・・・・・・・・・・・・・・・・・・・・・・・153

牛車腎気丸(ごしゃじんきがん)・・・・・・ 75, 111, 131, 140, 144, 182, **212**, 221

呉茱萸湯(ごしゅゆとう)・・・・・・・・・・・・・・・**93**, 98, 105

五苓散(ごれいさん)・・・・・ 43, **46**, **57**, 61, 66,**95**, 99,105, 109, 133, 138, 146, **190**

柴胡加竜骨牡蛎湯(さいこかりゅうこつぼれいとう)・・・・・・・**4**, 87, 182, **236**, 251, **258**

柴胡桂枝乾姜湯(さいこけいしかんきょうとう)・・・・・・・・・ 93, **259**

柴胡桂枝湯(さいこけいしとう)・・・・・・・・42, 93, **239**

柴胡清肝湯(さいこせいかんとう)・・・・・・・・・・・・・・・・・109

柴朴湯(さいぼくとう)・・・・・・・・・・・・・・・・・・・・・・・・・・ **21**

柴苓湯(さいれいとう)・・・・・・・・・・・・・・ 66, 109, 140

三黄瀉心湯(さんおうしゃしんとう)・・・・・・・・・・・251, **259**

酸棗仁湯(さんそうにんとう)・・・・・・・・・248, 250, **253**

三物黄芩湯(さんもつおうごんとう)・・・・・・・・・・・・・・・・109

滋陰降火湯(じいんこうかとう)・・・・・・・・・・・・・・・・・・・ **22**

滋陰至宝湯(じいんしほうとう)・・・・・・・・・・・・・・・・・・・ **23**

四逆散(しぎゃくさん)・・・・・ **32**, 36, 42, 52, 93, 173, 182, **234**

四君子湯(しくんしとう)・・・・・・・・・・・・・・・ 43, 52, **53**

四物湯(しもつとう)・・・・・・・・・・・・10, 146, 153, **169**

炙甘草湯(しゃかんぞうとう)・・・・・・・・・・・・・・・・・・・**3**, 86

芍薬甘草湯(しゃくやくかんぞうとう)・・・・・・**36**, 77, 152, 222

十全大補湯(じゅうぜんだいほとう)・・・・・・・109, 143, 182, 189, **196**, 208, **224**

十味敗毒湯(じゅうみはいどくとう)・・・・・・・・・・・・・・・**175**

小建中湯(しょうけんちゅうとう)・・・・・・・・・・・・**109**, 109

小柴胡湯(しょうさいことう)・・・・・42, 93, 109, 112, 241, 245, 260

小青龍湯(しょうせいりゅうとう)・・・・・・・・・・・・・・・・・・ **19**

消風散(しょうふうさん)・・・・・・・・・・・・・・・・・・・・167

逍遙散(しょうようさん)・・・・・・・・・・・173, 243, 245

辛夷清肺湯(しんいせいはいとう)・・・・・・・・・・93

参蘇飲(じんそいん)・・・・・・・・・・・・・・・・・・・・・20

神秘湯(しんぴとう)・・・・・・・・・・・・・・・・・・・・・22

真武湯(しんぶとう)・・・・・・6, 50, 52, 60, 66, 109, 182

清上防風湯(せいじょうぼうふうとう)・・・・・・・・177

清肺湯(せいはいとう)・・・・・・・・・・・・・・・・・・20

疎経活血湯(そけいかっけつとう)・・・・・・・・・・77

大黄牡丹皮湯(だいおうぼたんぴとう)・・・・・・・145, 193

大建中湯(だいけんちゅうとう)・・・・・・・35, 42, 191, 197

大柴胡湯(だいさいことう)・・・・・・・81, 109, 251, 259

竹筎温胆湯(ちくじょうんたんとう)・・・・・・・252, 260

治打撲一方(ぢだぼくいっぽう)・・・・・・・・・・・194

知柏地黄丸(ちばくじおうがん)・・・・・・・・・・・213

釣藤散(ちょうとうさん)・・・・・・・・・・・・・・・・93

腸癰湯(ちょうようとう)・・・・・・・・・・・145, 189, 192

猪苓湯(ちょれいとう)・・・・・・・・・・・・・・58, 173

桃核承気湯(とうかくじょうきとう)・・・・・・・147, 251

当帰飲子(とうきいんし)・・・・・・・・・・・・・・・169

当帰建中湯(とうきけんちゅうとう)・・・・・・・・・151

当帰四逆加呉茱萸生姜湯
　(とうきしぎゃくかごしゅゆしょうきょうとう)・・・・・・・・・・・109

当帰芍薬散(とうきしゃくやくさん)・・・・・8, 105, 138, 143, 145,
　153

二陳湯(にちんとう)・・・・・・・・・・・・・・・19, 252

人参湯(にんじんとう)・・・・・・・・・・・43, 49, 52, 182

人参養栄湯(にんじんようえいとう)・・・17, 182, 205, 207, 224

排膿散及湯(はいのうさんきゅうとう)・・・・・・・180, 195

麦味地黄丸(ばくみじおうがん)・・・・・・・・・・・223

麦門冬湯(ばくもんどうとう)・・・・・・・・・17, 22, 222

八味丸(はちみがん), 八味地黄丸(はちみじおうがん)・・・・・・・73,
　109, 111, 112, 131, 140, 144, 182, 205, 208, 212, 251

半夏厚朴湯(はんげこうぼくとう)・・・・・・・・21, 138, 238

半夏瀉心湯(はんげしゃしんとう)・・・・・・33, 219, 239, 245

半夏秫米湯(はんげじゅつべいとう)・・・・・・・250, 252

白虎加人参湯(びゃっこかにんじんとう)・・・・・・・170

附子理中湯(ぶしりちゅうとう)・・・・・・・・・・・182

平胃散(へいいさん)・・・・・・・・・・・・・・・31, 182

防已黄耆湯(ぼういおうぎとう)・・・・・・・・・83, 109

防風通聖散(ぼうふうつうしょうさん)・・・・・・・・82

補中益気湯(ほちゅうえっきとう)・・・・・・・109, 143, 182

麻黄湯(まおうとう)・・・・・・・・・・・・・・・・・・15

麻黄附子細辛湯(まおうぶしさいしんとう)・・・・・・・206

麻杏甘石湯(まきょうかんせきとう)・・・・・・・・・16

麻杏薏甘湯(まきょうよくかんとう)・・・・・・・・・223

薏苡仁湯(よくいにんとう)・・・・・・・・・・・・・222

抑肝散(よくかんさん)・・・・93, 95, 100, 105, 109, 112, 115,
　138, 173, 182, 195, 211, 232, 242, 244, 259

抑肝散加陳皮半夏(よくかんさんかちんぴはんげ)・・・・93, 212,
　245, 259

六君子湯(りっくんしとう)・・・・・29, 33, 35, 40, 42, 43, 52, 53,
　67, 109, 121, 138, 182, 218

竜胆瀉肝湯(りゅうたんしゃかんとう)・・・・・・・235

苓桂朮甘湯(りょうけいじゅつかんとう)・・・・7, 59, 67, 78, 109,
　133, 138, 237

六味丸(ろくみがん)・・・・・・109, 111, 131, 140, 144, 153, 210,
　212, 251

264

【生薬名】

※太字のページは「構成」に記載されている

阿膠(あきょう) ‥‥‥‥‥‥‥‥‥‥‥‥ 4, 59, 86, 150

威霊仙(いれいせん) ‥‥‥‥‥‥‥‥‥‥‥‥‥‥‥‥ 77

烏薬(うやく) ‥‥‥‥‥‥‥‥‥‥‥‥‥‥‥‥‥‥ 151

黄耆(おうぎ) ‥‥‥18, 29, 83, 110, 121, 169, 197, 208, 216, 255

黄芩(おうごん) 4, 10, 20, 33, 34, 47, 66, 82, 87, 172, 177, 236, 239, 240, 251, 257, 258-260

黄柏(おうばく) ‥‥‥‥‥ 10, 22, 172, 174, 179, 213, 257

黄連(おうれん) ‥‥‥2, 10, 34, 47, 172, 174, 177, 179, 196, 219, 235, 239, 241, 245, 251, 257, 259, 260

遠志(おんじ) ‥‥‥‥‥‥‥‥‥ 18, 208, 225, 255, 256

葛根(かっこん) ‥‥‥‥‥‥‥‥‥‥‥‥‥‥ 20, 96

滑石(かっせき) ‥‥‥‥‥‥‥‥‥‥‥‥‥ 59, 82

乾姜(かんきょう) ‥‥‥‥ 19, 31, 50, 52, 191, 198, 219, 259

甘草(かんぞう) ‥‥‥2, 3, 5, 8, 16-23, 25, 30, 32, 33, 34, 36, 48, 50, 52, 60, 66, 76-79, 82, 83, 86, 96, 110, 112, 113, 114, 148-151, 152, 168, 169, 171, 176, 177, 179, 180, 194, 195, 197, 208, 211, 218-220, 223, 224, 232, 233-235, 237-240, 245, 253-255, 258, 260

桔梗(ききょう) ‥‥‥‥‥‥‥20, 82, 175, 177, 180, 260

枳殻(きこく) ‥‥‥‥‥‥‥‥‥‥‥‥‥‥ 20, 176

枳実(きじつ) ‥‥‥‥‥ 32, 53, 82, 177, 180, 195, 234, 260

羌活(きょうかつ) ‥‥‥‥‥‥‥‥‥‥‥‥‥‥‥ 77

杏仁(きょうにん) ‥‥‥‥‥‥‥ 16, 17, 20, 22, 224

金銀花(きんぎんか) ‥‥‥‥‥‥‥‥‥‥‥‥‥176

荊芥(けいがい) ‥‥‥‥‥82, 167, 169, 175, 176, 177, 178

桂枝(けいし) ‥‥‥ 4, 5, 16, 19, 20, 58, 64, 67, 79, 87, 110, 146, 194, 235, 238, 258

桂皮(けいひ)＝肉桂(にくけい) ‥‥8, 18, 37, 59, 74, 76, 79, 86, 87, 96, 110, 111, 112, 146, 147, 148, 150, 197, 208, 209, 210, 212, 222, 236, 237, 238, 240

膠飴(こうい) ‥‥‥‥‥‥‥‥‥‥‥‥‥ 110, 191

紅花(こうか) ‥‥‥‥‥‥‥‥‥‥‥‥‥ 141, 148

香附子(こうぶし) ‥‥‥‥‥ 21, 23, 93, 151, 235, 241, 260

粳米(こうべい) ‥‥‥‥‥‥‥‥‥‥‥ 17, 171, 223

厚朴(こうぼく) ‥‥‥‥‥‥‥‥‥‥‥ 21, 22, 32

牛膝(ごしつ) ‥‥‥‥‥‥‥‥‥ 75, 77, 212, 222

呉茱萸(ごしゅゆ) ‥‥‥‥‥‥‥‥‥‥‥ 94, 150

五味子(ごみし) ‥‥‥‥‥‥‥‥ 18-20, 208, 225

柴胡(さいこ)‥‥ 4, 21, 32, 33, 38, 52, 81, 87, 98, 112, 149, 175, 176, 179, 196, 211, 232, 233, 234, 235, 236, 240, 242, 251, 252, 256, 259, 260

細辛(さいしん) ‥‥‥‥‥‥‥‥‥‥‥‥ 19, 206

山梔子(さんしし) ‥‥‥‥ 10, 20, 82, 148, 149, 172, 174, 177, 179, 251, 252, 256, 257

山茱萸(さんしゅゆ) ‥‥‥‥‥‥ 74, 75, 111, 209, 210, 222

酸棗仁(さんそうにん) ‥‥‥‥‥‥‥‥‥‥ 253, 255

山薬(さんやく) ‥‥‥48, 52, 74, 75, 111, 209, 210, 220, 222

三稜(さんりょう) ‥‥‥‥‥‥‥‥‥‥‥‥‥‥216

地黄(じおう)‥‥‥4, 18, 22, 74, 75, 77, 86, 111, 121, 131, 132, 143, 146, 151, 168, 169, 174, 179, 208-210, 222

地骨皮(じこっぴ) ‥‥‥‥‥‥‥‥‥‥‥‥‥‥ 23

紫蘇葉(しそよう) ‥‥‥‥‥‥‥‥‥‥‥‥‥‥ 66

炙甘草(しゃかんぞう) ‥‥‥‥‥‥‥‥‥‥‥ 48, 86

芍薬(しゃくやく) ‥‥‥‥‥ 9, 18, 19, 20, 22, 23, 32, 33, 36, 37, 47, 50, 52, 61, 76-78, 82, 96, 109, 110, 132, 143, 145, 146, 149, 150, 169, 174, 179, 180, 195, 197, 208, 234, 237, 240, 245

車前子(しゃぜんし) ‥‥‥‥‥‥‥‥‥ 75, 212, 222

縮砂(しゅくしゃ) ‥‥‥‥‥‥‥‥‥‥‥‥‥‥ 66

秫米(じゅつべい) ‥‥‥‥‥‥‥‥‥‥‥‥‥250

生姜(しょうきょう)‥‥ 4, 5, 7, 19-21, 29, 30, 32, 34, 50, 52, 61, 76, 77, 82, 83, 86, 87, 94, 96, 110, 149-151, 180, 191, 195, 198, 218, 219, 235-237, 239, 240, 255, 260

小麦(しょうばく) ‥‥‥‥‥‥‥‥‥‥‥114, 254

石膏(せっこう) ‥‥‥‥‥‥‥ 16, 17, 82, 83, 168, 171

川芎(せんきゅう)‥‥‥9, 18, 77, 82, 132, 141, 145, 150, 151, 169, 174, 175, 177, 194, 197, 211, 225, 233, 243, 253

前胡(ぜんこ) ‥‥‥‥‥‥‥‥‥‥‥‥‥ 20, 176

川骨(せんこつ) ‥‥‥‥‥‥‥‥‥‥‥‥‥‥ 194

桑寄生(そうきせい) ‥‥‥‥‥‥‥‥‥‥‥‥‥ 66

蒼朮(そうじゅつ) ‥‥‥‥32, 47, 48, 50, 58, 61, 76, 77, 168, 196, 211, 233

265

桑白皮(そうはくひ)・・・・・・・・・・・・・・・・・・・・・・・・・・17, 20

蘇木(そぼく)・・・・・・・・・・・・・・・・・・・・・・・・・・・・・・・・・・・148

蘇葉(そよう)・・・・・・・・・・・・・・・・・・・・・・・・20-22, 235

大黄(だいおう)・・・・・・・・・6, 35, 47, 82, 83, 87, 141, 147, 148, 193, 194, 236, 251, 259

大棗(たいそう)・・・・ 3, 5, 17, 20, 21, 30, 32, 34, 48, 76, 82, 83, 86, 87, 94, 96, 110, 113, 114, 151, 180, 195, 197, 218, 219, 223, 237, 239, 240, 253-255, 258

沢瀉(たくしゃ)・・・9, 47, 48, 58, 59, 74, 111, 146, 209, 210, 220, 222

竹茹(ちくじょ)・・・・・・・・・・・・・・・・・・・・・・・・・・・・20, 260

知母(ちも)・・・・・・・・・・・・・・・・・・22, 168, 171, 213, 253

丁香(ちょうこう)・・・・・・・・・・・・・・・・・・・・・・・・・・・・・194

釣藤鈎(ちょうとうこう)・・・・・95, 98, 112, 113, 196, 211, 232, 233, 242

猪苓(ちょれい)・・・・・・・・・・・・・・・・・・・・47, 58, 59, 146

陳皮(ちんぴ)・・・・・・18, 19, 20, 22, 23, 30, 32, 48, 77, 151, 208, 212, 218, 220, 225, 235, 245, 259, 260

天南星(てんなんしょう)・・・・・・・・・・・・・・・・・・・・・・・・216

天門冬(てんもんどう)・・・・・・・・・・・・・・・・・・・・・・20, 22

冬瓜子(とうがし)・・・・・・・・・・・・・・・・・・・・・・・・192, 193

当帰(とうき)・・・9, 18, 20, 22, 23, 47, 77, 82, 93, 112, 132, 141, 145, 152, 168, 169, 174, 179, 211, 233, 242, 243, 244, 255, 256

桃仁(とうにん)・・・・・・・・・・・・37, 77, 141, 146, 147, 192, 193

独活(どくかつ)・・・・・・・・・・・・・・・・・・・・・・・・・・175, 176

肉桂(にくけい)→桂皮(けいひ)

人参(にんじん)・・・・・3, 5, 13, 18, 21, 29, 30, 30, 31, 34, 48, 49, 52, 86, 87, 94, 121, 150, 171, 191, 196, 208, 218, 219, 220, 223, 236, 239, 240, 255, 260

貝母(ばいも)・・・・・・・・・・・・・・・・・・・・・・・・・19, 20, 23

麦門冬(ばくもんどう)・・・4, 17, 20, 22, 23, 86, 150, 223, 260

薄荷(はっか)・・・・・・・・・・・・・・・・・・23, 82, 149, 176, 177

半夏(はんげ)・・・・・・5, 17-21, 31, 34, 82, 87, 150, 212, 218, 219, 223, 236, 239, 240, 245, 250, 252, 259, 260

白芷(びゃくし)・・・・・・・・・・・・・・・・・・・・・・・77, 177, 179

白朮(びゃくじゅつ)・・・・・7, 9, 18, 22, 23, 30, 47, 48, 50, 52, 58, 60, 61, 77, 79, 83, 112, 145, 149, 151, 177, 179,

196, 208, 211, 218, 220, 233, 238, 255

茯苓(ぶくりょう)・・・・・・5, 7, 8, 9, 18-21, 23, 30, 37, 47, 48, 50, 52, 58, 59, 61, 64, 67, 74, 77, 79, 87, 111, 112, 146, 147, 149, 151, 175, 176, 196, 208-211, 216, 218, 220, 222, 233, 235, 236, 238, 253, 255, 258, 260

附子(ぶし)・・・7, 50, 51, 52, 61, 74, 76, 111, 112, 151, 206, 209, 210, 212, 216, 222, 235

防已(ぼうい)・・・・・・・・・・・・・・・・・・・・・・・・・・・・77, 83

芒硝(ぼうしょう)・・・・・・・・・・・・・・・・82, 83, 148, 193

防風(ぼうふう)・・・・・・77, 82, 167, 169, 175, 176, 177, 179

樸樕(ぼくそく)・・・・・・・・・・・・・・・・・・・・・・・・・176, 194

牡丹(ぼたん)・・・・・・・・37, 74, 111, 147, 149, 150, 192, 193, 209, 210, 222

牡丹皮(ぼたんぴ)・・・・・・・・・37, 74, 111, 141, 147, 149, 150, 192, 193, 209, 210, 222, 251

牡蛎(ぼれい)・・・・・・・・・・・・・・4, 5, 87, 235, 236, 237, 258

麻黄(まおう)・・・・・・・・・・・・15, 16, 17, 20, 22, 82, 96

麻子仁(ましにん)・・・・・・・・・・・・・・・・・・・・・・・・・4, 86

木香(もっこう)・・・・・・・・・・・・・・・・・・・・・・・・20, 255

薏苡仁(よくいにん)・・・・・・・・・・・・・・・・192, 193, 224

竜眼肉(りゅうがんにく)・・・・・・・・・・・・・・・・・・・・・・・255

竜骨(りゅうこつ)・・・・・・・・・・・・4, 5, 77, 235, 236, 237, 258

霊芝(れいし)・・・・・・・・・・・・・・・・・・・・・・・・・・・・・・216

連翹(れんぎょう)・・・・・・・・・・・・・・・・・・・82, 176, 177

蓮肉(れんにく)・・・・・・・・・・・・・・・・・・・・48, 52, 220

【あ行】

アクアポリン·················· 47, 64, 66, 190
悪性腫瘍·· 215
アトピー性皮膚炎····························· 182
アレルギー関連疾患·························· 108
安神(あんしん)································· 208
安胎効果·· 66
怒り·· 232
一次性頭痛·· 97
異病同治······································ 30, 109
いぼ·· 165
イレウス······································ 200, 202
インターフェロン······························ 112
うつ病·· 227, 241
衛気(えき)·· 14
エストロゲン····································· 152
円形脱毛症·· 166
瘀(お)·· 159
瘀血(おけつ)··························· 132, 236, 243
温煦作用(おんくさよう)··············· 28, 31, 235
温裏(おんり)····································· 197

【か行】

外感·· 91
外感頭痛··· 91
外傷··· 190
咳嗽(がいそう)··································· 13
喀痰(かくたん)······························ 14, 19
化痰(かたん)···································· 208
過敏性腸症候群·································· 227
加齢·· 205
肝(かん)······························ 27, 29, 229, 235
癌·· 216
がん·· 216
肝鬱化火(かんうつかか)········ 130, 138, 230, 235
肝鬱化風(かんうつかふう)··········· 230, 232, 242
肝鬱気滞(かんうつきたい)··· 14, 21, 22, 113, 140, 143, 144,
　　154, 173, 230
肝火(かんか)····································· 250

肝血虚··································· 144, 244, 250
乾癬····································· 162, 182
感染性胃腸炎····································· 47
肝臓·· 27
がん治療·· 226
癌毒·· 216
肝風·· 211
肝陽上亢(かんようじょうこう)········ 230, 232
機械的イレウス·································· 185
気虚(ききょ)···································· 129
気滞(きたい)···················· 9, 14, 21, 130, 243
機能性ディスペプシア························· 41
急性胃腸炎·· 51
局所化膿性炎症····························· 189, 192
虚証·· 29
虚熱·· 15
『金匱要略』(きんきようりゃく)··· 22, 68, 212, 232
緊張型頭痛··········· 62, 89, 97, 100, 101, 105
駆瘀血(くおけつ)·························· 77, 193
駆瘀血剤·· 143
グレリン····································· 40, 218
クローン病······································· 201
経穴(けいけつ)···················· 93, 100, 240
経絡(けいらく)·································· 92
下焦(げしょう)·································· 68
『外台秘要』(げだいひよう)················· 73
血(けつ)····································· 131, 243
血海(けっかい)·············· 121, 128, 140, 141
血虚(けっきょ)···················· 131, 144, 243
月経·· 120
月経異常····································· 120, 135
月経困難症··································· 122, 137
月経周期の異常······························ 120, 135
月経前症候群································· 123, 138
月経量·· 122
下痢··· 43, 217
健脾利水(けんぴりすい)······················ 60
行気化痰作用(こうきかたんさよう)········ 225
航空性中耳炎····································· 62
後下(こうげ)···································· 242

267

甲状腺機能亢進症	1, 71, 84
『黄帝内経』(こうていだいけい)	92, 120, 207, 249
後天の精	108
更年期障害	10, 125, 144
固摂作用(こせつさよう)	141

【さ行】

柴胡剤(さいこざい)	38, 42, 232, 240, 242
痤瘡(ざそう)	163, 182
産婦人科学	119
三補三瀉(さんほさんしゃ)	111
止咳(しがい)	208
子宮筋腫	126
子宮腺筋症	127
子宮内膜症	126
支持療法	127
湿	157
実証	10, 29
湿疹	161
指紋	116
瀉下(しゃげ)	35, 141, 236
周産期医学	119
粛降(しゅくこう)	13, 14, 20
酒皶(しゅさ)	166
術後せん妄	190, 195
術後腸閉塞予防	188, 191
術後癒着性イレウス	185, 188
純陽(じゅんよう)	107
傷寒論(しょうかんろん)	67, 113, 241
衝気(しょうき)	121, 128, 139, 140, 141, 142
上焦(じょうしょう)	68
掌蹠膿疱症(しょうせきのうほうしょう)	163
上中下	68
小児治療	107
衝脈(しょうみゃく)	128
食養生	38
食欲不振	25, 63, 217
女性医学	119
白なまず	166
心(しん)	250

腎(じん)	74, 108, 111
腎陰(じんいん)	141
腎陰虚	140, 144, 207
心火(しんか)	250
鍼灸治療	100
腎虚(じんきょ)	111, 131, 143, 144, 251
神経症	227, 230
心血虚	244, 250
心身相関	39, 228
身体化症状	238
蕁麻疹(じんましん)	162
腎陽(じんよう)	141
腎陽虚	43, 45, 52, 140, 144, 206, 207
水飲	133
水湿	28, 133
水滞	133
水毒	133
頭痛	89
ストレス	241
生殖医学	119
生殖機能	128
泄瀉(せっしゃ)	43
切迫流産	143
譫語(せんご)	4
先天の精	108
宣発(せんぱつ)	13, 14, 20
燥(そう)	160
双極性障害	227
燥湿化痰(そうしつかたん)	252
創傷	188, 194
創傷治癒促進	196
疏肝解鬱(そかんげうつ)	173, 182
続発性無月経	121
疏泄作用(そせつさよう)	140

【た行】

帯状疱疹	164
脱毛症	182
打撲	187, 194
痰飲(たんいん)	8, 14, 19, 20, 21, 28, 133

単純疱疹	165
血の道症	244
中焦(ちゅうしょう)	68, 108
虫垂炎	186, 189, 192
癥瘕(ちょうか)	145
腸管膜静脈硬化症	148
腸管癒着防止	198, 200
腸脳相関	29
腸閉塞	185
腸癰(ちょうよう)	189, 192
主る(つかさどる)	2
ツボ	93, 100
てんかん	113
伝染性軟属腫	164
伝染性膿痂疹(でんせんせいのうかしん)	164
動悸	1
統合失調症	227, 230
凍瘡(とうそう)	162
疼痛性障害	227
糖尿病	71, 72
糖尿病性末梢神経障害	73
同病異治(どうびょういち)	30, 109
毒	159
とびひ	164

【な行】

内傷	91
内傷頭痛	91
内分泌代謝	71
夏バテ	63
にきび	163
肉腫	216
乳がん	127
妊娠高血圧症候群	142
妊娠・分娩異常	125, 141
認知症	113
任脈(にんみゃく)	121, 128, 139, 141, 142
熱	158
熱証	9
熱性下痢	47

捻挫	187, 194
脳浮腫	64, 190

【は行】

肺	13
肺陰虚	15, 22
肺気虚	14
肺熱壅盛(はいねつようせい)	14
白癬(はくせん)	167
白斑(はくはん)	166
バセドウ病	4, 71
パニック発作	8
脾(ひ)	108
脾胃虚弱	251
冷え症	153
脾気虚(ひききょ)	14, 25, 29, 43, 45, 52, 121, 129, 245
脾虚(ひきょ)	28
皮膚炎	161
皮膚疾患	155
肥満	71, 79
脾陽虚(ひようきょ)	14, 28, 29, 31, 43, 45, 52
不安	231, 235
風(ふう)	156
風邪(ふうじゃ)	91
腹痛	27, 36
腹部膨満	26, 35
浮腫	55
婦人科がん	127
婦人科腫瘍学	119
婦人科良性腫瘍	126, 145
不整脈	1
不妊症	124
不眠症	247
フレイル	205, 207
プロゲスチン	152
片頭痛	89, 97, 105
便秘	236
『方與睨』(ほうようげい)	114
『保嬰撮要』(ほえいさつよう)	115
補気	18

269

母子同服 ·· 115, 233
補腎(ほじん) ····································· 112
補腎作用 ··· 143
ホットフラッシュ ····························· 10
母乳 ·· 143, 243
補陽(ほよう) ······································· 18
ホルモン剤 ·· 153

【ま行】

慢性硬膜下血腫 ·························· 65, 190
慢性腎不全合併慢性心不全 ············ 66
慢性蕁麻疹 ·· 182
みずいぼ ·· 164
無月経 ··· 121
門脈 ··· 201

【や行】

疣贅(ゆうぜい) ·································· 165
癰(よう) ·· 189
痒疹(ようしん) ································· 161
抑うつ ·· 229, 243

【ら行】

痢疾(りしつ) ······································ 47

痢証(りしょう) ··································· 43
利水健脾(りすいけんぴ) ················ 60
利水薬 ··· 64
レジリエンス ····································· 241
レボノルゲストレル放出子宮内システム ·········· 122

【わ行】

和解薬 ··· 245

【英数字】

AQP ··· 64
BMI ··· 79
CHS基準 ·· 206
DSM ··· 230
FD ··· 41
NaSSA ·· 227
QOL ··· 247
SNRI ·· 227
SSRI ··· 227
Von Harnackの換算表 ··················· 114

MEMO

MEMO

MEMO

編著者紹介

田中　耕一郎（たなか　こういちろう）
1993年北海道大学教育学部教育社会学講座卒業後，（株）福武書店（現：ベネッセコーポレーション）勤務。富山医科薬科大学（現：富山大学）医学部医学科卒業後，自治医科大学一般内科を経て，2006年東邦大学医療センター大森病院東洋医学科入局。三浦於菟教授に師事。2008年中華人民共和国昆明医科大学留学。東邦大学大学院医学研究科博士過程修了。医学博士。日本東洋医学会漢方専門医・指導医。日本内科学会認定医・専門医・指導医。日本病院総合診療医学会認定医，日本医師会認定産業医。

奈良　和彦（なら　かずひこ）
2002年聖マリアンナ医科大学医学部医学科卒業後，同大学病院内科研修医を経て，2008年同大学大学院医学研究科免疫学専攻卒業。医学博士。東邦大学医療センター大森病院総合内科後期研修医を経て，2009年東邦大学医療センター大森病院東洋医学科へ入局。三浦於菟教授に師事。内科分野を中心に漢方治療を実践。日本東洋医学会漢方認定医。

千葉　浩輝（ちば　こうき）
2007年富山大学医学部医学科卒業後，黒部市民病院での臨床研修を経て，2009年千葉大学大学院医学研究院小児病態学へ入局，千葉県内の病院で小児科医として勤務。2015年より東邦大学医療センター大森病院東洋医学科へ入局。三浦於菟教授に師事。日本小児科学会小児科専門医，日本東洋医学会漢方専門医。

臨床漢方治療学
Clinical Kampo Therapy

2019年11月30日　初版第1刷発行
2021年 2 月10日　初版第2刷発行

編著者　田中耕一郎　©2019
　　　　奈良和彦
　　　　千葉浩輝

発行者　南條光章

発行所　**共立出版株式会社**
〒112-0006
東京都文京区小日向4-6-19
電話　03-3947-2511（代表）
振替口座　00110-2-57035
www.kyoritsu-pub.co.jp

印　刷　新日本印刷
製　本

検印廃止
NDC 490.9
ISBN 978-4-320-06193-4

一般社団法人
自然科学書協会
会員

Printed in Japan

JCOPY ＜出版者著作権管理機構委託出版物＞
本書の無断複製は著作権法上での例外を除き禁じられています．複製される場合は，そのつど事前に，出版者著作権管理機構（TEL：03-5244-5088，FAX：03-5244-5089，e-mail：info@jcopy.or.jp）の許諾を得てください．